弘扬中华传统医学

五运六气详解与应用

WUYUN LIUQI XIANGJIE YU YINGYONG

【权依经 李民听 编著】

甘肃科学技术出版社

图书在版编目（CIP）数据

五运六气详解与应用 / 权依经, 李民听编著. -- 兰州：甘肃科学技术出版社, 2008.03（2023.9重印）
ISBN 978-7-5424-1138-9

Ⅰ. ①五… Ⅱ. ①权… ②李… Ⅲ. ①运气（中医）-临床应用 Ⅳ. ①R226

中国版本图书馆CIP数据核字(2007)第197607号

五运六气详解与应用

权依经　李民听　编著

责任编辑　陈学祥　赵兰泉
装帧设计　陈妮娜

出　版　甘肃科学技术出版社
社　址　兰州市城关区曹家巷1号　730030
电　话　0931-2131572（编辑部）　0931-8773237（发行部）

发　行　甘肃科学技术出版社　　印　刷　三河市铭诚印务有限公司
开　本　850毫米×1168毫米　1/32　印　张　7.75　字　数　190千
版　次　2008年4月第1版
印　次　2023年9月第8次印刷
印　数　25751~26800
书　号　ISBN 978-7-5424-1138-9　　定　价　58.00元
（附五运六气环周盘一个）

序

《金匮要略》云：“夫人禀五常，因风气而生长。风气虽能生万物，亦能害万物，……客气邪风，中人多死。”运气即五运六气，是研究和阐述与人息息相关，而又不可须臾分离的外在自然气候与人体的关系。其中有正常气候对人体的资益作用，有不正常气候对人体的致病作用，以及运气致病的病理、病证及其治法和方药配伍原理等。因此，运气理论组成了中医基础理论的重要部分，也是中医工作者必学之内容。但《内经》中有关这方面的内容，文字古奥难解，每致人以有“大海望洋”之叹。故学者少，学而能用者更少。如果有人说《内经》难学者，盖谓此也。若人能知此者，则其他部分就不难理解了。

目前的运气学者，有将《内经》文字稍加归纳，略作解释。若其人理解，但读者难解；有虽作浅解，但未详尽，尤对运用方面多未言及。其间有言及者，似胶板不灵，学以不能致用。为此，余欲补缺憾者久矣，但因精力有限，致宿愿迟迟不遂。一九八〇年冬，曾与李君民听谈及宿愿，李君欣然愿与之协作，对文稿进行了抄写整理工作，并增添了甲子纪年月日公式计算法，持近两年之久，终于完成。这样，笔者就在补前人之不足的基础上更作详解，并尽量采用现代词语进行叙述，还采用了多种表格形式以表达之，使其眉目清晰，一览了然。在运用方面，除补充了《体仁汇编》中的十六个治方并作解析外，又遵张仲景的“观其脉证，知犯何逆，随证治之”之法和《内经》中有关运气病症治药的性味配伍原则，结合临证体验，着重增补了三十多个运气病症的治方，以示其端。这样，则我用之法不以古法泥我，又不因

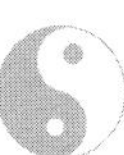

我法离古，贵在善用古法耳。若读者能因其示端而彰之，是余之厚望焉。本书名为《五运六气详解与应用》者，欲补前人注解中之不足和临证法方之未及。是书也，余一生之心血也，医者知我罪我，其惟此乎！

权依经

目　录

引言 …… (1)

第一章　五行 …… (3)

一、五行的释义 …… (3)

二、事物的五行属性及其涵义 …… (3)

（一）事物的五行属性归类 …… (3)

（二）事物的五行属性涵义 …… (4)

1. 时令 …… (4)

2. 发展过程 …… (5)

3. 气候 …… (5)

4. 方位 …… (5)

5. 时间 …… (5)

6. 五音 …… (5)

7. 天干地支 …… (6)

8. 五色 …… (6)

9. 五味 …… (6)

10. 脏 …… (6)

11. 腑 …… (6)

三、五行生克规律 …… (7)

（一）五行生克的一般概念与规律 …… (7)

（二）五行生克的涵义 …… (7)

四、五行乘侮 …… (9)

第二章　干支甲子 …… (10)

一、十干 …… (10)

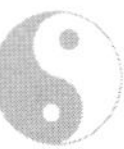

二、十二支 …………………………………………… (11)
三、甲子纪年月日 ………………………………………… (12)
(一) 甲子纪年 ………………………………………… (13)
(二) 甲子纪月 ………………………………………… (14)
1. 口诀推算法 ………………………………………… (14)
2. 公式计算法 ………………………………………… (16)
(三) 甲子纪日 ………………………………………… (18)
(四) 甲子纪时 ………………………………………… (23)
第三章　五运 …………………………………………… (25)
一、十干化运 …………………………………………… (25)
二、太过不及与平气 ………………………………………… (29)
(一) 太过不及 ………………………………………… (29)
(二) 平气 …………………………………………… (30)
三、主运 …………………………………………… (33)
(一) 五音健运 ………………………………………… (33)
(二) 太少相生 ………………………………………… (34)
(三) 五步推运 ………………………………………… (35)
(四) 五运交司时刻 ………………………………………… (41)
四、客运 …………………………………………… (43)
第四章　六气 …………………………………………… (47)
一、十二支化气 …………………………………………… (48)
二、主气 …………………………………………… (52)
三、客气 …………………………………………… (66)
(一) 司天在泉 ………………………………………… (66)
(二) 南北政 ………………………………………… (71)
四、客主加临 …………………………………………… (79)
第五章　运气相合 …………………………………………… (86)
一、年的运气相合 …………………………………………… (86)

（一）年的运气太过不及与平气 …………………… (86)
（二）年的运气同化 …………………………………… (93)
1. 天符 ……………………………………………… (93)
2. 岁会 ……………………………………………… (96)
3. 同天符 …………………………………………… (96)
4. 同岁会 …………………………………………… (97)
5. 太乙天符 ………………………………………… (98)
二、年分步的运气相合 ………………………………… (99)
三、月和日的运气相合 ……………………………… (107)
第六章　运气学说在医学上的运用 ………………… (110)
一、五运的太过不及和六气的盛衰与发病 ………… (111)
（一）运的太过不及与发病 ………………………… (111)
（二）气的发病及其治法 …………………………… (117)
二、对运气病症治药的浅识 ………………………… (137)
（一）对《体仁汇编》中运气方药与
治症的解析 ……………………………………… (137)
（二）对运气病证治药的一些临证体验 …………… (147)
附：六十年运气加临交司时刻表 …………………… (176)
五运六气环周盘的应用说明 ………………………… (237)
后记 …………………………………………………………… (238)

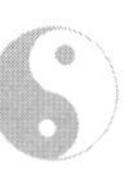

引 言

五运六气是中医基础理论的重要组成部分，也是《内经》中占比重较大的重要内容。中医工作者多需深入学习和钻研古典医著《内经》。从历史上来看，但凡对中医有所贡献者，多得力于《内经》，而学习《内经》难度较大的莫过于有关五运六气这部分内容。这是因为：它一方面包括的篇幅较多，诸如天元纪大论、五运行大论、六微旨大论、气交变大论、五常政大论、六元正纪大论、至真要大论等；另一方面，它所涉及的面也比较广泛，诸如天文、地理、气象、历法与医学等各个方面。当然，也有人对以上七篇大论曾提出疑议，认为它并非《内经》中《素问》的内容，而是后经王冰所编入。然而，不可否认，在《内经》中谈及五运六气内容的篇幅并不限于以上七篇，尚有六节藏象论和《遗篇》的刺法论、本病论、九宫八风、岁露论等篇，故这种疑议的理由尚欠充足。

由于五运六气内容在《内经》中是散见的，而辞句和公式又不易理解。为此，本书拟对其进行系统整理，并详加注释，力求浅显易懂，以有益于同道者的学习、掌握和应用。

五运六气，简称“运气”。古人认为，宇宙间的一切事物变化都是由于气化的不断运行。气化就自然界来讲，是指气候的变化。而五运六气则是研究气候变化规律的。什么是五运？什么是六气呢？五运是指木、火、土、金、水五行的属性，即木风、火热、土湿、金燥、水寒的相继运行。六气是指风、热、火、湿、燥、寒的相继运行。那么，我们如何能够掌握五运六气的运行变化规律呢？古人通过长期实践，总结出了用十天干的阴阳干配五

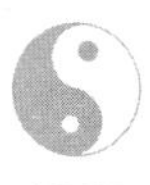

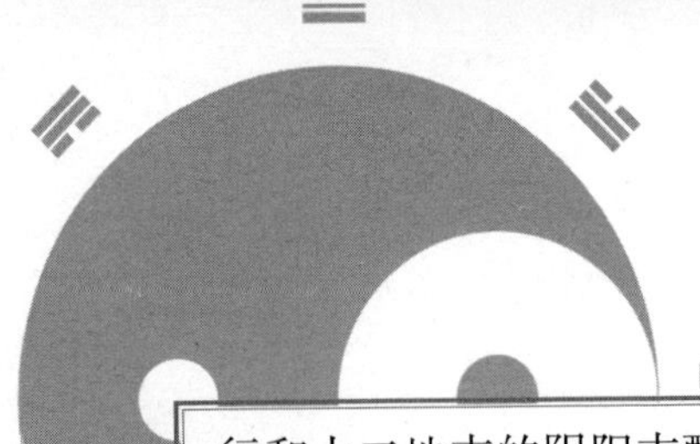

行和十二地支的阴阳支配六气来预测和掌握气候变化之规律，以达到防治疾病的目的。

由于五运六气皆为五行所化，而天干地支又是人们掌握和运用五运六气的工具。所以，要学习和研究五运六气，还需要首先了解五行、六气和天干地支的内容与涵义。

第一章　五　行

“五行”一词，最早见于《洪范·九畴》。“五”是指木、火、土、金、水五种不同的属性，“行”是有运行、运动的意思。

一、五行的释义

根据《说文》《玉篇》《白虎通》等，作如下解释：

木：木者，冒也，万物冒地而生。木始甲坼，万物皆始于微。

火：火者，化也，随也，阳气用事，万物变随也。盛阳曰炎火。

土：土者，地之吐生物也。

金：金者，可以更改也，久薶不生衣，百炼不轻，从革不违。

水：水者，位在北方，北方者，阴气在黄泉之下，任养万物，为北方之行。像众水丛流，中有微阳之气也。

二、事物的五行属性及其涵义

（一）事物的五行属性归类

宇宙间的事物种类繁多，但均可以五行属性进行归纳分类。本书仅就有关五运六气的一些事物，以取类比象的形式，按照五行属性，归纳列表于下，如表1所示。

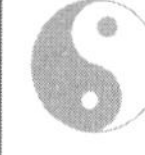

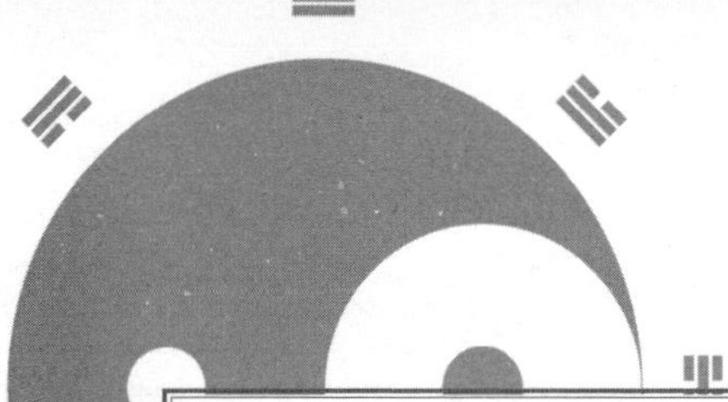

表1　事物五行属性归类表

		木	火	土	金	水
自然界	时　令	春	夏	长夏	秋	冬
	发展过程	生	长	化	收	藏
	气　候	风	暑	湿	燥	寒
	方　位	东	南	中	西	北
	时　间	平旦	日中	日西	日入	夜半
	五　音	角	徵	宫	商	羽
	天　干	甲乙	丙丁	戊己	庚辛	壬癸
	地　支	寅卯	巳午	辰未 戌丑	申酉	亥子
	五　色	青	赤	黄	白	黑
	五　味	酸	苦	甘	辛	咸
人体	脏	肝	心 心包	脾	肺	肾
	腑	胆	小肠 三焦	胃	大肠	膀胱

（二）事物的五行属性涵义

据《前汉律历志》《尔雅》《礼记·月令》《乐记》《释名》《说文》《白虎通》《玉篇》等，可作如下解释：

1. 时令

春：春者，蠢也，物蠢生乃运动。蠢，作也，出也。阳气动物，于时为春。

夏：夏者，假也，宽假万物，使生长也。

长夏：长者，生长也，言土生长于夏也。

秋：秋者，就也，言万物就成也。秋者，愁也，愁之以时察守义者也。秋者，敛也，察严杀之貌。

冬：冬者，藏也，言万物闭藏也。

2. 发展过程

生：生者，进也，犹动出也，万物始生，其象动进。

长：长者，生长也，万物长盛，其象茂进。

化：化者，变化也，革物曰化，万物化生也。

收：收者，聚也，取也，万物就成，取而聚之。

藏：藏者，匿也，蓄也，万物潜藏而匿蓄也。

3. 气候

风：阴阳怒而为风，风动虫生，风以动万物，风以散之。

暑：暑者，热也，煮也，热如煮物也。暑者，火之炎气也。

湿：湿者，幽湿也，湿润而濡养万物。

燥：燥者，犹烁也，从火喿声，干也。燥万物者，莫过乎火。

寒：寒者，冻也，寒以成物。

4. 方位

东：东者，动也，阳气动，于时为春。

南：南者，枝任也，阳气任养万物，于时为夏。

中：中者，中央也，四方之中曰中央。

西：西者，迁也，阴气迁落物，于时为秋。

北：北者，相背也，伏也，阳气伏于下，于时为冬。

5. 时间

平旦：平旦为天将晓时，阴尽而阳受气，于时为春。

日中：日中为日当中天，阳气正陇为重阳，于时为夏。陇，又作隆。

日西：日西为日偏西，阳气衰，于时为长夏。

日入：日入为天将昏时，阳尽而阴受气，于时为秋。

夜半：夜半为合夜，阴气正陇为重阴，于时为冬。陇，又作隆。

6. 五音

角：角者，触也，物触地而出戴芒角也。

徵：徵者，祉也，物盛大而繁祉也。祉同止。

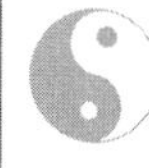

宫：宫者，中也，居中央，畅四方。

商：商者，章也，物成熟可以章度也。

羽：羽者，宇也，物聚藏宇覆之也。宇者，四方上下覆盖也。

7. 天干地支

见本书干支甲子部分。

8. 五色

青：青者，生也，风和日丽，万物生时之色也。

赤：赤者，朱色也，万物盛长，盛阳之色也。

黄：黄者，中也，化生万物，地之色也。

白：白者，素也，洁也，秋之气和，色白而收藏也。

黑：黑者，晦也，月终也，月终犹如年终也。晦者，昏暗也，万物闭藏，阳气潜于下也。

9. 五味

酸：酸者，木味也，木曰曲直，曲直作酸。

苦：苦者，火味也，火性炎上，炎上作苦。

甘：甘者，土味也，土爰稼穑，稼穑作甘。爰者，曰也。

辛：辛者，金味也，金曰从革，从革作辛。

咸：咸者，水味也，水曰润下，润下作咸。

10. 脏

肝：肝者，干也，其体状有枝干也。凡物以木为干。肝之为言干也。

心、心包：心者，中也，中心曰心。日出当中也。包者，围也，为心之外围。

脾：脾者，裨也，裨助胃气以化谷也。

肺：肺者，勃也，言其气勃郁也；又沛也，言草木蔽茂也。

肾：肾者，引也，主引水气也。

11. 腑

胆：胆者，担也，言担事物也。胆属阳木，为肝之腑，同主春令。

小肠、三焦：肠者，畅也，言通畅胃气也；焦者，象火类也，色赤属阳之谓也。小肠属阳火，为心之腑，同主夏令。

胃：胃者，围也，围受食物也。胃属阳土，为脾之腑，同主长夏。

大肠：肠者，畅也，言通畅胃气。大肠属阳金，为肺之腑，同主秋令。

膀胱：膀者，横也；胱者，广也，言其体横广而短也。膀胱属阳水，为肾之腑，同主冬令。

三、五行生克规律

（一）五行生克的一般概念与规律

生是相生，克是相克。相生有相互资生和促进之意，相克有相互制约和克胜之意。事物的生长、发展、变化、衰已，其过程不是孤立和不相关的，而是事物之间既有相互资生和促进作用，又有相互制约和克胜的作用。没有相生就没有存在，没有存在就无相克可言；没有相克，则亢而为害，事物就不能发展和存在。

一般来讲，生克规律是：相生为木生火，火生土，土生金，金生水，水生木；相克为金克木，土克水，水克火，火克金。

（二）五行生克的涵义

五行生克一般是指正常的生克关系。生者为母，被生者为子，如木生火，木为火之母，火为木之子；克者为我克，被克者为克我，如木克土，木为我克，土为克我，木为土之所不胜，土为木之所胜。这种生克关系表现在自然界，同样也表现在人体方面。

木生火：木为春令，火为夏令。春令阳气初生，初生为少阳，其气温；夏令阳气正陇，正陇为太阳，其气热，热则生火。阳气由小到大，少阳之次为太阳，故曰木生火。

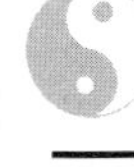

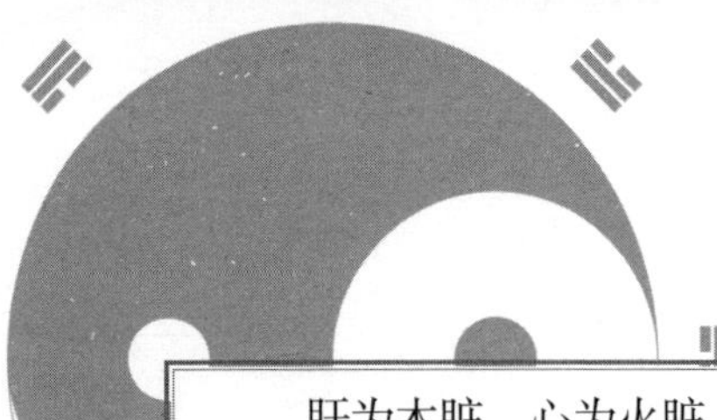

肝为木脏，心为火脏，木性升发，火性炎上，升发有助于炎上；肝藏血，心主血，心血之运行有赖于肝之调节，故曰肝生心。

火生土：火为夏令，土为长夏。夏令气热，长夏气湿，土湿之气生长万物须赖阳热之火以煦之，则生化无穷，故曰火生土。

心为火脏，脾为土脏，脾之运化有赖于心火的晒照；心主血，脾统血，心的主血有助于脾的统血，故曰心生脾。

土生金：土为长夏，金为秋令。土性柔和象地，金性坚刚象天，地气上升为云，天气下降为雨，而云出天气，雨出地气，故曰土生金。

脾为土脏，肺为金脏，肺主一身之气，而脾为气血生化之源，故曰脾生肺。

金生水：金为秋令，水为冬令。秋气凉，冬气寒，凉为寒之渐，阴凉之气转寒，则凝而为水，故曰金生水。

肺为金脏居上焦，肾为水脏居下焦，上焦开发如雾露之溉，肾者主水，肺气下降为水，则肾有水可主，故曰肺生肾。

水生木：水为冬令，木为春令。木为少阳之气，少阳之气生于微阳，而水中有微阳之气，阳气鼓动，水津上济以涵木，故曰水生木。

肾为水脏，肝为木脏，木之生发有赖于水之涵养；肾藏精，肝藏血，精可变化为血，使肝有血可藏，肝之阴血充足，则肝阳不致亢害，故曰肾生肝。

金克木：金为秋令，其气清凉而下降；木为春令，其气温和而上升，下降可以抑制上升之太过，故曰金克木。

肺为金脏，其气肃降；肝为木脏，其气升发，肺的肃降可以抑制肝阳上亢，故曰肺克肝。

木克土：风木为春令，风气散发；湿土为长夏，湿气壅盛。土湿之气能生长万物而不致壅结，有赖于风木之气散发，故曰木克土。

肝为木脏，其性条达；脾为土脏，其性湿润，湿盛则郁，肝之条达可以疏泄脾湿太过，故曰肝克脾。

土克水：土为地，其性敦厚；水在地中，其性衍流，水流地中而不外溢，有赖于土之围御，故曰土克水。

脾为土脏，主运化水谷而生气血；肾者主水，气行则水行，而气根源泉于脾，脾气健旺，则水液流动而不为害，故曰脾克肾。

水克火：水为冬令，其气寒；火为夏令，其气热，寒能胜热，故曰水克火。

肾为水脏，其性就下；心为火脏，其性炎上，肾水中藏有真阳，真阳鼓动肾水而上济于心，以抑制心火上炎太过，故曰肾克心。

火克金：火为夏令，其气升；金为秋令，其气降，上升之气可以抑制下降之太过，故曰火克金。

心为火脏，火性炎上；肺为金脏，其性肃降，炎上之心火可以抑制肺金的肃降太过，故曰心克肺。

四、五行乘侮

五行乘侮就是五行相乘与五行相侮。相乘是克之过胜，相侮是反克，此皆属正常的生克关系被破坏而形成了反常现象。例如金本克木，今金气亢盛，则金假其亢盛之气而乘木，形成金对木克之过盛；火本克金，今金气有余，则假其亢盛之气反来欺侮火气，此即谓：“气有余，则制其所胜，而侮其所不胜。”又如金本克木，今金气不足，则火来乘之，而木又来反侮，此即谓：“其不及，则己所不胜，侮而乘之，己所胜轻而侮之。”其他乘侮均同理。

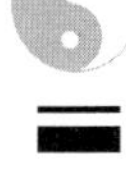

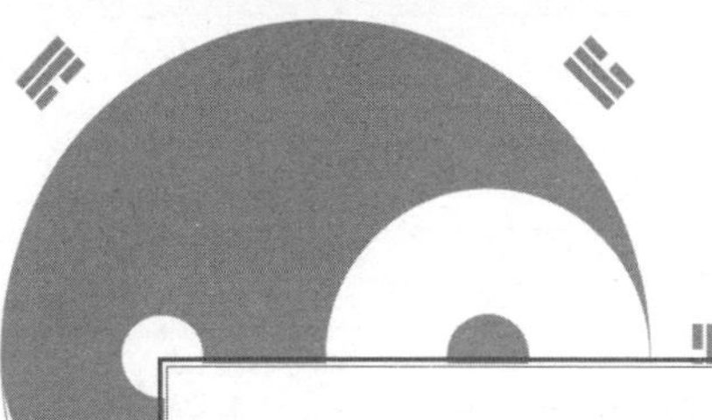

第二章　干支甲子

干，为天干；支，为地支。天干始于甲，地支始于子，干支相合名曰甲子，即《素问·六微旨大论篇》说：“天气始于甲，地气始于子，子甲相合，命曰岁立”。

天干，干者斡也，其数十，故又称十天干，即甲、乙、丙、丁、戊、己、庚、辛、壬、癸。地支，支者枝条也，其数十二，故又称十二地支，即子、丑、寅、卯、辰、巳、午、未、申、酉、戌、亥。古人以干纪日，日为阳，阳为天；以支纪月，月为阴，阴为地，故干属天，支属地。十日为一旬，即天干之一周；十二月为一年，即地支之一周。然而，天干地支除代表一定次序的数字符号外，他们还标志着四季阴阳转化和万物生长、壮大、衰亡而重新更始的发展过程。根据《史记·律书》《汉书》等，可作如下解释。

一、十　干

十干也分阴阳，甲、丙、戊、庚、壬为阳，乙、丁、己、辛、癸为阴。十干与五行相配如表1所列，即甲乙属木，甲为阳木，乙为阴木；丙丁属火，丙为阳火，丁为阴火；戊己属土，戊为阳土，己为阴土；庚辛属金，庚为阳金，辛为阴金；壬癸属水，壬为阳水，癸为阴水。

甲：“出甲于甲”。第一个“甲”为荚，嫩芽也；第二个“甲”为甲壳，种皮也。百果草木，皆莩甲开坼。

乙：“奋轧于乙”。奋轧，即抽轧，抽芽而生长，犹如“乙”

状，为屈扭上升之象。

丙："明炳于丙"。炳者，明也，显也。阳气充盛，生长显著。

丁："大盛于丁"。丁有壮的意思，幼苗不断壮大成长。

戊："丰楙于戊"。楙即茂，茂盛也，生长茂盛。

己："理纪于己"。己有已之意，言万物已成熟而有条理也。

庚："敛更于庚"。庚有更之意，言果实收敛而生命从此更换也。

辛："悉新于辛"。辛有新之意，言新的生机又开始酝酿。

壬："怀任于壬"。壬有妊养之意，言新的生命又开始孕育。

癸："陈揆于癸"。癸有揆度之意，言生命又将开始而宿根待发，可揆度而置。

二、十二支

十二支也有阴阳之分，子、寅、辰、午、申、戌为阳，丑、卯、巳、未、酉、亥为阴。十二支与五行相配，如表1，即寅卯属木，寅为阳木，卯为阴木；巳午属火，巳为阴火，午为阳火；申酉属金，申为阳金，酉为阴金；亥子属水，亥为阴水，子为阳水；辰戌丑未属土，辰戌为阳土，丑未为阴土。十二支与四方相配，寅卯辰属东方，巳午未属南方，申酉戌属西方，亥子丑属北方。

寅："万物始生螾然也"。螾者，动也，阳气初发而万物始动也。故正月建之于寅。

卯："言万物茂也"。卯者，冒也，言万物冒地而出，开始生出。故二月建之于卯。

辰："万物之蜄也"。蜄者，动也，伸也，言万物伸舒而出也。故三月建之于辰。

巳："阳气之已尽"。巳有已之意，言阳气盛极，万物旺盛而

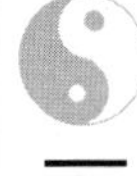

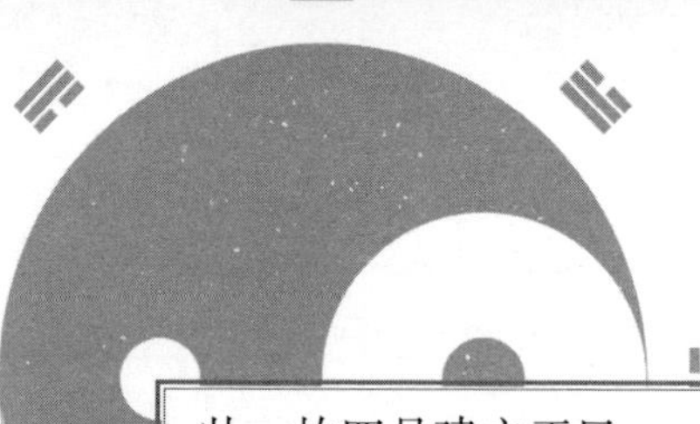

壮。故四月建之于巳。

午："阴阳交曰午"。午者，交也，言阳极阴生而万物成长繁盛至极。故五月建之于午。

未："万物皆成有滋味也"。未有味之意，言万物成熟有味也。故六月建之于未。

申："阴用事申贼万物"。申者，申斥也，申贼也，言秋金之气收敛万物。故七月建之于申。

酉："言万物之老也"。酉者，就也（成就也）、老也，言万物成熟衰老也。故八月建之于酉。

戌："万物尽灭"。戌有灭之意，言阳气微而入地，万物毕成。故九月建之于戌。

亥："阳气藏于下也"。亥者，该阂也，言阳气潜藏而万物也闭藏也。故十月建之于亥。

子："万物滋于下"。子有滋（孳）之意，言阳气始生，万物孳生萌芽。故十一月建之于子。

丑："纽芽于丑"。纽芽为结芽之意，言阴气已尽，阳气已动，万物幼芽即将解结而出。故十二月建之于丑。

以上，寅卯为正、二月属春，木旺于春；巳午为四、五月属夏，火旺于夏；申酉为七、八月属秋，金旺于秋；亥子为十、十一月属冬，水旺于冬。五行之中，以土为尊，四行均不能离土，辰为三月、未为六月、戌为九月、丑为十二月，故土旺于四季而位于四季之末。

三、甲子纪年月日

天干以甲为首，地支以子为首，天干在上，地支在下，故天干和地支配合起来，就叫甲子。正如《素问·六微旨大论篇》说：

"天气始于甲，地气始于子，子甲相合，命曰岁立。谨候其时，气可与期。"其配的方法是天干从甲开始，地支从子开始，依次相配，结果形成阳干配阳支、阴干配阴支。但由于天干为十，地支为十二，故在相配中天干须往复六次、地支须往复五次，才能使天干的末干癸与地支的末支亥相会而配成六十对，此即谓甲子一周，或称一个甲子。

干支相配可以用来纪年，也可以用来纪月、纪日、纪时。同时，根据所配干支的属性，可以用来分析这一年、月、日、时的气候变化及其对人体发病关系的大致情况，故可作为临床治疗用药时的参考。

（一）甲子纪年

甲子纪年就用干支纪年份。甲子纪年的排列次序，如表2所列。

表2　甲子表

干 支										
干 支	甲 子	乙 丑	丙 寅	丁 卯	戊 辰	己 巳	庚 午	辛 未	壬 申	癸 酉
干 支	甲 戌	乙 亥	丙 子	丁 丑	戊 寅	己 卯	庚 辰	辛 巳	壬 午	癸 未
干 支	甲 申	乙 酉	丙 戌	丁 亥	戊 子	己 丑	庚 寅	辛 卯	壬 辰	癸 巳
干 支	甲 午	乙 未	丙 申	丁 酉	戊 戌	己 亥	庚 子	辛 丑	壬 寅	癸 卯
干 支	甲 辰	乙 巳	丙 午	丁 未	戊 申	己 酉	庚 戌	辛 亥	壬 子	癸 丑
干 支	甲 寅	乙 卯	丙 辰	丁 巳	戊 午	己 未	庚 申	辛 酉	壬 戌	癸 亥

表中每一对干支数代表一年，逐年依次就位，从甲子到癸亥共60年为一周，而后又从甲子开始，周而复始。如1924年始于甲子，1925年则为乙丑，……1981年则为辛酉，1983年为癸亥，到

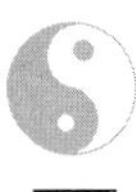

1984年又从甲子开始。

一般年干支可从日历中查知，从上年度干支可推知今年干支，从今年的干支可推知明年干支。如上年度为庚申，则今年为辛酉，明年为壬戌，后年则为癸亥，大后年又从甲子开始。

（二）甲子纪月

甲子纪月就是用干支来纪月份。其方法是用表3所列的干支次序进行推算。一年有十二个月，以地支相配。十一月开始为子，依次相配，则十二月为丑，正月为寅，二月为卯，三月为辰，四月为巳，五月为午，六月为未，七月为申，八月为酉，九月为戌，十月为亥。以上推算是固定不变的。而天干与月份虽也是依次相配，但因天干数为十，而月数为十二，故二者相配并非固定不变。然而，它们相配还是有一定的规律。根据前人经验和我们自己的探求，提出下面两种甲子纪月的计算方法：

1. 口诀推算法

口诀推算法是用下面五句口诀，再对照表3来推算当年月份的干支："甲己起甲子，乙庚起丙子，丙辛起戊子，丁壬起庚子，戊癸起壬子"。这五句口诀中，前两个字为天干，是指年干；后两个字为干支相合，是指当年起头的月干支。

例如，"甲己起甲子"，即每逢甲年或己年，当年第一个月（即前一年的十一月）的干支为甲子；"乙庚起丙子"，即逢乙年或庚年，当年第一个月（即前一年的十一月）的干支为丙子。其他三句口诀也以此类推。

举例来说，1924年为甲子年，按"甲己起甲子"，则这一年第一个月（即前一年的十一月）的干支为甲子，依次推知第二个月（即前一年的十二月）为乙丑，第三个月（即当年正月）为丙寅，……，第十二个月（即当年的十月）为乙亥。1925年为乙丑年，按"乙庚起丙子"，则这一年第一个月（即前一年的十一月）的干支为丙子，第二个月（即前一年的十二月）为丁丑，第三个

表3　十干逐年（或日）所属十二个月（或十二个时辰）的干支表

年干(或日干)	甲或己	乙或庚	丙或辛	丁或壬	戊或癸
十二个月（或十二个时辰）所属干支	甲子 1(1)	丙子 13(3)	戊子 25(5)	庚子 37(2)	壬子 49(4)
	乙丑 2(2)	丁丑 14(4)	己丑 26(1)	辛丑 38(3)	癸丑 50(5)
	丙寅 3(3)	戊寅 15(5)	庚寅 27(2)	壬寅 39(4)	甲寅 51(1)
	丁卯 4(4)	己卯 16(1)	辛卯 28(3)	癸卯 40(5)	乙卯 52(2)
	戊辰 5(5)	庚辰 17(2)	壬辰 29(4)	甲辰 41(1)	丙辰 53(3)
	己巳 6(1)	辛巳 18(3)	癸巳 30(5)	乙巳 42(2)	丁巳 54(4)
	庚午 7(2)	壬午 19(4)	甲午 31(1)	丙午 43(3)	戊午 55(5)
	辛未 8(3)	癸未 20(5)	乙未 32(2)	丁未 44(4)	己未 56(1)
	壬申 9(4)	甲申 21(1)	丙申 33(3)	戊申 45(5)	庚申 57(2)
	癸酉 10(5)	乙酉 22(2)	丁酉 34(4)	己酉 46(1)	辛酉 58(3)
	甲戌 11(1)	丙戌 23(3)	戊戌 35(5)	庚戌 47(2)	壬戌 59(4)
	乙亥 12(2)	丁亥 24(4)	己亥 36(1)	辛亥 48(3)	癸亥 60(5)

注：①此表既可用于以年干支推算月干支，也可用于以日干支推算时干支；②表内干支下所标号码为干支序数，括号内的号码表示用公式计算甲子纪月（或纪时）时的年干支（或日干支）序数。

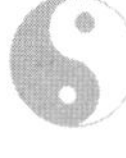

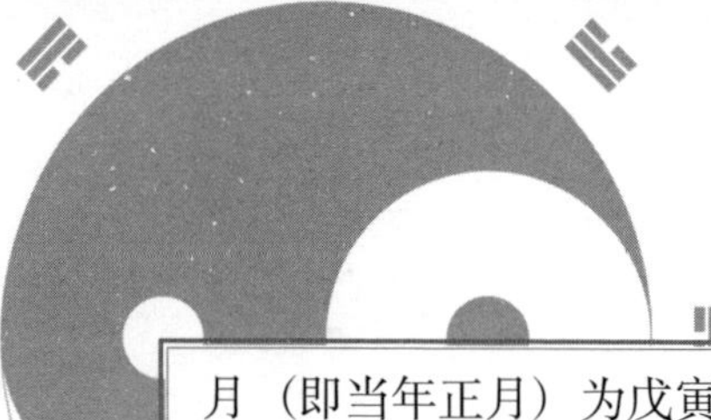

月（即当年正月）为戊寅，……第十二个月（即当年的十月）为丁亥。1926年为丙寅年，按“丙辛起戊子”，则这一年的第一个月（即前一年的十一月）的干支为戊子，第二个月（即前一年的十二月）为己丑，第三个月（即当年正月）为庚寅，……第十二个月（即当年的十月）为己亥。1927年为丁卯年，按“丁壬起庚子”，则第一个月（即前一年的十一月）的干支应紧接上年的己亥之后为庚子，第二个月（即前一年的十二月）为辛丑；第三个月（即当年正月）为壬寅，……第十二个月（当年的十月）为辛亥。1928年为戊辰年，按“戊癸起壬子”，则第一个月（即前一年的十一月）的干支应紧接上一年的辛亥之后为壬子，第二个月（即前一年的十二月）为癸丑，第三个月（即当年正月）为甲寅，……第十二个月（即当年的十月）为癸亥。到1929年为己巳年，则第一个月（即前一年的十一月）的干支又从甲子开始。

又如 1981 年为辛酉年，则第一个月起于戊子，第二个月为乙丑，……第十二个月为己亥。1982 年为壬戌年，则第一个月起于庚子,第二个月为辛丑,……第十二个月为辛亥。1983 年为癸亥年,则第一个月起于壬子,第二个月为癸丑,……第十二个月为癸亥。所以说：“甲己起甲子”，即逢甲年或己年，其第一个月（即前一年的十一月）的干支应起于甲子。余类推。

2. 公式计算法

另外，还可以利用如下公式及其常数表来进行计算。

相隔数 = 常数 – 年（日）干支序数

公式及常数表应用说明：

(1) 上面公式及表4既可应用于以年干支计算月干支，又可应用于以日干支计算时干支。

(2) 公式中的年（日）干支序数，指当年的年干支或当日的日干支在表3中所标出的排列序数，如甲子为1，乙丑为2，丙子为13，戊子为25，癸亥为60等。

表4 计算月（时）干支的常数表

年次（或日次）	1	2	3	4	5
常数	1	13	25	37	49

(3) 表4中的年次（或日次）1、2、3、4、5，是当年（或当日）的干支序数每满六年（或六日）应减去5所余之数，也即表3中括号内所标出的号数。

(4) 关于常数：年次（或日次）数不同，则公式中所用的常数也不同，可按年（或日）次从表4中查得相应的常数值。常数的得来，因推演较为繁杂，这里不拟冗述。

(5) 相隔数是用以上公式计算所得数，应用此数是按表3中所标序数，从当年的年干支（或从当日的日干支）序数开始向前或向后数够此数（即相隔数），则所标出的干支即为当年第一个月（或当日的第一个时辰）的干支。应注意，当相隔数为正数则向前数，为负数则向后数。

举例来说，癸亥年，从表 3 查知年干支序数为 60，则年次为：$60-5\times11=5$（即括弧内所标之号数），再从表4中查得5之相应常数为49，代入公式得相隔数 $=49-60=-11$。因得数为负数，故应从表3中癸亥开始向后数11个数时，正好是壬子。所以，癸亥年第一个月（即前一年的十一月）的干支为壬子。然后依次推知：第二个月（即前一年的十二月）为癸丑，第三个月（即当年正月）为甲寅，……第十二个月（即当年的十月）为癸亥。

又如辛亥年，其干支序数为48，年次为3，常数为25，则得相隔数 $=25-48=-23$，故从辛亥向后数23个数，正好是戊子。所以，辛亥年的第一个月（即前一年的十一月）干支起于戊子。

丁亥年，干支序数为24，年次为4，常数为37，相隔数 $=37-24=13$，故应向前数够13个数，知庚子为该年第一个月的干支。

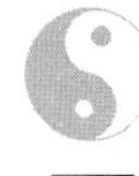

乙亥年，干支序数为12，年次为2，从表4中查得2的相应常数为13，相隔数 = 13 - 12 = 1，因系正数，故从乙亥开始向前数一个数为丙子。所以，乙亥年第一个月（即前一年的十一月）的干支为丙子，然后依次推知该年第二个月到第十二个月的干支。

其他年份，可依照此法类推。

（三）甲子纪日

甲子纪日是指以干支来纪日，即日干支。其方法是不分大月、小月或有无闰月，均以表2中所列次序，依次推数，周而复始，日日相接，月月相接，年年相接。

例如1980年，阴历十二月（大）三十日的干支为癸丑，则1981年正月（小）初一为甲寅，初二为乙卯，初三为丙辰，……二十九日为壬午，二月（大）初一即为癸未，十一日为癸巳，二十一日为癸卯，三十日为壬子，……十二月（大）三十日为丁未；则1982年正月（大）初一为戊申，……四月（小）二十九日为乙巳，闰四月（小）初一为丙午，二十九日为甲戌，五月（大）初一为乙亥。

虽然日干支在排列次序上有以上规律性，但由于有大月、小月、闰月之不同，使年月的日数参差不齐，而且下年度何月为大、何月为小、有无闰月？均不知道，这样就难以有现成的简单口诀或计算公式来确定日干支。为此，要知某年某月的某日干支，就必须先要知道这一年正月初一日干支和这一年的大、小、闰月之所在。当然，也有人提出按阳历推算日干支的计算方法，因为阳历大、小、平月不变，四年一闰，比较有规律。可是，即是用这种推算方法，也还是先要知道元旦的日干支，也就是说手头要有日历或万年历，然后从中查出元旦日干支，再逐月逐日推算出其他日干支。

为了推算日干支，我们将1981年至2020年共40年的阴历，每年大、小、闰月和正月初一的日干支列于表5，供推算日干支时参考。

表5　1981年至2020年各年大、小、闰月和正月初一日干支表

年份	年干支	大小月	闰月	正月初一日干支
1981	辛酉	正小、二大、三小、四小、五大、六小、七小、八大、九大、十小、十一大、十二大	无	甲寅
1982	壬戌	正大、二小、三大、四小、五大、六小、七小、八大、九小、十大、十一大、十二大	闰四月小	戊申
1983	癸亥	正大、二小、三大、四小、五小、六大、七小、八小、九大、十小、十一大、十二大	无	壬申
1984	甲子	正大、二小、三大、四大、五小、六小、七大、八小、九小、十大、十一大、十二大	闰十月小	丙寅
1985	乙丑	正小、二大、三大、四小、五大、六小、七大、八小、九小、十大、十一小、十二大	无	庚寅
1986	丙寅	正小、二大、三大、四小、五大、六大、七小、八大、九小、十大、十一小、十二小	无	甲申
1987	丁卯	正大、二小、三大、四小、五大、六大、七大、八大、九小、十大、十一小、十二小	闰六月小	戊寅
1988	戊辰	正大、二小、三大、四小、五大、六小、七大、八大、九小、十大、十一大、十二小	无	壬寅
1989	己巳	正大、二小、三小、四大、五小、六大、七小、八大、九小、十大、十一大、十二大	无	丁酉
1990	庚午	正小、二大、三小、四小、五大、六小、七大、八小、九大、十大、十一大、十二大	闰五月小	壬辰

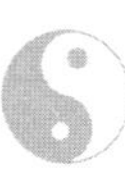

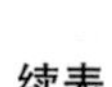

续表

年份	年干支	大小月	闰月	正月初一日干支
1991	辛未	正小、二大、三小、四小、五大、六小、七小、八大、九小、十大、十一大、十二大	无	丙辰
1992	壬申	正小、二大、三大、四小、五小、六大、七小、八小、九大、十小、十一大、十二小	无	庚戌
1993	癸酉	正小、二大、三大、四大、五小、六大、七小、八大、九大、十小、十一大、十二小	闰三月小	甲辰
1994	甲戌	正大、二大、三大、四小、五大、六小、七大、八小、九小、十大、十一小、十二大	无	丁卯
1995	乙亥	正小、二大、三大、四小、五大、六小、七大、八大、九小、十大、十一小、十二大	闰八月小	壬戌
1996	丙子	正小、二大、三小、四大、五大、六小、七大、八小、九大、十大、十一小、十二小	无	丙戌
1997	丁丑	正大、二小、三大、四小、五大、六小、七大、八大、九小、十大、十一大、十二小	无	庚辰
1998	戊寅	正大、二小、三小、四大、五小、六大、七大、八小、九大、十大、十一小、十二大	闰五月小	乙亥
1999	己卯	正大、二小、三小、四大、五小、六小、七大、八小、九大、十大、十一大、十二小	无	己亥
2000	庚辰	正大、二大、三小、四小、五大、六小、七小、八大、九小、十大、十一大、十二小	无	癸巳
2001	辛巳	正大、二大、三小、四大、五大、六小、七小、八大、九小、十大、十一小、十二大	闰四月小	丁亥

续表

年份	年干支	大小月	闰月	正月初一日干支
2002	壬午	正大、二大、三小、四大、五小、六大、七小、八小、九大、十小、十一大、十二小	无	辛亥
2003	癸未	正大、二大、三小、四大、五大、六小、七大、八小、九小、十大、十一小、十二大	无	乙巳
2004	甲申	正小、二大、三大、四大、五小、六大、七小、八大、九小、十大、十一小、十二大	闰二月小	庚子
2005	乙酉	正小、二大、三小、四大、五小、六大、七大、八小、九大、十小、十一大、十二小	无	甲子
2006	丙戌	正大、二小、三大、四小、五大、六小、七大、八大、九大、十小、十一大、十二大	闰七月小	戊午
2007	丁亥	正小、二小、三大、四小、五小、六大、七小、八大、九大、十大、十一小、十二大	无	癸未
2008	戊子	正大、二小、三小、四大、五小、六小、七大、八小、九大、十大、十一小、十二大	无	丁丑
2009	己丑	正大、二大、三小、四小、五大、六小、七大、八小、九大、十小、十一大、十二大	闰五月小	辛未
2010	庚寅	正大、二小、三大、四小、五大、六小、七小、八大、九小、十大、十一小、十二大	无	乙未
2011	辛卯	正大、二小、三大、四大、五小、六大、七小、八小、九大、十小、十一大、十二小	无	己丑
2012	壬辰	正大、二小、三大、四大、五大、六小、七大、八小、九大、十小、十一大、十二小	闰四月小	癸未

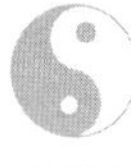

续表

年份	年干支	大小月	闰月	正月初一日干支
2013	癸巳	正大、二小、三大、四小、五大、六小、七小、八大、九小、十大、十一小、十二大	无	丁未
2014	甲午	正小、二大、三小、四大、五小、六大、七小、八大、九小、十大、十一小、十二大	闰九月小	壬寅
2015	乙未	正小、二大、三小、四小、五大、六小、七大、八大、九大、十小、十一大、十二小	无	丙寅
2016	丙申	正大、二小、三大、四小、五小、六大、七小、八大、九大、十小、十一大、十二大	无	庚申
2017	丁酉	正小、二大、三小、四大、五小、六小、七小、八大、九小、十大、十一大、十二大	闰六月大	乙卯
2018	戊戌	正小、二大、三小、四大、五小、六小、七大、八小、九大、十小、十一大、十二大	无	己卯
2019	己亥	正大、二小、三大、四小、五大、六小、七小、八大、九小、十小、十一大、十二大	无	癸酉
2020	庚子	正小、二大、三大、四大、五大、六小、七小、八大、九小、十大、十一小、十二大	闰四月小	丁卯

使用表5即可推算日干支。例如：要知道1981年三月初五日的干支，可先由表5查知当年正月初一干支为壬申，正月是大月，二月是小月，而阴历大月为30天，小月为29天，故从正月初一日至三月初五日共相隔63天，再查表3，由壬申以后数够63个干支数，就可知乙亥为三月初五日这一天的干支。

又欲知1984年十一月初五日的干支，先由表5查得这一年正月初一日干支为丙寅，这一年正月大、二月小、三月大、四月大、五月小、六月小、七月大、八月小、九月小、十月大、闰十月小，故知从正月初一日至十一月初五日共相隔328天，再查表3，从丙寅后开始数够328个干支数，可知甲午为当年十一月初五日的干支。

其他日干支也同样可求得。

（四）甲子纪时

甲子纪时就是用干支来纪每日的时辰，其推算方法与上面所述的甲子纪月法基本相同。一年有12个月，一日也有12个时辰；一年的月干支起于前一年的十一月，而一日的时干支起于前一日的夜半子时。一日的12个时辰，即子时（夜半11时至凌晨1时）、丑时（凌晨1时至3时）、寅时（凌晨3时至5时）、卯时（早晨5时至7时）、辰时（上午7时至9时）、巳时（上午9时至11时）、午时（上午11时至下午1时）、未时（下午1时至3时）、申时（下午3时至5时）、酉时（下午5时至7时）、戌时（下午7时至夜9时）、亥时（夜9时至夜半11时）。以癸亥日为例，可按以上口诀法推算，也可用公式计算法推算出这一天各个时辰的干支。

（1）口诀推算法：如癸亥日的时辰，按“戊癸起壬子”，则第一个时辰子时（昨日夜半11时至凌晨1时）为壬子，从而推知第二个时辰丑时（凌晨1时至3时）为癸丑，第三个时辰寅时（凌晨3时至5时）为甲寅，第四个时辰卯时（早晨5时至7时）为乙卯，……第十二个时辰亥时（夜9时至夜半11时）为癸亥。

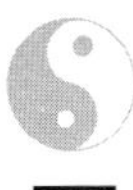

（2）公式推算法：如癸亥日的时辰干支，先查表3，知日干支癸亥的序数为60，而日次为5，再查表4得5的相应常数为49，代入公式得相隔数 = 49 − 60 = −11，因系负数，故从表3中癸亥开始应向后倒数11个数，知壬子为癸亥日第一个时辰子时（即前一天夜半11时至凌晨1时）的干支。然后依次类推，则第二个时辰丑时（凌晨1时至3时）为癸丑，第三个时辰寅时（凌晨3时至5

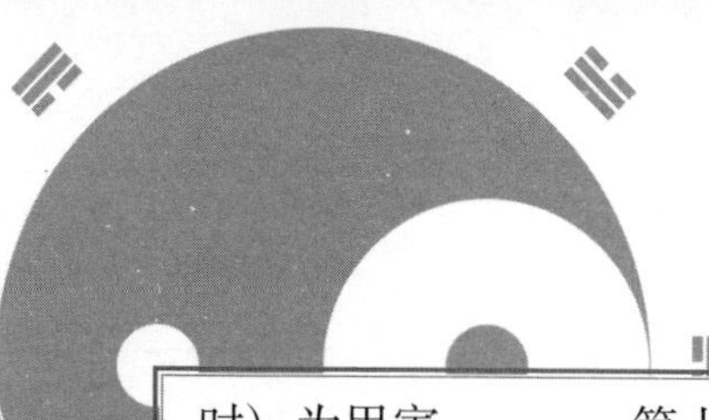

时）为甲寅，……，第十二个时辰亥时（夜9时至夜半11时）为癸亥。

其他日的时辰干支，均可按以上口诀法或公式法进行推算。

从上面可以看出，以年推算月干支或以日推算时干支的时候，可用口诀推算，也可用我们试演的简便公式进行计算。由于月有大小和每年有无闰月的不同，使得以月干支来推算日干支尚无成熟的口诀和公式可用，然而日干支是不分大小月和有无闰月，均可按表3所列的干支序数依次排列，只要知道当年正月初一日干支，则这一年的任何一天的日干支皆可推算得出。

第三章　五　运

“运”，是运动，有转动的意思。“五运”，是木运、火运、土运、金运、水运的简称。木、火、土、金、水，在地为五行，在天为五运。五运是利用五行的相生相克理论，再配合天干的阴阳作为理论工具，以此来分析每年的气候正常变化和异常变化，并得出了五种不同类型的气候（风、热、湿、燥、寒）。

一、十干化运

十干配五行如前所述，即甲乙属木、丙丁属火、戊己属土、庚辛属金、壬癸属水，用此以说明万物生、长、化、收、藏的规律，它是固定不变的。另外，十干又可以化五运，即甲己化土、乙庚化金、丙辛化水、丁壬化木、戊癸化火，用此以预测和说明每年不同气候之变化规律，它是动而不居的。这里所谓“化”，就是变化。甲己化土，就是凡逢甲年或己年，则为土运；乙庚化金，就是凡逢乙年或庚年，则为金运；丙辛化水，就是凡逢丙年或辛年，则为水运；丁壬化木，就是凡逢丁年或壬年，则为木运；戊癸化火，就是凡逢戊年或癸年，则为火运。

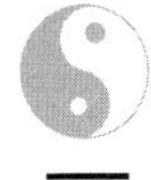

关于十干化五运，其释意有三：

（1）五行胜负化运说，甲己化土，甲为阳木，己为阴土，木本克土，但一胜之下，必有一负，阳木亢则害，气过胜则怯；而土为万物之母，木非土不荣，故阳木从阴土而化。乙庚化金，乙为阴木，庚为阳金，金本克木，故木从其所不胜。丙辛化水，丙为阳火，辛为阴金，不足之阴金遇有余之阳火，则化而为水。丁

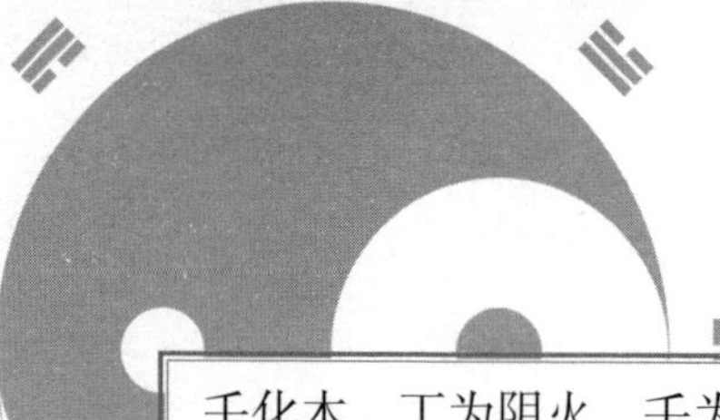

壬化木，丁为阴火，壬为阳水，水本克火，不足之阴火为有余之阳水所淹；水本生木，水为木生而竭尽其力，故水从木化。戊癸化火，戊为阳土，癸为阴水，土本克水，但不足之水遇有余之土，则水枯土燥而火化。

⑵ 岁首天干相生化运说：岁首天干相生说是以每年正月月建的阳干按五行相生规律进行推演而化为运气的。逢甲年或己年，如前面甲子纪月中所述的“甲己起甲子”，即前一年十一月的干支为甲子，则当年正月首建丙寅，因丙为阳火，火能生土，故甲己化为土运。逢乙年或庚年，“乙庚起丙子”，即前一年的十一月的干支为丙子，则当年正月首建戊寅，因戊为阳土，土能生金，故乙庚化为金运。逢丙年或辛年，“丙辛起戊子”，即前一年十一月的干支为戊子，则当年正月首建庚寅，因庚为阳金，金能生水，故丙辛化为水运。若逢丁年或壬年，“丁壬起庚子”，即前一年的十一月干支为庚子，则当年正月首建壬寅，因壬为阳水，水能生木，故丁壬化为木运。逢戊年或癸年，“戊癸起壬子”，即前一年十一月的干支为壬子，则当年正月首建甲寅，因甲为阳木，木能生火，故戊癸化为火运。

⑶ 五气经天化运说：五气经天化运是根据古代传说，在观察天象过程中曾观察到有五种色气经越太空而临及东西南北二十八宿中的有关星度，即《素问·五运行大论》所说：“丹天之气，经于牛女戊分；黅天之气，经于心尾己分；苍天之气，经于危室柳鬼；素天之气，经于亢氐昴毕；玄天之气，经于张翼娄胃。所谓戊己分者，奎壁角轸，则天地之门户也。夫候之所始，道之所生，不可不通也。”

如图1所示，中心圆内为五天之气；第二圈为二十八宿所占方位及其度数，如虚星位于正北，其所占度数为十度；第三圈为干支所占方位，乾坤巽艮代表四隅；第四圈即外圈为东西南北四方；最外层的戊分和己分处代表天门地户。

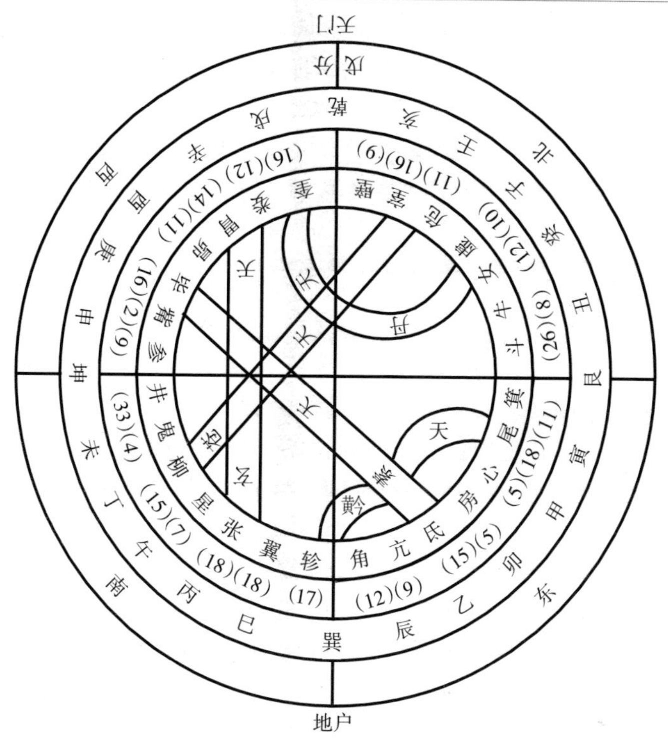

图1　五气经天化五运图

“丹天之气，经于牛女戊分”：丹者，红色也，是说在观察天象时见有丹天之火气越过牛女奎壁四宿之上而下临戊癸方位，故戊癸应为火运。

“黅天之气，经于心尾己分”：黅（音今）者，黄色也，是说在观察天象时见有黅天之土气越过心尾角轸四宿之上而下临甲己方位，故甲己应为土运。

“苍天之气，经于危室柳鬼”：苍者，青色也，是说在观察天象时见有苍天之木气越过危室柳鬼四宿之上而下临丁壬方位，故丁壬应为木运。

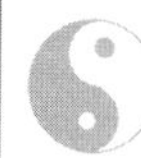

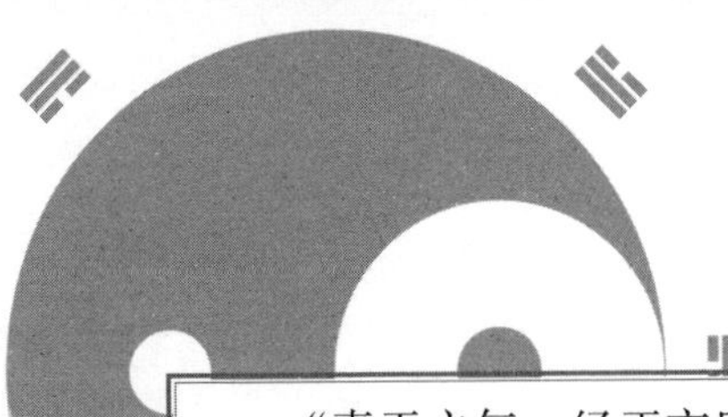

“素天之气，经于亢氐昴毕”：素者，白色也，是说在观察天象时见有素天之金气越过亢氐昴毕四宿之上而下临乙庚方位，故乙庚应为金运。

“玄天之气，经于张翼娄胃”：玄者，黑色也，是说在观察天象时见有玄天之水气越过张翼娄胃四宿之上而下临丙辛方位，故丙辛应为水运。

“所谓戊己分者，奎壁角轸，则天地之门户也”，这是讲天门与地户所在的星宿方位。戊己代表方位，戊为西北，己为东南。奎壁二宿在戊位，角轸二宿在己位。戊位为天门，己位为地户。

关于天门地户之说，历代虽有一些解释，但皆不详尽。一般按方位与四时相配而言，西北为秋冬，是万物闭藏之时，应为地户；东南为春夏，是万物盛长之时，应为天门。那么这里为什么说西北为天门而东南为地户呢？我们体会其涵义有两个方面：一是按古人对天体的视运动规律，当春分二月中之后，月渐就阳道，日躔（躔，有历行之意）壁初，之后则依次而南；至秋分八月中之后，日渐就阴道，日躔由翼末移交于轸，而后依次而北，至春分二月中又复始于奎壁。据此，气候变温，万物冒地而出，皆从日躔壁初开始，因其所在方位为戊分，故称此位为天门；而气候变凉，万物收敛入藏，皆从日躔翼末开始，因其所在方位为己分，故称此位为地户（不以翼末而以角轸为地户者，是因翼末之后即交于轸，则角轸正当其令，故以角轸方位为地户）。二是根据阴极阳生、阳极阴生的阴阳转化规律，奎壁位于西北之星度，而西北配四时为秋冬，冬至一阳生，从此万物萌生于地下而后出冒于地，故称西北乾位为天门；角轸位于东南之星度，而东南配四时为春夏，夏至一阴生，从此万物长极而后收敛入藏，故称东南巽位为地户。

以上十干所化的运，叫做“中运”，盖天气在上，地气在下，而运居天地之气的中间，故谓中运，即《素问·六元正纪大论》

说：“天气不足，地气随之；地气不足，天气随之，运居其中，而常先也。”就是说，天气欲降，则居中的运先降；地气欲升，则居中的运先升。此中运通主一年的岁气，所以又称“大运”、“岁运”。它是以土运、金运、水运、木运、火运的次序逐年递变，正如《素问·天元纪大论》说：“甲己之岁，土运统之；乙庚之岁，金运统之；丙辛之岁，水运统之，丁壬之岁，木运统之；戊癸之岁，火运统之。”例如甲年，则阳土统司全年之运；己年，则阴土统司全年之运。乙年，则阴金统司全年之运；庚年，则阳金统司全年之运。余类推。

由于十干有阴阳之分，而阳为太过，阴为不及，故十干所化之运就有太过和不及之别。但又由于有六气和岁支等的相加，可对一些太过之岁运形成抑制而对不及之岁运形成相助的既非太过又非不及的平气之岁，其具体内容俟后详述。

二、太过不及与平气

（一）太过不及

太过，指主岁之运气旺而有余，如逢甲年、丙年、戊年、庚年、壬年，皆为阳干之运，阳为太过，故其运气太过；不及，是指主岁之运气衰而不足，如逢乙年、丁年、己年、辛年、癸年，皆为阴干之运，阴为不及，故其运气不及。举例来说：

甲己之岁，均为土运主事，但逢六甲年（甲子、甲戌、甲申、甲午、甲辰、甲寅）为土运太过；逢六己年（己巳、己卯、己丑、己亥、己酉、己未）为土运不及。土气太过，则雨湿流行，本气胜也；土气不及，则风乃大行，本气衰而木乃乘之。

丙辛之岁，均为水运主事，但逢六丙年（丙寅、丙子、丙戌、丙申、丙午、丙辰）为水运太过；逢六辛年（辛未、辛巳、辛卯、辛丑、辛亥、辛酉）为水运不及。水运太过，则寒气流

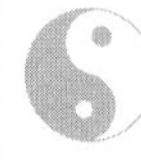

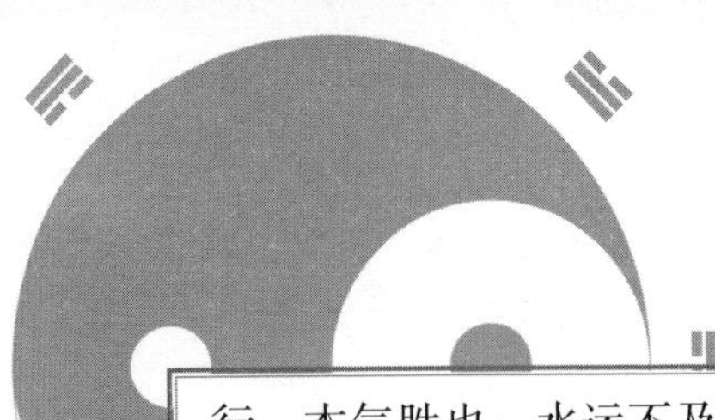

行，本气胜也；水运不及，则湿乃大行，本气衰而土来乘之。

戊癸之岁，均为火运主事，但逢六戊年（戊辰、戊寅、戊子、戊戌、戊申、戊午）为火运太过；逢六癸年（癸酉、癸未、癸巳、癸卯、癸丑、癸亥）为火运不及。火运太过，则炎暑流行，本气胜也；火运不及，则寒乃大行，本气衰而水来乘之。

乙庚之岁，均为金运主事，但逢六庚年（庚午、庚辰、庚寅、庚子、庚戌、庚申）为金运太过；逢六乙年（乙丑、乙亥、乙酉、乙未、乙巳、乙卯）为金运不及。金运太过，则燥气流行，本气胜也；金运不及，则炎火乃行，本气衰而火来乘之。

丁壬之岁，均为木运主事，但逢六壬年（壬申、壬午、壬辰、壬寅、壬子、壬戌）为木运太过；逢六丁年（丁卯、丁丑、丁亥、丁酉、丁未、丁巳）为木运不及。木运太过，则风气流行，本气胜也；木运不及，则燥乃大行，本气衰而金来乘之。

凡属太过之年，时未至而气先至；不及之年，时已至而气未至。如甲、丙、戊、庚、壬太过之年，各运之气都先于大寒节而至；乙、丁、己、辛、癸不及之年，则各运之气都后于大寒节而至。故《素问·气交变大论》说："太过者先天，不及者后天。"《素问·六元正纪大论》亦云："运有余，其先至；运不及，其后至。"都是说明这种情况。

（二）平气

如上所述，岁运有太过和不及。然而，岁运也有既非太过又非不及的所谓平气之岁。此太过、不及和平气三者，称之为"五运三纪"，即《素问·五常政大论》中所谓："三气之纪。"五运中，木运的太过曰发生（气有余则发生），不及曰委和（阳和之气委屈），平气曰敷和（敷布和气）；火运的太过曰赫曦（阳光炎盛），不及曰伏明（阳不彰而光明伏），平气曰升明（阳升而明）；土运的太过曰敦阜（高厚），不及曰卑监（气陷则屈而不化），平气曰备化（土含生万物无所不备不化）；金运的太过曰坚成（坚刚成物），不及曰从革（不及则从火化而变革），平气曰审平（杀伐适中）；水运的太过曰流衍（水满则流溢），不及曰涸流（水少则源流干涸），平气曰静顺（平静柔顺）。

为什么能产生平气呢？平气的产生是运与运、运与岁支、运与气相合，运得其制约或资助，结果形成了运的既非太过又非不及之平气，也就是张景岳《类经图翼》中所说的“运太过而被抑，运不及而得助”之意。

(1) 运与运相合：运与运相合包括当年中运与新运交接之日干相合和时干相合两种。但每年运之交接总是在年前大寒节日，故这里所谓交接之日干或时干是指新运初交的大寒日干或初交时辰的时干。若非交接之日干或时干者，则不能形成抑制或相助而成平气之运。运与交接的日干相合，如：1925年为乙丑年，乙为阴金，金运不及，而初交的大寒日为前一年的十二月初八日，其日干支为庚戌，日干为庚，庚为阳金，金运太过，不及的乙运得太过的庚运相助，则形成了平气。1951年为辛卯年，辛为阴水，水运不及，而初交的大寒日为前一年的十二月二十五日，其日干支为丙寅，日干为丙，丙为阳水，水运太过，不及之辛运得太过之丙运的相助，也形成了平气。1977年为丁巳年，丁为阴木，木运不及，而初交的大寒日为前一年的十二月十二日，其日干支为壬午，日干为壬，壬为阳木，木运太过，不及之丁运得太过的壬运相助，也形成了平气之岁运。

运与交接的时干相合，如：1912年为壬子年，新运交接的时辰为庚寅，其时干为庚，壬为木运太过，庚为金运太过，太过的木运被太过的金运所抑，则形成了平气；1952年为壬辰年，新运交接的时辰也为庚寅，故同样形成了平气。1992年为壬申年，新运交接的时辰也为庚寅，也同样可形成平气。又如1973年为癸丑年，而新运交接之时辰为癸巳，其时干为癸，癸为火运不及，得交接之时的癸火相助，这虽非同气中以阳助阴，但也属同气相

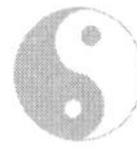

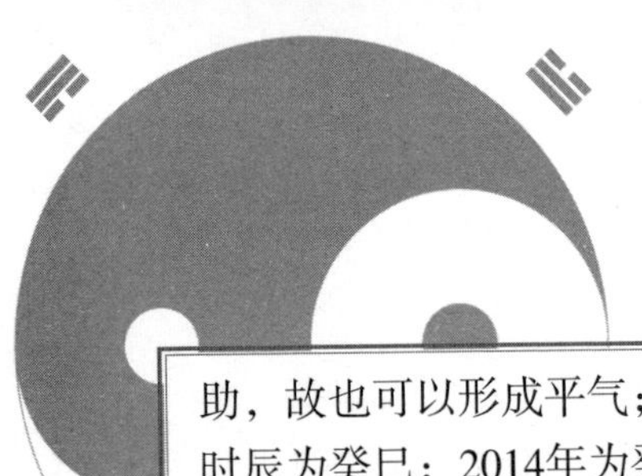

助，故也可以形成平气；同样，1993年为癸酉年，而新运交接之时辰为癸巳；2014年为癸巳年，而新运交接之时辰也为癸巳，此均可形成平气。再如1967年为丁未年，而新运交接的时辰为丁亥，时干为丁，丁为木运不及，但得交接之时的丁木相助，也属同气相助，同样形成了平气；1987年为丁卯年，而新运交接的时辰为丁亥；2007年为丁亥年，而新运交接的时辰为丁亥，也均可形成平气。

以上运与新运初交的日干或时干相合而形成平气，叫做“干德符”。所谓符者，合也。所谓合者，即同气相合，如乙与庚合、丙与辛合、丁与壬合、癸与癸合、丁与丁合等等。然而，这种“干德符”平气之年常不能预期，只能根据当年的年干及其新运交接之日干或时干来依法推算而知。

至于有些书上在产生平气的“干德符”中还包括有甲与己合、戊与癸合，以及运与新运交接的月干相合等提法，经我们就现有资料查对和推算的结果，并无此种实例，尚待进一步证实。其所以没有这种实例的原因，盖凡甲年或己年，其月的干支应起于前一年的十一月为甲子，则十二月为乙丑（一般新运交接的大寒日多在十二月），甲己为土运，乙为金运，不属同气，故非相合。凡戊年或癸年，其月干支应起于前一年的十一月为壬子，则十二月为癸丑，这样，它们只能与癸相合，然而戊为阳火，癸为阴火，若逢戊年，虽能与十二月的月干癸相合，但阳火得阴火之助则更为太过，非平气可言；若逢癸年，则癸虽与十二月的月干癸也可相合而形成平气，可是这种情况只能是同气相助，而非癸与戊合。另外，还有提出以丁亥年与新运交接之日干壬相合作为“干德符”的举例，但经我们查对二百多年的历法，并未找到此例，也待进一步验证。

(2) 运与岁支相合：运与岁支相合是指当年运的天干与岁支方位的五行属性相合，形成同气相助而成为平气。如癸巳年，癸为阴火，主火运不及，而巳为南方之火，火遇火而得助，则可形成平气。这种情况在六十年的甲子中，有六个年份，即乙酉、丁丑、己丑、己未、辛亥、癸巳年。

⑶ 运与气相合：运与气相合是指当年的中运之气与司天之气相合，即太过的中运之气被在上的司天之气所抑而形成了平气。如戊辰年，戊为阳火，主火运太过；辰为太阳寒水之气也太过，水能克火，太过的火运被太过的寒水所抑，则形成了平气。这种情况在六十年的甲子中共有六个年份，即戊辰、戊戌、庚子、庚午、庚寅、庚申年。

三、主　运

主运，就是五运（木运、火运、土运、金运、水运）分主年和各个季节的岁气，它年年如此，固定不变，所以叫主运。主运在一年中分五步运行，是以其相生之次序从木运开始，再火运、再土运、再金运，至水运而终。五运分主一年各个季节的具体时间各占七十三日零五刻，木运（初运）都是从大寒日开始，火运（二运）于春分后十三日交，土运（三运）于芒种后十日交，金运（四运）于处暑后七日交，水运（终运）于立冬后四日交。

要了解主运和客运，还须先弄清楚五音建运、太少相生和五步推运等问题。

（一）五音健运

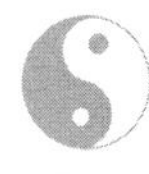

五音是宫、商、角、徵、羽，为土、金、木、火、水五行的声音，即宫为土音、商为金音、角为木音、徵为火音、羽为水音。古代音乐以弦丝多少而分有高与低、长与短、清与浊的不同，宫音弦丝最多，故其音最长、最低、最浊；羽音弦丝最少，故其音最短、最高、最清；商音弦丝次多，故其音次长、次低、次浊；徵音弦丝次少，故其音次短、次高、次清；角音弦丝多少

适中，故其音也介于长短、高低、清浊之间。

关于五音配五行已在前面五行属性归类中作了解释，而五音配五运的解释也与此相同。但是，为了说明五运的太过与不及，故将五音也分为太与少。

五运为十天干所化并有阴阳之分，即甲己属土，甲为阳土、已为阴土；乙庚属金，乙为阴金、庚为阳金；丙辛属水，丙为阳水、辛为阴水；丁壬属木，丁为阴木、壬为阳木；戊癸属火，戊为阳火、癸为阴火。阳为太过，阴为不及。

五音配五运也有太少之别，即宫属土，分太宫与少宫；商属金，分太商与少商；羽属水，分太羽与少羽；角属木，分太角与少角；徵属火，分太徵与少徵。太为太过，少为不及。

天干配五运有阴阳之分，五音配五运有太少之别，而阳与太皆为运太过，阴与少皆为运不及。故天干与五音相配，则天干之阳配五音之太、天干之阴配五音之少，即甲为阳土属太宫而代表土运太过，已为阴土属少宫而代表土运不及；乙为阴金属少商而代表金运不及，庚为阳金属太商而代表金运太过；丙为阳水属太羽而代表水运太过，辛为阴水属少羽而代表水运不及；丁为阴木属少角而代表木运不及，壬为阳木属太角而代表木运太过；戊为阳火属太徵而代表火运太过，癸为阴火属少徵而代表火运不及。此五音配五运并分太与少以说明运的太过与不及，就叫做五音建运。这种五音建运既用于主运，也用于大运和客运上面，其应用规律如表5所示。

（二）太少相生

五音建运并分太与少以说明运的太过与不及，已如上述。这里所说的太少相生就是指这种五音建运中的太与少以五行相生和阴阳变易迭生规律所产生的相生关系。因为，五行和五运相生次序为木生火、火生土、土生金、金生水、水生木，所以五音建运的太少相生次序也与五行和五运的相生次序相同，也是木之后为火、火之后为土、土之后为金、金之后为水、水之后又为木，即角之后为徵、徵之后为宫、宫之后为商、商之后为羽、羽之后又为角。但是它又有太少之分和阴阳变易达生关系，因事物总是在一胜之下必有一负，一负之下必有一胜，《素问·天元纪大论》谓："有余而往，不及随之；不足而往，有余从之。"即张景岳《类经图翼》所说："盖太者属阳，少者属阴，阴以生阳，阳以生阴，一动一静，乃成易道。"所以说，每年不论中运、客运或主运，总是太之后必为少、少之后必为太的相生关系。、

然而，每年的主运总是从角开始，到羽为终，年年如此。主运的太与少是决定于当年的中运，以中运的太过或不及来推知主运初运是太还是少；而每年客运的初运都是以中运为起始，年年在变，其太少应与当年中运的太过或不及相符合。关于主运和客运的运用及其变易规律见表5。现以丙辛水运年为例：丙为阳水，水生木，则是阳水生阴木，而阳水属太羽、阴木属少角，故太羽生少角；木生火，则是阴木生阳火，而阴木属少角、阳火属太徵，故少角生太徵，火生土，则是阳火生阴土，而阳火属太徵、阴土属少宫，故太徵生少宫；土生金，则是阴土生阳金，而阴土属少宫、阳金属太商，故少宫生太商。

辛为阴水，水生木，则是阴水生阳木，而阴水属少羽、阳木属太角，故少羽生太角；木生火，则是阳木生阴火，而阳木属太角、阴火属少徵，故太角生少徵；火生土，则是阴火生阳土，而阴火属少徵、阳土属太宫，故少徵生太宫；土生金，则是阳土生阴金，而阳土属太宫、阴金属少商，故太宫生少商。

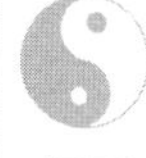

（三）五步推运

运，为每岁的主运，即木运、火运、土运、金运、水运五运。一年中每一运占七十三日零五刻为一步，五运共合三百六十五天零二十五刻，是为五步。每岁主运起于木运，主春令，在音为角；木能生火，故二运为火运，主夏令，在音为徵；火能生

土，故三运为土运，主长夏，在音为宫；土能生金，故四运为金运，主秋令，在音为商；金能生水，故终运为水运，主冬令，在音为羽。

岁运有阳年太过与阴年不及之分，故主运也有太与少之别。从岁运的太过或不及开始，按五行和太少相生的次序逆推，即可定出当年主运的初运是为春木太角还是春木少角，然后再以五行和太少相生的规律顺推，以定出主运的二运、三运、四运、终运的太或少，若主运的初运为太角，则二运为少徵、三运为太宫、四运为少商、终运为太羽；若主运的初运为少角，则二运为太徵、三运为少宫、四运为太商、终运为少羽。一年之主运分五步，这种以每年中运的太过或不及来推定当年主运初运的太与少，再以主运初运的太或少来推定主运的二运、三运、四运、终运的太或少的五步推算法，就叫做五步推运。

关于客运的推算法，则以中运的太过或不及来定出客运初运的太或少，然后也以五行和太少相生的规律顺推五步而终，但必须是从中运开始。

现就主运、客运的具体推算法，举例详述如下：

1984年为甲子年，中运为土运太过，配五音为太宫，则当年客运的初运也为太宫。以五行和太少相生的次序顺推，太宫生少商，则客运的二运为少商；少商生太羽，则客运的三运为太羽；太羽生少角，则客运的四运为少角；少角生太徵，则客运的终运为太徵。再从中运的太宫开始以五行和太少相生的次序逆推，太宫由少徵所生、少徵由太角所生，则知当年主运的初运为太角；然后也以五行和太少相生的次序又顺推，太角生少徵，则当年主运的二运为少徵；少徵生太宫，则主运的三运为太宫；太宫生少商，则主运的四运为少商；少商生太羽，则主运的终运为太羽。

1989年为己巳年，中运为土运不及，配五音为少宫，则当年客运的初运也为少宫。以五行和太少相生的次序顺推，少宫生太商，则客运的二运为太商；太商生少羽，则客运的三运为少羽；少羽生太角，则客运的四运为太角；太角生少徵，则客运的终运为少徵。再从中运少宫开始以五行和太少相生的次序逆推，少宫由太徵所生、太徵由少角所生，则知当年主运的初运为少角；然后也以五行和太少相生的次序又顺推，少角生太徵，则主运的二运为太徵，太徵生少宫，则主运的三运为少宫；少宫生太商，则主运的四运为太商；太商生少羽，则主运的终运为少羽。

1985年为乙丑年，中运为金运不及，配五音为少商，则客运的初运也为少商。以五行和太少相生的次序顺推，少商生太羽，则客运的二运为太羽；太羽生少角，则客运的三运为少角；少角生太徵，则客运的四运为太徵；太徵生少宫，则客运的终运为少宫。再从中运的少商开始以五行和太少相生的次序逆推，少商由太宫所生、太宫由少徵所生、少徵由太角所生，则知当年主运的初运为太角；然后也以五行和太少相生的次序又顺推，太角生少徵，则主运的二运为少徵；少徵生太宫，则主运的三运为太宫；太宫生少商，则主运的四运为少商；少商生太羽，则主运的终运为太羽。

1990年为庚午年，中运为金运太过，配五音为太商，则客运的初运也为太商。以五行和太少相生的次序顺推，太商生少羽，则客运的二运为少羽；少羽生太角，则客运的三运为太角；太角生少徵，则客运的四运为少徵；少徵生太宫，则客运的终运为太宫。再从中运太商开始以五行和太少相生的次序逆推，太商由少宫所生、少宫由太徵所生、太徵由少角所生，则知当年主运的初运为少角；然后也以五行和太少相生的次序又顺推，少角生太徵，则主运的二运为太徵；太徵生少宫，则主运的三运为少宫；少宫生太商，则主运的四运为太商；太商生少羽，则主运的终运为少羽。

1986年丙寅年，中运为水运太过，配五音为太羽，则客运的

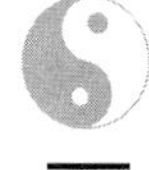

初运也为太羽。以五行和太少相生的次序顺推，太羽生少角，则客运的二运为少角；少角生太徵，则客运的三运为太徵；太徵生少宫，则客运的四运为少宫；少宫生太商，则客运的终运为太商。再从中运太羽开始以五行和太少相生的次序逆推，太羽由少商所生、少商由太宫所生、太宫由少徵所生、少徵由太角所生，则知当年主运的初运为太角；然后也以五行和太少相生的次序又顺推，太角生少徵，则主运的二运为少徵；少徵生太宫，则主运的三运为太宫；太宫生少商，则主运的四运为少商；少商生太羽，则主运的终运为太羽。

1981年为辛酉年，中运为水运不及，配五音为少羽，则客运的初运也为少羽。以五行和太少相生的次序顺推，少羽生太角，则客运的二运为太角；太角生少徵，则客运的三运为少徵；少徵生太宫，则客运的四运为太宫；太宫生少商，则客运的终运为少商。再从中运少羽开始以五行和太少相生的次序逆推，少羽由太商所生、太商由少宫所生、少宫由太徵所生、太徵由少角所生，则知当年主运的初运为少角；然后也以五行和太少相生的次序又顺推，少角生太徵，则主运的二运为太徵；太徵生少宫，则主运的三运为少宫；少宫生太商，则主运的四运为太商；太商生少羽，则主运的终运为少羽。

1987年为丁卯年，中运为木运不及，配五音为少角，则客运的初运也为少角。以五行和太少相生的次序顺推，少角生太徵，则客运的二运为太徵；太徵生少宫，则客运的三运为少宫；少宫生太商，则客运的四运为太商；太商生少羽，则客运的终运为少羽。由于中运为木少角，与每年的主运始于木运相合，故不需再进行逆推，因当年主运的初运就是中运少角；然后也以五行和太少相生的次序又顺推，少角生太徵，则主运的二运为太徵；太徵生少宫，则主运的三运为少宫；少宫生太商，则主运的四运为太商；太商生少羽，则主运的终运为少羽。故本年客运各运的太少与主运各运的太少相符合。

1982年为壬戌年，中运为木运太过，配五音为太角，则当年客运的初运也为太角。以五行和太少相生的次序顺推，太角生少徵，则客运的二运为少徵；少徵生太宫，则客运的三运为太宫；太宫生少商，则客运的四运为少商；少商生太羽，则客运的终运为太羽。由于中运为木太角，与每年主运始于木相合，故不需要再进行逆推，因当年主运的初运就是中运太角；然后以五行和太少相生的次序顺推，太角生少徵，则主运的二运为少徵；少徵生太宫，则主运的三运为太宫；太宫生少商，则主运的四运为少商；少商生太羽，则主运的终运为太羽。故本年客运各运的太少与主运各运的太少也相符合。

1988年为戊辰年，中运为火运太过，配五音为太徵，则当年客运的初运也为太徵。以五行和太少相生的次序顺推，太徵生少宫，则客运的二运为少宫；少宫生太商，则客运的三运为太商；太商生少羽，则客运的四运为少羽；少羽生太角，则客运的终运为太角。再从中运太徵开始以五行和太少相生的次序逆推，太徵由少角所生，则知当年主运的初运为少角；然后也以五行和太少相生次序顺推，少角生太徵，则主运的二运为太徵；太徵生少宫，则主运的三运为少宫；少宫生太商，则主运的四运为太商；太商生少羽，则主运的终运为少羽。

1983年为癸亥年，中运火运不及，配五音为少徵，则当年客运的初运也为少徵。以五行和太少相生的次序顺推，少徵生太宫，则客运的二运为太宫；太宫生少商，则客运的三运为少商；少商生太羽，则客运的四运为太羽；太羽生少角，则客运的终运为少角。再从中运少徵开始以五行和太少相生的次序逆推，少徵由太角所生，则知当年主运的初运为太角；然后也以五行和太少相生的次序顺推，太角生少徵，则主运的二运为少徵；少徵生太宫，则主运的三运为太宫；太宫生少商，则主运的四运为少商；

少商生太羽，则主运的终运为太羽。

以上五步推运中，以中运推客运和主运各步的太或少，其结果见表6。

表6　中运、客运、主运与五音相配运用规律表

中运	五运	土		金		水		木		火	
	年干	甲	己	乙	庚	丙	辛	丁	壬	戊	癸
	五音	太	少	少	太	太	少	少	太	太	少
		宫		商		羽		角		徵	
客运	初运	太宫	少宫	少商	太商	太羽	少羽	少角	太角	太徵	少徵
	二运	少商	太商	太羽	少羽	少角	太角	太徵	少徵	少宫	太宫
	三运	太羽	少羽	少角	太角	太徵	少徵	少宫	太宫	太商	少商
	四运	少角	太角	太徵	少徵	少宫	太宫	太商	少商	少羽	太羽
	终运	太徵	少徵	少宫	太宫	太商	少商	少羽	太羽	太角	少角
主运	初运	太角	少角	太角	少角	太角	少角	少角	太角	少角	太角
	二运	少徵	太徵	少徵	太徵	少徵	太徵	太徵	少徵	太徵	少徵
	三运	太宫	少宫	太宫	少宫	太宫	少宫	少宫	太宫	少宫	太宫
	四运	少商	太商	少商	太商	少商	太商	太商	少商	太商	少商
	终运	太羽	少羽	太羽	少羽	太羽	少羽	少羽	太羽	少羽	太羽

此表是五运的中运、客运、主运与天干的阴阳及五音的太少相配的运转规律，不论任何年份均可应用此表，进行查找或核对。如以1981年辛酉年为例，辛为水运，从表6中的水运辛栏内查知当年中运为水运不及的少羽，其客运的初运也为少羽，二运为太角、三运为少徵、四运为太宫、终运为少商；当年主运的初运为少角、二运为太徵、三运为少宫、四运为太商、终运为少羽。

又如1982年为壬戌年，壬为木运，从表6木运壬栏查知当年中运为木运太过的太角，其客运的初运也为太角，二运为少徵、三运为太宫、四运为少商、终运为太羽；当年主运的初运也为太角，二运为少徵、三运为太宫、四运为少商、终运为太羽。

（四）五运交司时刻

每年主运分五步，即始于初运木，而后二运火、三运土、四运金、终运水。每一运所占日时数，前面虽已叙及，但每一运究竟起于何日何时、终于何日何时？则需进一步确定，以期预测主运客运的常变和异变。现将五运具体交司的时刻分列于表7。

表7　各年主运的五运交司日时表

季节		春	夏	长夏	秋	冬
五运分步		初运木	二运火	三运土	四运金	终运水
交司日		大寒节日	春分后十三日	芒种后十日	处暑后七日	立冬后四日
交司时刻	申、子、辰年	寅初初刻起	寅正一刻起	卯初二刻起	卯正三刻起	辰初四刻起
	巳、酉、丑年	巳初初刻起	巳正一刻起	午初二刻起	午正三刻起	未初四刻起
	寅、午、戌年	申初初刻起	申正一刻起	酉初二刻起	酉正三刻起	戌初四刻起
	亥、卯、未年	亥初初刻起	亥正一刻起	子初二刻起	子正三刻起	丑初四刻起

表7中，有初初刻、初刻和正刻。它是代表一个时辰中前后不同的时刻数。古人曾将一昼夜分为百刻，有十二个时辰，故每一时辰分得八刻二十分（一刻为六十分）。将八刻二十分又分成前后两半，则前四刻前的十分为“初初刻”、前四刻为“初刻”、后四刻前的十分为“正初刻”、后四刻为“正刻”。

表7中有申、子、辰年，巳、酉、丑年，寅、午、戌年，亥、卯、未年。它们代表岁支，有阴阳之分，即申、子、辰、寅、

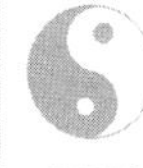

午、戌为阳，巳、酉、丑、亥、卯、未为阴。在年的干支相配中，必然是阳支与阳干相配、阴支与阴干相配。如壬申、甲申、丙申、戊申、庚申年，甲子、丙子、戊子、庚子、壬子年，戊辰、庚辰、壬辰、甲辰、丙辰年等，皆为阳支与阳干相配；己巳、辛巳、癸巳、乙巳、丁巳年，癸酉、乙酉、丁酉、己酉、辛酉年，乙丑、丁丑、己丑、辛丑、癸丑年等，皆为阴支与阴干相配。阳支配阳干，则为阳年；阴支配阴干，则为阴年。

表7中，各年五运的交司在日上是相同的，如初运皆起于大寒日、二运皆起于春分后十三日、三运皆起于芒种后十日、四运皆起于处暑后七日、终运皆起于立冬后四日。但各运在交司时刻上，则稍有差异。

凡逢阳年，初运皆起于阳时；凡逢阴年，初运皆起于阴时。如申年、子年、辰年或寅年、午年、戌年，皆为阳年，其初运皆起于阳时的寅或申；而巳年、酉年、丑年或亥年、卯年、未年，皆为阴年，其初运皆起于阴时的巳或亥。但在阳年中，初运起时又有差异，申、子、辰年起于寅时，而寅、午、戌年起于申时；阴年中，初运起时也有差异，巳、酉、丑年起于巳时，而亥、卯、未年起于亥时。故从中可看出，就其一日中之交司时刻来说，阳年一般较早，阴年较迟；而阳年中，申、子、辰年又较寅、午、戌年稍早，阴年中，巳、酉、丑年较亥、卯、未年稍早；但阴年的巳、酉、丑年又比阳年的寅、午、戌年较早。也就是说，在六个阳年和六个阴年的十二年中，各运所交司的时辰按表中所列的岁支分组，从寅到丑依次而下，与月建次序相吻合。

就每年各运的具体交司时刻而言，初运与二运、三运与四运的时同刻不同，三运、四运比初运、二运错后一个时辰，而终运又比三运四运错后一个时辰。如申、子、辰年，初运与二运皆起寅时，但所起刻数有差异；三运与四运皆起于卯时，但所起刻数也有差异；三运、四运起于卯时，比初运、二运的寅时错后一个时辰；终运起辰时，比三运、四运的卯时又错后一个时辰。其他各年也类同。

若按各年岁支阴阳分组而言，同一运的各年交司之时辰虽有差异而交司之刻数完全相同。如初运，各年交司之时辰虽有寅时、巳时、申时、亥时之差异，但所起刻数皆为初初刻；二运，各年交司之时辰虽有寅时、巳时、申时、亥时之差异，但所起刻数皆为正一刻；三运，各年交司之时辰虽有卯时、午时、酉时、子时之差异，但所起刻数皆为初二刻，等等。

总之，主运的五运交司日时说明了一年五个季节的常令气候的始与终，知此者，方可观其客运的先至或后至，以及早而防之。

四、客　运

客运也分五运，但它与主运的五运不同。主运是指每年五个季节的气候常变，如春温、夏热、长夏湿热、秋凉、冬寒之常变，年年如此。而客运是指每年五个季节的气候异变，如春应温而反寒，则为时已至而气未至；春应温而反热，则为时未至而气先至；等等，它是逐年轮变，十年一周，因其变异之时暂而不居，加客之往来，故叫做客运。

每年的客运也分木运、火运、土运、金运、水运五步，每步也各占七十三日零五刻。客运的各运特点也和五行属性相一致，即木风、火热、土湿、金燥、水寒。

客运的推算方法，已如前述。它是以每年的中运（大运、岁运）为基础的，即中运就是年客运的初运，然后从初运开始再以五行相生的次序顺推而定出客运的二运、三运、四运、终运。例如乙年和庚年，中运为金运，则客运的初运也为金运；金生水，故二运为水运；水生木，故三运为木运；木生火，故四运为火

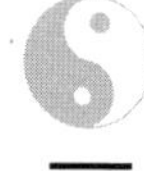

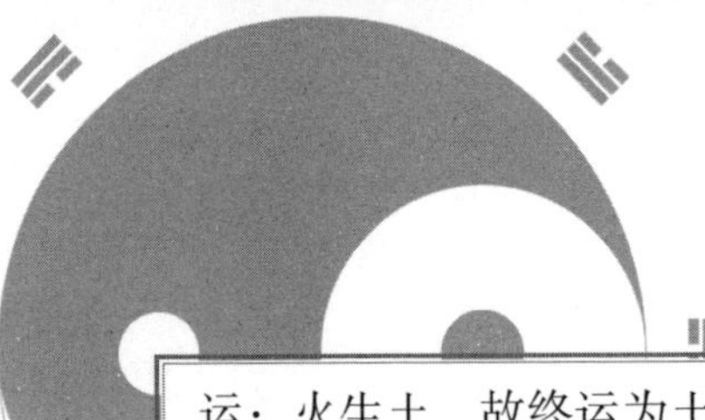

运；火生土，故终运为土运。乙年庚年虽皆为金运，但尚有太过与不及之分，乙年为金运不及，故客运的初运为少商，再以五行和太少相生的规律推出客运的二运为太羽、三运为少角、四运为太徵、终运为少宫；而庚年为金运太过，故这一年客运的初运为太商，再以五行和太少相生的规律推出客运的二运为少羽、三运为太角、四运为少徵、终运为太宫。其他甲己、丙辛、丁壬、戊癸各年客运的具体推算方法和运用规律，可参考前面主运中的五步推运内容及表6。

表6中，丁、壬两个年份的五运，其客运与主运完全相同，而其余八个年份则五运的始与终是随年干的变动而变更，主运与客运并不相同。《素问·六元正纪大论》中，除了在主运的初运角之下注有“初”字、在主运的终运羽之下注有“终”字外，还在丁年和壬年这两个年份中的主运初运少角或太角下注有“正”字，此“正”字即表示了在丁、壬两年中，五运之气是客主相同的，诸如春温、夏热、秋凉、冬寒等，则应时而至，气候一般以主运的常变为主，而客运的异变较小。

从表6中又可看出，壬、癸、甲、乙、丙五年的主运初运皆起于太角，然后从初运开始按五行和太少相生次序再推出其他二运、三运、四运、终运的太或少。如：

逢壬年，主运的初运既定为太角，太角生少徵，则二运为少徵；少徵生太宫，则三运为太宫；太宫生少商，则四运为少商；少商生太羽，则终运为太羽。

逢癸年，主运的初运既定为太角，太角生少徵，则二运为少徵；少徵生太宫，则三运为太宫；太宫生少商，则四运为少商；少商生太羽，则终运为太羽。

其他逢甲年、乙年、丙年，其主运的初运、二运、三运、四运、终运均和以上壬、癸年相同。

以上壬、癸、甲、乙、丙五年，其主运皆以太角为之首，并以此再推出其他各运的太或少，故称此五年为太角壬所统。

若逢丁年，主运的初运既定为少角，少角生太徵，则二运为太徵；太徵生少宫，则三运为少宫；少宫生太商，则四运为太商；太商生少羽，则终运为少羽。

逢戊年，主运的初运既定为少角，少角生太徵，则二运为太徵；太徵生少宫，则三运为少宫；少宫生太商，则四运为太商；太商生少羽，则终运为少羽。

其他逢己年、庚年、辛年，其主运的初运、二运、三运、四运、终运均和以上丁、戊年相同。

以上丁、戊、己、庚、辛五年，其主运皆以少角为之首并以此再推出其他各运的太或少，故称这五年为少角丁所统。

这里所谓“统”，是统领的意思，即一旦初运之首既定，则其他各运以此而依次推定。它正像我们称阴历每年一月为“正”月、阳历每年一月为“元”月一样，其“正”字和“元”字，皆有为首和统领之意。

关于太角壬和少角丁所统问题，是以主运而言的，按理在主运中就应该叙述，那么为什么这里放在客运中才来叙述呢？因为主运初运的太角或少角都是以中运的太过或不及来推定的，而中运属于客运范畴，故将它也可列为客运的内容之一。如丙年，为中运水运太过，配五音为太羽，以五行和太少相生次序逆推，太羽由少商所生、少商由太宫所生，太宫由少徵所生、少徵由太角所生，则当年主运的初运为太角。又如辛年，中运为水运不及，配五音为少羽，以五行和太少相生的次序逆推，少羽由太商所生、太商由少宫所生、少宫由太徵所生、太徵由少角所生，则当年主运的初运为少角。所以，这里必须是先定中运的太过或不及，而后才能以中运的太过或不及再推出主运初运的太或少，进而推出主运的二运、三运、四运和终运的太或少。

上面我们分别叙述了中运（大岁、岁运）、主运和客运。大运主全年气候之变化，每年均变。主运主每年五个季节不同气候的一般变化，年年如此，但由于有太或少之区别，故在其常变中尚有差异，如1981年为辛酉年、1986年为丙寅年，这两年虽然每年主运初运皆为春木角，但1981年的主运初运为少角，而1976年的主运初运却为太角，其他二运、三运、四运、终运在两年之间也同样有所差异，故形成了两年各运之间的气微或气盛之不同。客运主每年五个季节不同气候的特殊变化，年年变更，因为客运由中运所决定，而中运每年均在变，如前面说的1981年为辛酉年，其主运的初运为少角，客运的初运为少羽，由于少羽加于少角之上，则初运春季温和之气带有冬季微寒之象；1988年成为戊辰年，其主运的初运为少角，客运的初运为太徵，由于太徵加于少角之上，则初运春季温和之气反带有夏季炎热之象；其他各运季之气候也可因客主相加而有异变。在中运、主运和客运这三者之间的关系上，以大运为主，因为大运一方面统主全年，另一方面大运又是决定客运和主运的太或少的；其次是客运，因客运主每年各个季节气候的特殊变化；至于主运，则年年如是，但所以提出主运者是因根据主运才可以衡量客运气候之异变，没有一般则没有特殊，没有主则没有客，没有主运则没有客运可言。

用以上中运、主运和客运三者之轮转规律虽对每年的气候可概括地进行分析和测定，但要较为全面而准确地分析和预测各年气候变化及其规律，还须考虑五运分步的客主相合和运与气的相合。运的客主相合规律，可参考表6，将各步的客运与主运相加即得。如甲年，初运的客运太宫与主运太角相合，二运的客运少商与主运少徵相合，三运的客运太羽与主运太宫相合，四运的客运少角与主运少商相合，终运的客运太徵与主运太羽相合。其他各年份，皆类同。

关于六气内容及其运气相合问题，下面还将一一详述。

第四章　六　气

六气就是风、热（暑）、火、湿、燥、寒六种不同气候的总称，它是由天地的阴阳消长和五行迭生而产生的。六气的排列顺序一般习惯上叫风、寒、暑、湿、燥、火，而此处风、热、火、湿、燥、寒的顺序是按五行相生规律排列的，这种排列顺序在《内经》中早有叙述，如《素问·六微旨大论》谓："显明（日出之位曰显明）之右，君火之位也；君火之右，退行一步，相火治之；复行一步，土气治之；复行一步，金气治之；复行一步，水气治之；复行一步，木气治之；复行一步，君火治之。"

五行与六气属同类，但六气在天为无形，五行在地为有形，即：在天为无形之风气，在地为有形之木，风为木之资助，为东方所化；在天为无形之热气，在地为有形之火，热为火之资助，为南方所化；在天为无形之湿气，在地为有形之土，湿为土之资助，为中央所化；在天为无形之燥气，在地为有形之金，燥为金之资助，为西方所化；在天为无形之寒气，在地为有形之水，寒为水之资助，为北方所化。五行为五，六气有六，二者在相配中，为风生木、热生火、湿生土、燥生金、寒生水。然五行之火有二化，一化君火，一化相火；而六气中之暑与火为同类，在运用上此二者又分称为君火与相火。因此，五行与六气合而为五，分而为六，六者为天，五者为地，六五相合，则万物生生不息。

六气在天为无形之气，为人们所能感觉而不易察觉。但它们对自然界（包括一切生物在内）的作用及其所反映的现象，则容易为人们所体察到，这种所反映出来的现象，古人以三阴三阳（厥阴、少阴、太阴、少阳、阳阴、太阳）来代表，以表明风、

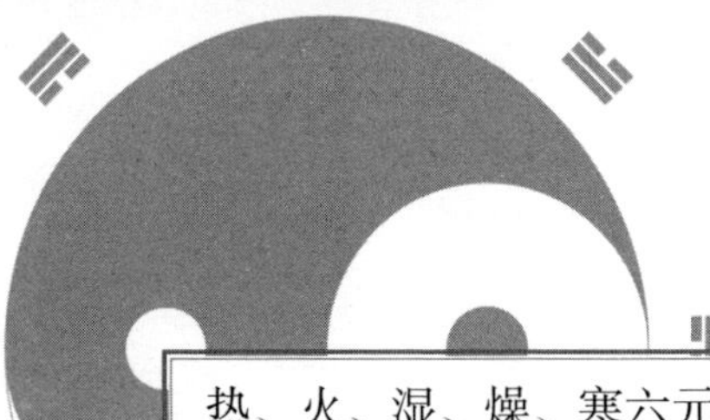

热、火、湿、燥、寒六元之气的以虚化实。故三阴三阳为六气所化（风化厥阴、热化少阴、火化少阳、湿化太阴、燥化阳明、寒化太阳），六气为本，三阴三阳为标。正如《素问·天元纪大论》和《素问·六微旨大论》云："厥阴之上，风气主之；少阴之上，热气主之；太阴之上，湿气主之；少阳之上，相火主之；阳明之上，燥气主之；太阳之上，寒气主之。所谓本也，是谓六元。""……所谓本也，本之下，……气之标也。"因而在运用上就有厥阴风木、少阴君火、太阴湿上、少阳相火、阳明燥金、太阳寒水之配，成为六气的代表名词，若再配以十二地支并结合年、月、日、时和五行、五方，即可作为预测气候异常变化的推算工具。

六气的内容有主气、客气和客主加临三种，主气用以述常，客气用以测变，客主加临用以分析气候的异常和复杂变化。

一、十二支化气

十二支已如前面干支中所述，即子、丑、寅、卯、辰、巳、午、未、申、酉、戌、亥。气，即风气、火气（君火、相火）、湿气、燥气、寒气。十二支配五行，前面干支中已有所陈述，即寅卯属风木、巳午属火热、申酉属燥金、亥子属寒水、辰戌丑未属湿土。但这里讲的十二支化气是指十二支与三阴（一厥阴、二少阴、三太阴）三阳（一少阳、二阳明、三太阳）六气〔风、君火（热）、相火（火）、湿、燥、寒〕相配，是把以上与五行相配的形式变化成另一相配形式，其相配的结果是：子午少阴君火、寅申少阳相火、丑未太阴湿土、卯酉阳明燥金、辰戌太阳寒水、巳亥厥阴风木。这种相配的理由有以下三种解释：

（1）十二地支分阴阳说：它将十二地支的奇数分属为阳为刚，将偶数分属为阴为柔，子、寅、辰、午、申、戌为阳，丑、卯、巳、未、酉、亥为阴。前后阴阳相配，则构成子午、丑未、寅申、卯酉、辰戌、巳亥六对，然后再按十二支所属方位和五行相生的次序排列起来并配以三阴三阳，就成为：子午少阴君火、寅申少阳相火、丑未太阴湿土、卯酉阳明燥金、辰戌太阳寒水、巳亥厥阴风木。

(2) 五气经天化运的干支同属连位说：它是按前面五气经天化运图中天干与地支在方位上的邻近关系变化相配而成。《素问·五运行大论》云："土主甲己，金主乙庚，水主丙辛，木主丁壬，火主戊癸。子午之上，少阴主之；丑未之上，太阴主之；寅申之上，少阳主之；卯酉之上，阳明主之；辰戌之上，太阳主之；巳亥之上，厥阴主之。……丹天之气，经于牛女戊分；黅天之气，经于心尾己分；苍天之气，经于危室柳鬼；素天之气，经于亢氐昴毕；玄天之气，经于张翼娄胃。"此段先叙述了天干化五运，后又讲了地支化六气的三阴三阳所主，最后提出其所化之由来。就我们理解，这里提出的所化之由来不仅指天干化五运，而且也包括了地支化六气的由来。因为，十二支化气也是由五气经天化运图中天干与地支在方位上的同属连位关系所确定的，即：土主甲己，而甲与丑连位，己与未同属，故丑未化为湿土，为太阴所主；金主乙庚，而乙与卯同属，庚与酉同属，故卯酉化为燥金，为阳明所主；水主丙辛，而丙与辰连位，辛与戌同属，故辰戌化为寒水，为太阳所主；木主丁壬，而丁与巳同属，壬与亥同属，故巳亥化为风木，为厥阴所主；火主戊癸，而戊与午连位，癸与子同属，戊与申同属，癸与寅连位，故子午化为君火，寅申化为相火，分别为少阴和少阳所主。

上面所谓"同属"，是指干支二者在五行方位上相一致；"连位"，是指干支二者在五方位置上相邻近。具体来说，天干甲乙属木位东方，丙丁属火位南方，庚辛属金位西方，壬癸属水位北方，戊己属土位中宫；地支寅卯配甲乙属木亦位东方，巳午配丙丁属火亦位南方，申酉配庚辛属金亦位西方，亥子配壬癸属水

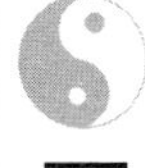

亦位北方，辰戌丑未配戊己属土亦位中宫，辰位东南，未位西南、戌位西北、丑位东北而为四维。故乙卯同属木，丁巳同属火，己未同属土，庚酉同属金，壬癸亥子同属水。甲寅位东方之首，癸丑为北方之尾，故甲丑连位、癸寅连位；丙位南方之首，辰位东方之尾，故丙辰连位；戊己位中宫，在天地为门户、在四时为长夏，南连午、西连申，故戊己午申连位。所以地支化六气之理和天干化五运之由来有相通之处。

(3) 十二支化六气的正对化说：十二地支配五行和方位，如上所述，即寅卯属木位东方，巳午属火位南方，申酉属金位西方，亥子属水位北方，辰戌丑未属土位东南、西北、东北、西南四维而旺于四季。但十二地支化气并非指这种与五行方位相配关系，而是按十二地支在方位上的相对应及其三阴三阳的所主进行相配，这样就配成了子午属少阴君火、寅申属少阳相火、丑未属太阴湿土、卯酉属阳明燥金、辰戌属太阳寒水、巳亥属厥阴风木。其口诀是：子午少阴为君火，丑未太阴临湿土，寅申少阳相火旺，卯酉阳明燥金所，辰戌太阳寒水边，巳亥厥阴风木主。其所以这样相配，认为是正化对化关系，所谓“正化”，是就其方位上或阴阳相生上是产生本气的一方；“对化”，是就其方位来说位于正化之对面而受其作用影响的另一方。其具体解释如下：

如表8，午位于正南方，在月建为五月仲夏，火旺于夏，而南方正是火之本位，故君火生于午，为正化；子位于正北方，在月建为十一月仲冬，与南方之午位正遥遥相对，受午的作用影响，故子为午所对化，所以子午属少阴君火。寅位东方之首，在月建为正月孟春，木旺于春，而木能生火，故相火生于寅，为正化；申位于西方之首属金，在月建为七月孟秋，与东方木之寅位正遥遥相对，火生于木，火能克金，申受寅的作用影响，故申为寅所对化，所以寅申属少阳相火。未位于南方之位，在月建为六月长夏，土旺于长夏，故湿土生于未，为正化；丑位于北方之尾，在月建为十二月为季冬，与西南方的未正遥遥相对，丑受未的作用影响，故丑为未所对化，所以丑未属太阴湿土。酉位于正西方，在月建为八月仲秋，金旺于秋，而西方正是金之本位，故燥金生于酉，为正化；卯位于正东方属木，在月建为二月仲春，与西方的酉位正遥遥相对，金本克木，卯受酉的作用影响，故卯为酉所对化，所以卯酉属阳明燥金。戌位于西方之尾，在月建为九月季秋，金旺于秋，而金能生水，故水生于戌，为正化；辰位于东方之尾属土，在月建为三月季春，与西北的戌位正遥遥相对，辰受戌的作用影响，故辰为戌所对化，所以辰戌属太阳寒水。亥位于北方之首，在月建为十月孟冬，水旺于冬，而水能生木，故木生于亥，为正化；巳位于南方之首，在月建为四月孟夏，与北方的亥位正遥遥相对，巳受亥的作用影响，故为亥所对化，所以巳亥属厥阴风木。

表8　十二支化气的正对化表

十二地支	午	子	寅	申	未	丑	酉	卯	戌	辰	亥	巳
三阴三阳	少阴		少阳		太阴		阳明		太阳		厥阴	
六气	君火		相火		湿		燥		寒		风	
正对化	正化	对化	正化	对化	正化	对化	正化	对化	正化	对化	正化	对化
月建	五月	十一月	正月	七月	六月	十二月	八月	二月	九月	三月	十月	四月
四时	仲夏	仲冬	孟春	孟秋	季夏	季冬	仲秋	仲春	季秋	季春	孟冬	孟夏
方位对应	南	北	东头	西头	南尾	北尾	西	东	东尾	西尾	北头	南头

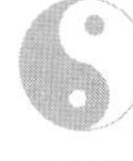

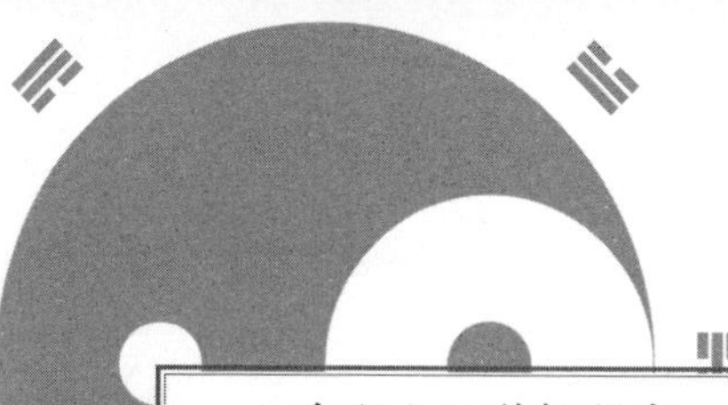

在以上三种解释中，我们认为第三种解释较为合理。对其正化对化之理由，在这里略加以补充：

子午少阴君火。午位于南方属火属阳，子位北方属水属阴，水火相济，阴从阳化，故子从午化。

丑未太阴湿土。丑未同属太阴湿土，同气从化。但辰戌丑未皆属土，不言辰戌丑未而言丑未者，以其丑位于北方之尾为万物初生之时，未位于南方之尾为万物入藏之时，万物出藏均不离丑未之土。

卯酉阳明燥金。酉位于西方属金，卯位于东方属木，在五行相克中，金克木，故卯木从其所不胜的酉金化。

另外，上面正对化之理，我们认为还可用五行的孤虚旺相之意来加以解释。六气的主要内容分主气、客气和客主加临三种，现分述如下。

二、主　气

主气，即主时之气，它和主运一样也是指每年各个季节气候的一般常规变化，年年如此，固定不变，所以叫做主气。主气是风、热（君火）、火（相火）、湿、燥、寒六气，一年分为六步，每气各主一步，这样就形成了春、夏、秋、冬四季中的六个不同气候的显著变化，年年如是。其排列次序，也是按五行相生依次而列。各气分主的每一步的气候特点，也是和它相关的五行属性相一致，如这一步是湿气所主，则气候表现为土的特点，余类推。

一年中，按照气候变化的特点分为二十四个节气，这就是大寒、立春、雨水、惊蛰、春分、清明、谷雨、立夏、小满、芒种、夏至、小暑、大暑、立秋、处暑、白露、秋分、寒露、霜降、立冬、小雪、大雪、冬至、小寒。每一个节气为十五天多一点，每气所主的每一步包括四个节气为六十天又八十七刻半（一昼夜为百刻，一刻为十分），一年共六步二十四个节气，为三百六十五天又二十五刻。

每年六气分主六步，从春开始，春属厥阴风木，故以厥阴风木为初之气；木生火，故以少阴君火为二之气；君火与相火属同类，同气相随，故以少阳相火为三之气；火生土，故以太阴湿土为四之气；土生金，故以阳明燥金为五之气；金生水，故以太阳寒水为终之气。此六步主气的推移顺序，已如前面引用过的《素问·六微旨大论》所言："显明之右，君火之位也；君火之右，退行一步，相火治之；复行一步，土气治之；复行一步，金气治之；复行一步，水气治之；复行一步，木气治之；复行一步，君火治之。"

这里"显明之右，君火之位也"。"显明"者，日出光被四表曰显明，为日出之所，位于东方；"右"者，由东而南而西行则为右，"显明之右"，指斗建卯中至巳中，位于东南方，即自东方右移至东南方位，乃春分后六十日有奇，主六步中的二之气，此为君火治令之位。

"君火之右，退行一步，相火治之"，谓退于君火之右一步，即自东南位退居南方之位，指斗建巳中至未中，主六气中的三之气，乃小满后六十日有奇，此相火治令之位（退行一步的"退"，言少阴为君火，少阳为相火，古代相对君为面向君而退行）。

"复行一步，土气治之"，谓从相火之位，又向右移行一步，即由南方移行于南西方位，指斗建未中至酉中，从大暑前开始六十日有奇，主六步中的四之气，此为湿土治令之位。

"复行一步，金气治之"，谓从土气之位又向右移行一步，即由南西移行于西北位，指斗建酉中至亥中，从秋分前夕开始六十日有奇，主六步中的五之气，此为燥金治令之位。

"复行一步，水气治之"，谓从燥金之位又向右移行一步，即由西北移行于北方位，指斗建亥中至丑中，从小雪前夕开始六十

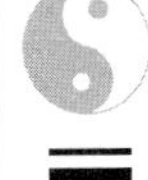

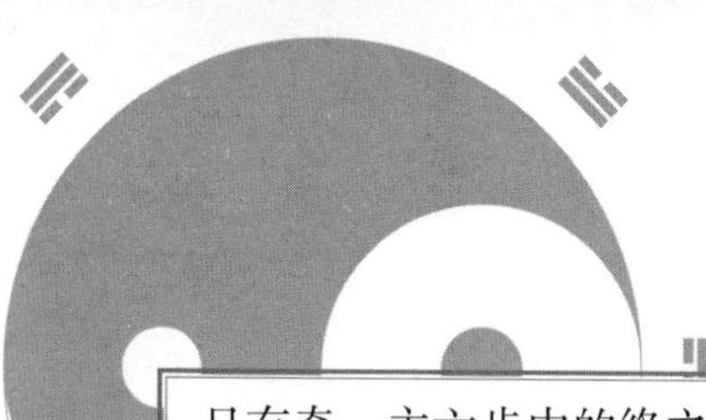

日有奇，主六步中的终之气，此为寒水治令之位。

“复行一步，木气治之”，谓从水气之位又向右移行一步，即由北方移行于北东位，指斗建丑中至卯中，乃大寒日后六十日有奇，主六步中的初之气，此为风木治令之位（在方位上，北为冬，东为春，北东为北方之尾而为东方之首；在时令上，北东为冬之末而为春之始。因初气始于大寒日，而大寒日节气位于冬之末，故初之气处于北东方）。

“复行一步，君火治之”，谓自风木之位向右又移行于显明之右的君火之位，形成主气的六步一周。

六气分主六步及其所主节气，如表9所列，即初气从大寒节开始，经立春、雨水、惊蛰，至春分后；二气从春分后开始，经清明、谷雨、立夏，至小满后；三气从小满后开始，经芒种、夏至、小暑，至大暑前；四气从大暑前，经立秋、处暑、白露，至秋分前；五气从秋分前，经寒露、霜降、立冬，至小雪前；终气从小雪前，经大雪、冬至、小寒，至大寒节日。

表9　六气六步分主节气表

六气六步	初气	二气	三气	四气	五气	终气
三阴三阳	厥阴风木	少阴君火	少阳相火	太阴湿土	阳明燥金	太阳寒水
节气	大寒 立春 雨水 惊蛰 春分	清明 谷雨 立夏 小满	芒种 夏至 小暑	大暑 立秋 处暑 白露	秋分 寒露 霜降 立冬	小雪 大雪 冬至 小寒 大寒

关于六步的交接时间，由于每年有大月、小月和闰月等的差异，故在日期上没有准确的时间，即使在19年7个闰月的一个小周期之后，各步交接的日期与前19年相比，仍然有所差异。所以，六步的具体交接日期必须以前一年和当年大寒节日为准，然后再按一个节气和每一步所占的日数与时刻数进行推算来确定。然而，每年六步的交接时刻尚有一定规律可循，因为它是以漏下百刻来计算的，每步有六十天又八十七刻半，一年六步则为三百

六十五天又二十五刻，积四个二十五刻则又合为一天，故在时刻上形成了四年为一周期，周而复始。其具体交接时刻列于表10，并举例说明之。

1981年辛酉年：

初气，始于前一年的十二月十五日大寒节水下二十六刻，终于二月十七日水下十二刻半。

二气，始于二月十七日水下十二刻六分，终于四月十八日水下百刻。

三气，始于四月十九日水下一刻，终于六月二十日水下八十七刻半。

四气，始于六月二十日水下八十七刻六分，终于八月二十三日水下七十五刻。

五气，始于八月二十三日水下七十六刻，终于十月二十四日水下六十二刻半。

终气，始于十月二十四日水下六十二刻六分，终于十二月二十六日大寒节水下五十刻。

1982年壬戌年：

初气，始于前一年十二月二十六日大寒节水下五十一刻，终于二月二十七日水下三十七刻半。

二气，始于二月二十七日水下三十七刻六分，终于四月二十九日水下二十五刻。

三气，始于四月二十九日水下二十六刻，终于六月初二日水下十二刻半。

四气，始于六月初二日水下十二刻六分，终于八月初四日水下百刻。

五气，始于八月初五日水下一刻，终于十月初六日水下八十七刻半。

终气，始于十月初六日水下八十七刻六分，终于十二月初七

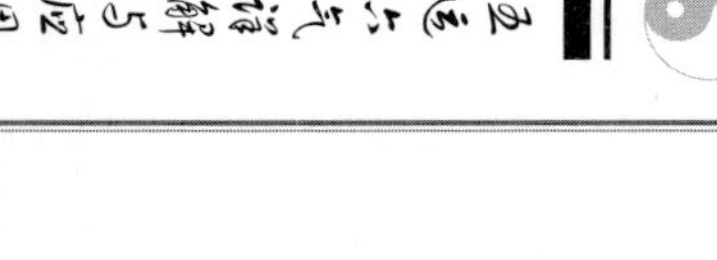

表10　六气六步交接时刻表

六气六步		初气		二气		三气		四气		五气		终气	
		始	终	始	终	始	终	始	终	始	终	始	终
甲子辰年	水下刻数	一刻	八十七刻半	八十七刻六分	七十五刻	七十六刻	六十二刻半	六十二刻六分	五十刻	五十一刻	三十七刻半	三十七刻六分	二十五刻
	时辰刻数	寅初初刻	子初四刻	子正初刻	戌正四刻	亥初初刻	酉初四刻	酉正初刻	未正四刻	申初初刻	午初四刻	午正初刻	辰正四刻
巳酉丑年	水下刻数	二十六刻	十二刻半	十二刻六分	百刻	一刻	八十七刻半	八十七刻六分	七十五刻	七十六刻	六十二刻半	六十二刻六分	五十刻
	时辰刻数	巳初初刻	卯初四刻	卯正初刻	丑正四刻	寅初初刻	子初四刻	子正初刻	戌正四刻	亥初初刻	酉初四刻	酉正初刻	未正四刻
寅午戌年	水下刻数	五十一刻	三十七刻半	三十七刻六分	二十五刻	二十六刻	十二刻半	十二刻六分	百刻	一刻	八十七刻半	八十七刻六分	七十五刻
	时辰刻数	申初初刻	午初四刻	午正初刻	辰正四刻	巳初初刻	卯初四刻	卯正初刻	丑正四刻	寅初初刻	子初四刻	子正初刻	戌正四刻
亥卯未年	水下刻数	七十六刻	六十二刻半	六十二刻六分	五十刻	五十一刻	三十七刻半	三十七刻六分	二十五刻	二十六刻	十二刻半	十二刻六分	百刻
	时辰刻数	亥初初刻	酉初四刻	酉正初刻	未正四刻	申初初刻	午初四刻	午正初刻	辰正四刻	巳初初刻	卯初四刻	卯正初刻	丑正四刻

日大寒节水下七十五刻。

1983年癸亥年：

初气，始于前一年的十二月初七日大寒节水下七十六刻，终于二月初八日水下六十二刻半。

二气，始于二月初八日水下六十二刻六分，终于四月初十日水下五十刻。

三气，始于四月初十日水下五十一刻，终于六月十三日水下三十七刻半。

四气，始于六月十三日水下三十七刻六分，终于八月十五日水下二十五刻。

五气，始于八月十五日水下二十六刻，终于十月十七日水下十二刻半。

终气，始于十月十七日水下十二刻六分，终于十二月十八日大寒节水下百刻。

1984年甲子年：

初气，始于前一年的十二月十九日大寒节水下一刻，终于二月十九日水下八十七刻半。

二气，始于二月十九日水下八十七刻六分，终于四月二十一日水下七十五刻。

三气，始于四月二十一日水下七十六刻。终于六月二十三日水下六十二刻半。

四气，始于六月二十三日水下六十二刻六分，终于八月二十五日水下五十刻。

五气，始于八月二十五日水下五十一刻，终于十月二十八日水下三十七刻半。

终气，始于十月二十八日水下三十七刻六分，终于十一月三十日大寒节水下二十五刻。

1985年乙丑年：

初气，始于前一年的十一月三十日大寒节水下二十六刻，终于二月初二日水下十二刻半。

二气，始于二月初二日水下十二刻六分，终于四月初二日水下百刻。

三气，始于四月三日水下一刻，终于六月初四日水下八十七刻半。

四气，始于六月初四日水下八十七刻六分，终于八月初六日水下七十五刻。

五气，始于八月初六日水下七十六刻，终于十月初九日水下六十二刻半。

终气，始于十月初九日水下六十二刻六分，终于十二月十一日大寒节水下五十刻。

1986年丙寅年：

初气，始于前一年的十二月十一日大寒节水下五十一刻，终于二月十三日水下三十七刻半。

二气，始于二月十三日水下三十七刻六分，终于四月十四日水下二十五刻。

三气，始于四月十四日水下二十六刻，终于六月十六日水下十二刻半。

四气，始于六月十六日水下十二刻六分，终于八月十七日水下百刻。

五气，始于八月十八日水下一刻，终于十月十九日水下八十七刻半。

终气，始于十月十九日水下八十七刻六分，终于十二月二十一日大寒节水下七十五刻。

1987年丁卯年：

初气，始于前一年的十二月二十一日大寒节水下七十六刻，终于二月二十三日水下六十二刻半。

二气，始于二月二十三日水下六十二刻六分，终于四月二十五日水下五十刻。

三气，始于四月二十五日水下五十一刻，终于六月二十七日水下三十七刻半。

四气，始于六月二十七日水下三十七刻六分，终于七月二十九日水下二十五刻。

五气，始于七月二十九日水下二十六刻，终于十月初一日水下十二刻半。

终气，始于十月初一日水下十二刻六分，终于十二月初二日大寒节水下百刻。

1988年戊辰年：

初气，始于前一年的十二月初三日大寒节水下一刻，终于二月初四日水下八十七刻半。

二气，始于二月初四日水下八十七刻六分，终于四月初六日水下七十五刻。

三气，始于四月初六日水下七十六刻，终于六月初八日水下六十二刻半。

四气，始于六月初八日水下六十二刻六分，终于八月初十日水下五十刻。

五气，始于八月初十日水下五十一刻，终于十月十二日水下三十七刻半。

终气，始于十月十二日水下三十七刻六分，终于十二月十三日大寒节水下二十五刻。

1989年己巳年：

初气，始于前一年的十二月十三日大寒节水下二十六刻，终于二月十五日水下十二刻半。

二气，始于二月十五日水下十二刻六分，终于四月十七日水下百刻。

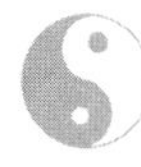

三气，始于四月十八日水下一刻，终于六月十九日水下八十七刻半。

四气，始于六月十九日水下八十七刻六分，终于八月二十一日水下七十五刻。

五气，始于八月二十一日水下七十六刻，终于十月二十三日水下六十二刻半。

终气，始于十月二十三日水下六十二刻六分，终于十二月二十四日大寒节水下五十刻。

1990年庚午年：

初气，始于前一年的十二月二十四日大寒节水下五十一刻，终于二月二十六日水下三十七刻半。

二气，始于二月二十六日水下三十七刻六分，终于四月二十八日水下二十五刻。

三气，始于四月二十八日水下二十六刻，终于六月初一日水下十二刻半。

四气，始于六月初一日水下十二刻六分，终于八月初二日水下百刻。

五气，始于八月初三日水下一刻，终于十月初四日水下八十七刻半。

终气，始于十月初四日水下八十七刻六分，终于十二月初五日大寒节水下七十五刻。

1991年辛未年：

初气，始于前一年的十二月初五日大寒节水下七十六刻，终于二月初七日水下六十二刻半。

二气，始于二月初七日水下六十二刻六分，终于四月初九日水下五十刻。

三气，始于四月初九日水下五十一刻，终于六月十一日水下三十七刻半。

四气，始于六月十一日水下三十七刻六分，终于八月十四日水下二十五刻。

五气，始于八月十四日水下二十六刻，终于十月十六日水下十二刻半。

终气，始于十月十六日水下十二刻六分，终于十二月十六日大寒节水下百刻。

1992年壬申年：

初气，始于前一年的十二月十七日大寒节水下一刻，终于二月十八日水下八十七刻半。

二气，始于二月十八日水下八十七刻六分，终于四月十九日水下七十五刻。

三气，始于四月十九日水下七十六刻，终于六月二十二日水下六十二刻半。

四气，始于六月二十二日水下六十二刻六分，终于八月二十四日水下五十刻。

五气，始于八月二十四日水下五十一刻，终于十月二十六日水下三十七刻半。

终气，始于十月二十六日水下三十七刻六分，终于十二月二十八日大寒节水下二十五刻。

1962年壬寅年：

初气，始于前一年的十二月十五日大寒节水下五十一刻，终于二月十七日水下三十七刻半。

二气，始于二月十七日水下三十七刻六分，终于四月十九日水下二十五刻。

三气，始于四月十九日水下二十六刻，终于六月二十一日水下十二刻半。

四气，始于六月二十一日水下十二刻六分，终于八月二十二日水下百刻。

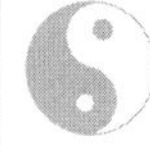

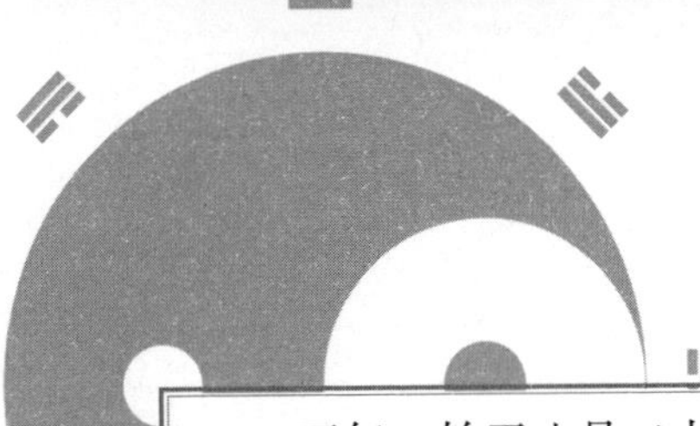

五气，始于八月二十三日水下一刻，终于十月二十四日水下八十七刻半。

终气，始于十月二十四日八十七刻六分，终于十二月二十五日大寒节水下七十五刻。

1963年癸卯年：

初气，始于前一年的十二月二十五日大寒节水下七十六刻，终于二月二十八日水下六十二刻半。

二气，始于二月二十八日水下六十二刻六分，终于闰四月初一日水下五十刻。

三气，始于闰四月初一日水下五十一刻，终于六月初三日水下三十七刻半。

四气，始于六月初三日水下三十七刻六分，终于八月初五日水下二十五刻。

五气，始于八月初五日水下二十六刻，终于十月初七日水下十二刻半。

终气，始于十月初七日水下十二刻六分，终于十二月初六日大寒节水下百刻。

1964年甲辰年：

初气，始于前一年的十二月初七日大寒节水下一刻，终于二月初九日水下八十七刻半。

二气，始于二月初九日水下八十七刻六分，终于四月十一日水下七十五刻。

三气，始于四月十一日水下七十六刻，终于六月十四日水下六十二刻半。

四气，始于六月十四日水下六十二刻六分，终于八月十六日水下五十刻。

五气，始于八月十六日水下五十一刻，终于十月十八日水下三十七刻半。

终气，始于十月十八日水下三十七刻六分，终于十二月十八日大寒节水下二十五刻。

从上面表10和1981年辛酉年至1992年壬申年共12年的例举中看出，各年六步交司始终的日期均不相同，但在六步交司始终的水下和时辰刻数上有其一定规律。如例举中的1981年辛酉年、1985年乙丑年和1989年己巳年，这三年的初气均始于水下二十六刻（巳初初刻），均终于水下十二刻半（卯初四刻）；二气均始于水下十二刻六分（卯正初刻），均终于水下百刻（丑正四刻）；三气均始于水下一刻（寅初初刻），均终于水下八十七刻半（子初四刻）；四气均始于水下八十七刻六分（子正初刻），均终于水下七十五刻（戌正四刻）；五气均始于水下七十六刻（亥初初刻），均终于水下六十二刻半（酉初四刻）；终气均始于水下六十二刻六分（酉正初刻），均终于水下五十刻（未正四刻）。又1982年壬戌年、1986年丙寅年和1990年庚午年，这三年的初气、二气、三气、四气、五气和终气始终的水下和时辰刻数也均相同。再如1983年癸亥年、1987年丁卯年和1991年辛未年，这三年的初气、二气、三气、四气、五气和终气的始终的水下和时辰数也均相同。再如1984年甲子年、1988年戊辰年和1992年壬申年，这三年的初气、二气、三气、四气、五气和终气的始终的水下和时辰刻数也均相同。故可看出，凡逢申年、子年和辰年，逢巳年、酉年和丑年，逢寅年、午年和戌年，逢亥年、卯年和未年，其三年的六气六步的起始与终末的水下刻数和时辰刻数均相同，此即张景岳《类经图翼》中所言："岁气三合会同。"

上述申子辰、巳酉丑、寅午戌、亥卯未，是按各年六步交司始终的水下和时辰刻数的相同将年份的十二支分成四组。但在六十年的甲子周期中，十二地支从子到亥是依次排列、周而复始的；而六步的交司始终的水下和时辰刻数永远是逐年衔接，四年为一周期，也是周而复始的。如上面例举中的1984年甲子年，初

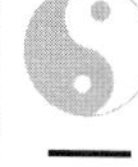

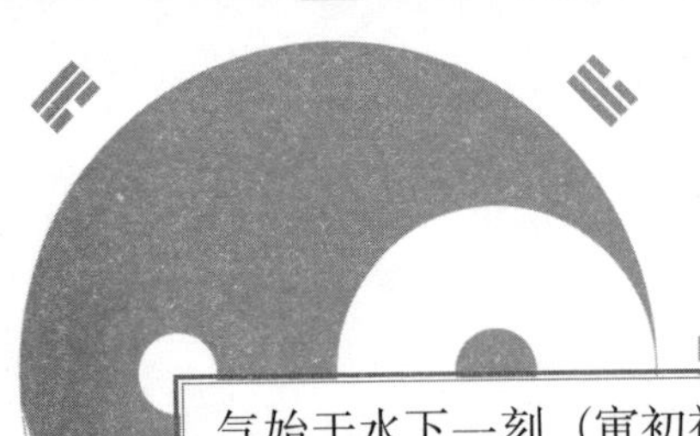

气始于水下一刻（寅初初刻），终气终于水下二十五刻（辰正四刻）；1985年乙丑年，初气始于水下二十六刻（巳初初刻），终气终于水下五十刻（未正四刻）；1986年丙寅年，初气始于水下五十一刻（申初初刻），终气终于水下七十五刻（戌正四刻）；1987年丁卯年，初气始于水下七十六刻（亥初初刻），终气终于水下百刻（丑正四刻）；到1988年戊辰年，则初气又复始于水下一刻（寅初初刻），而终气又复终于水下二十五刻（辰正四刻）。这样，在各年六步交司始终的水下和时辰刻数上，形成了四年一个周期，周而复始。此正如《素问·六微旨大论》中所说的："甲子之岁，初之气，天数始于水下一刻，终于八十七刻半；二之气，始于八十七刻六分，终于七十五刻；三之气，始于七十六刻，终于六十二刻半；四之气，始于六十二刻六分，终于五十刻；五之气，始于五十一刻，终于三十七刻半；六之气，始于三十七刻六分，终于二十五刻，所谓初六天之数也。乙丑之岁，初之气，天数始于二十六刻，终于一十二刻半；二之气，始于一十二刻六分，终于水下百刻；三之气，始于一刻，终于八十七刻半；四之气，始于八十七刻六分，终于七十五刻；五之气，始于七十六刻，终于六十二刻半；六之气，始于六十二刻六分，终于五十刻，所谓六二天之数也。丙寅之岁，初之气，天数始于五十一刻，终于三十七刻半；二之气，始于三十七刻六分；终于二十五刻；三之气，始于二十六刻，终于一十二刻半；四之气，始于一十二刻六分，终于水下百刻；五之气，始于一刻，终于八十七刻半；六之气，始于八十七刻六分，终于七十五刻，所谓六三天之数也。丁卯之岁，初之气，天数始于七十六刻，终于六十二刻半；二之气，始于六十二刻六分，终于五十刻；三之气，始于五十一刻，终于三十七刻半；四之气，始于三十七刻六分，终于二十五刻；五之气，始于二十六刻，终于一十二刻半；六之气，始于一十二刻六分，终于水下百刻，所谓六四天之数也。次戊辰之岁，初之气，复始于一刻，常如是无已，周而复始。……日行一周，天气始于一刻；日行再周，天气始于二十六刻；日行三周，天气始于五十一刻；日行四周，天气始于七十六刻；日行五周，天气复始于一刻，所谓一纪也。是故寅、午、戌，岁气会同；卯、未、亥，岁气会同；辰、申、子，岁气会同；巳、酉、丑，岁气会同，终而复始。”

这里所提的“水下刻数”和“时辰刻数”，二者并不相同。水下刻数是古人计时以水下百刻为一昼夜，从寅时算起，至丑时为止，其一刻又可分为十分，故所言“半”者，为一刻的二分之一，即五分也，所以在半之后必始于六分。而时辰刻数是以十二个时辰(寅、卯、辰、巳、午、未、申、酉、戌、亥、子、丑)为一昼夜,也是始于寅而终于丑,每一个时辰又分得八刻二十分,但它的一刻是分为六十分的(与水下百刻的一刻分为十分者不同)。

关于六步的交司始终日期和时刻数，我们除查对和推算了上面例举的12年外，又查对和推算了19年7个闰月的一个周期之前的1962年壬寅年、1963年癸卯年和1964年甲辰年这三年的六步交司始终的日期。经前后对比，从中看出，19年的前后两年各步交司始终的日期仍然不尽相同。而且，即使每步开始与终末之节气的前或后以及天数上各年也有差异。例如：按前人所说，一般初之气是从大寒节开始，至春分前夕；二之气从春分起始，至小满前夕。经我们查对推算，实际上初之气从大寒节始，至春分后；二之气从春分后开始，至小满后，这样才能够一步的六十天又八十七刻半之数。至于其他三之气、四之气、五之气、六之气，前人也曾提出分别终于大暑、秋分、小雪、大寒之前夕，经查对，实际上并非我们一般所理解的前一天的前夕，而是有的是前一天，有的是前两或前三天之多。正因为如此，我们于表9中把初之气的终线划在了“春分”之偏右的上端，二之气的终线划在了“小满”之偏右的上端；而三之气、四之气和五之气的终线则分

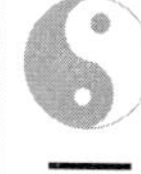

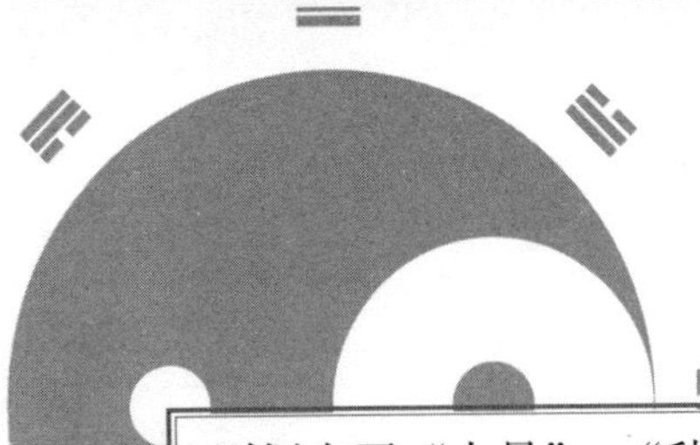

别划在了“大暑”、“秋分”和“小雪”的偏左之上端，终之气的终线则划在了“大寒”之顶中，这样以较明确地表示出每一步的分主节气及其始终的前后差异。

三、客　气

客气，即天气，是指全年气候上的异常变化。这种异常变化，也有一定规律可寻，但由于它年年都有变化，如客之往来无常，好像客人一样，所以叫做客气。客气之所以异常，是因客气者，属于天气，与主气者属于地气不同，天为阳主动，动而不息，岁岁变易。

客气和主气一样，也分风、热、湿、火、燥、寒六种，其属性也与五行属性相同。但此六者在排列次序上与主气的排列不尽相同，因主气属地，在地为形，故其排列次序是以五行相生依次而列，即风、热、火、湿、燥、寒，它们静而守位，年年如此；而客气属天，在天为气，气又有少多，故其排列次序是以阴阳之气的少多来排列，即厥阴风木为一阴为首，少阴君火为二阴次之，太阴湿土为三阴又次之，阴之尽则阳之始，故少阳相火为一阳又次之，阳明燥金为二阳又次之，太阳寒水为三阳又次之，此为客气三阴三阳六气之序。

客气的三阴三阳在运用上是以十二地支为工具来推算的，二者的相配在前面十二支化气一节中已有详述。客气既主全年的气候异常变化，又分主每年六步的气候异常变化，其变化规律是六气六年一转、地支十二年一转，周而复始，循环不息。所以客气六步的先后次序年年在转移，是由司天在泉所决定，而司天在泉又各有南政和北政之分，下面分述之。

（一）司天在泉

司天在泉，指客气而言，为每年岁气主事者之通称。以三阴三阳配六气来主当年岁气者，为司天，在上；与司天相对者，为在泉，在下。司天在泉在每年客气的六步中又各主一步，司天为第三步，在泉为第六步；同时，司天在泉还主全年岁气，司天主上半年，在泉主下半年，即《素问·六元正纪大论》云："岁半之前，天气主之；岁半之后，地气主之。"又《素问·至真要大论》云："初气终三气，天气主之，……四气尽终气，地气主之。"此均言其上半年为司天之气所主，下半年为在泉之气所主。

客气与主气一样也分六步，即司天、在泉、司天的左间、司天的右间、在泉的左间、在泉的右间，一般把前二者叫"司天在泉"，把后四者叫做"四间气"，如《素问·至真要大论》中所说："间气者何谓？岐伯曰：司左右者，是谓间气也。……主岁者纪岁，间气者纪步也。"此六步在每年的排列次序上，决定于当年的司天在泉，因为司天之对面总是在泉，而每年客气的初气（第一步）总是始于在泉的左间，二气（第二步）为司天的右间，三气（第三步）即为司天，四气（第四步）为司天的左间，五气（第五步）为在泉的右间，终气（第六步）为在泉。此六步于一年中依次而移，每步各占约六十日又八十七刻半，如表10。即《素问·六微旨大论》中所讲的："所谓步者，六十度而有奇。"此六步的三阴三阳之气逐年依次轮转，周而不息，如表11、12、13。

表11　司天在泉左右间气依次轮转值年表

少阳（右间）↑ →	阳明（司天） →	太阳（左间）↓
太阴（左间） ←	少阴（在泉） ←	厥阴（右间）

表11中，包括了司天和在泉及其左右间气的轮流纪岁和纪步，其箭头表示逐年轮转而互为司天、在泉和左右间。如1981年

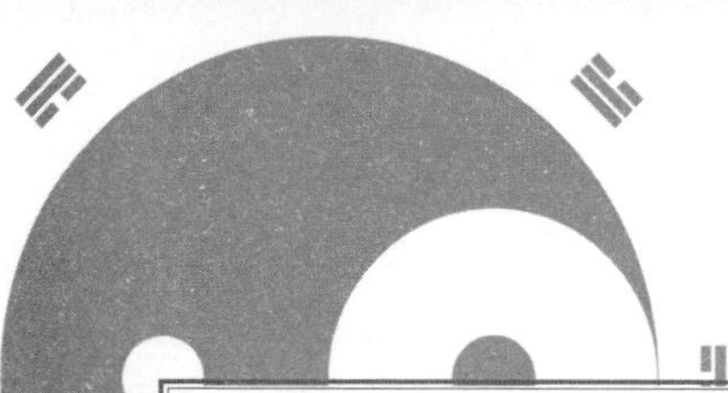

表12　三阴三阳逐年分主六步表

六　步		初气（在泉左间）	二气（司天右间）	三气（司天）	四气（司天左间）	五气（在泉右间）	终气（在泉）
十二地支（化气）纪年	巳亥	阳明	太阳	厥阴	少阴	太阴	少阳
	子午	太阳	厥阴	少阴	太阴	少阳	阳明
	丑未	厥阴	少阴	太阴	少阳	阳明	太阳
	寅申	少阴	太阴	少阳	阳明	太阳	厥阴
	卯酉	太阴	少阳	阳明	太阳	厥阴	少阴
	辰戌	少阳	阳明	太阳	厥阴	少阴	太阴

表13　司天在泉的左右间气表

十二地支（化气）纪年	左间	司天 在泉	右间
巳亥	少阴 阳明	厥阴 少阳	太阳 太阴
子午	太阴 太阳	少阴 阳明	厥阴 少阳
丑未	少阳 厥阴	太阴 太阳	少阴 阳明
寅申	阳明 少阴	少阳 厥阴	太阴 太阳
卯酉	太阳 太阴	阳明 少阴	少阳 厥阴
辰戌	厥阴 少阳	太阳 太阴	阳明 少阴

辛酉年，酉属阳明燥金司天，故表中的阳明位列于上为司天之气；阳明对面为少阴，故少阴位列于下为在泉之气；在泉的左右间气是以面南而定，故在泉的左间气为太阴、右间气为厥阴；司天的左右间气是以面北而定，故司天之左间气为太阳、右间气为少阳。1982年壬戌年，戌属太阳寒水司天，则表11中的“（司

天)”右移于太阳，即太阳位列于上为司天之气；太阳对面为太阴，故表11中之“(在泉)”左移于太阴，即太阴位列于下为在泉之气；在泉的左右间气以面北而定，则左间气为少阳、右间气为少阴；司天的左右间气以面北而定，故左间气为厥阴、右间气为阳明。此即所谓“上者右行，下者左行”是也。同理，可推知：1983年癸亥年，司天之气为厥阴，则在泉之气为少阳、在泉的左间为阳明、在泉的右间为太阴、司天的左间为少阴、司天的右间为太阳。1984年甲子年，司天之气为少阴，则在泉之气为阳明、在泉的左间为太阳、在泉的右间为少阳、司天的左间为太阴、司天的右间为厥阴。1985年乙丑年，司天之气为太阴，则在泉之气为太阳、在泉的左间为厥阴、在泉的右间为阳明、司天的左间为少阳、司天的右间为少阴。1986年丙寅年，司天之气为少阳，则在泉之气为厥阴、在泉的左间为少阴、在泉的右间为太阳、司天的左间为阳明、司天的右间为太阴，如表13。

从以上例举中看出，不仅司天与在泉之气是一阴对一阳、二阴对二阳、三阴对三阳，而且司天的左间与在泉左间、司天的右间与在泉的右间也是一阴对一阳、二阴对二阳、三阴对三阳，亦见表13。

上面所讲的“面南”、“面北”，因司天在上属南方，居南而面北，故司天的左右间是以面北定其左右，是谓“面北而命其位”；在泉在下属北方，居北而面南，故在泉的左右间是面南定其左右，是谓“面南而命其位”。故在《素问·五运行大论》中说：“天地者，万物之上下；左右者，阴阳之道路，……”所论上下者，岁上下，见阴阳之所在也。左右者，诸上见厥阴，左少阴、左太阳；见少阴，左太阴、右厥阴；见太阴，左少阳、右少阴；见少阳，左阳明，右太阴；见阳明，左太阳、右少阳；见太阳，左厥阴、右阳明，所谓面北而命其位，言其见也。……厥阴在上，则少阳在下，左阳明，右太阴；少阴在上，则阳明在下，

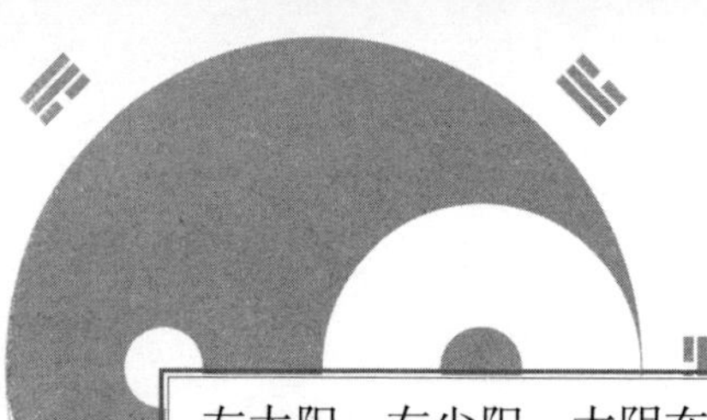

左太阳、右少阳；太阴在上，则太阳在下，左厥阴、右阳明；少阳在上，则厥阴在下，左少阴、右太阳；阳明在上，则少阴在下，左太阴、右厥阴；太阳在上，则太阴在下，左少阳、右少阴，所谓面南而命其位，言其见也。”

在表12中，分列了各年司天、在泉及其左右间气分主六步的排列次序，如前所述。因为初气总是起自在泉之左间。故司天之气必为第三步即三气、在泉之气必为第六步即终气，司天之右间则为第二步即二气、司天之左间则为第四步即四气、在泉之右间则为第五步即五气。此六步以三阴三阳气之少多，逐年轮转，正如《素问·六微旨大论》说：“少阳之右，阳明治之；阳明之右，太阳治之；太阳之右，厥阴治之，厥阴之右，少阴治之；少阴之右，太阴治之；太阴之右，少阳治之。”

如：逢亥年，属厥阴司天为第三步，少阳在泉为第六步，初气始于少阳之左间阳明为第一步，二气为司天的右间太阳为第二步，四气为司天的左间少阴为第四步，五气为在泉的右间太阴为第五步。

“厥阴之右，少阴治之”，亥年之后为子年，属少阴司天，则阳明在泉，初气为太阳，二气为厥阴，三气为少阴，四气为太阴，五气为少阳，终气为阳明。

“少阴之右，太阴治之”，子年之后为丑年，属太阴司天，则太阳在泉，初气为厥阴，二气为少阴，三气为太阴，四气为少阳，五气为阳明，终气为太阳。

“太阴之右，少阳治之”，丑年之后为寅年，属少阳司天，则厥阴在泉，初气为少阴，二气为太阴，三气为少阳，四气为阳明，五气为太阳，终气为厥阴。

“少阳之右，阳明治之”，寅年之后为卯年，属阳明司天，则少阴在泉，初气为太阴，二气为少阳，三气为阳明，四气为太阳，五气为厥阴，终气为少阴。

“阳明之右，太阳治之”，卯年之后为辰年，属太阳司天，则太阴在泉，初气为少阳，二气为阳明，三气为太阳，四气为厥阴，五气为少阴，终气为太阴。

太阳之右，厥阴又复治之。此轮转之序不论从纪年或从六步来说，皆如是无已，周而复始，如表12所列。

上面所提的三阴三阳的纪年和纪步，均代表着六气的变化。厥阴代表风气，故厥阴司天，则风气主岁；少阴代表热气，故少阴司天，则热气主岁；太阴代表湿气，故太阴司天，则湿气主岁；少阳代表火气，故少阳司天，则火气主岁；阳明代表燥气，故阳明司天，则燥气主岁；太阳代表寒气，故太阳司天，则寒气主岁。但司天主上半年，在泉主下半年，故厥阴之风气在上主上半年，则少阳之火气在下主下半年；少阴之热气在上主上半年，则阳明之燥气在下主下半年；太阴之湿气在上主上半年，则太阳之寒气在下主下半年；少阳之火气在上主上半年，则厥阴之风气在下主下半年；阳明之燥气在上主上半年，则少阴之热气在下主下半年；太阳之寒气在上主上半年，则太阴之湿气在下主下半年。故在《素问·至真要大论》中说：“厥阴司天，其化以风；少阴司天，其化以热；太阴司天，其化以湿；少阳司天，其化以火；阳明司天，其化以燥；太阳司天，其化以寒。……地化奈何？岐伯曰：司天同候，间气皆然。”就是说，无论司天、在泉或间气，三阴三阳之化皆同。

（二）南北政

所谓南北政之说，它是按岁运之气来推断人的脉气之宜不应与否。一般认为岁运中的甲己土运为南政，其余乙、丙、丁、戊、庚、辛、壬、癸各运为北政。因为五运中土居中宫而不偏，其他金、木、水、火四运皆受益于土，故五运中以土为尊，犹如古代以君为尊而位南施其政令，则其他乙庚金运、丙辛水运、丁壬木运、戊癸火运犹如臣对君而位北受令以施其政。

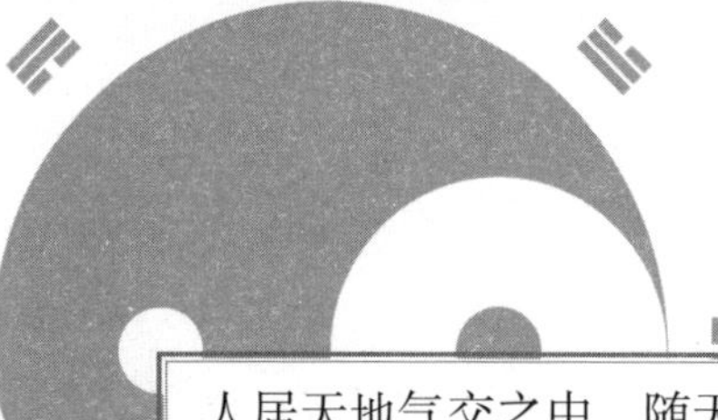

人居天地气交之中，随天地之气而有所应变。南政之岁，南面行令，其气在南，所以南为上面北为下，司天在上而在泉在下，人面南受气而脉气亦应之，故寸为上而尺为下，司天应两寸而在泉应两尺，司天之左间应右寸、右间应左寸，在泉之左间应左尺、右间应右尺。北政之岁，北面受令，其气在北，所以北为上而南为下，在泉应上而司天应下，人面北受气而脉气亦应之，故司天应两尺而在泉应两寸，司天之左间应左尺、右间应右尺，在泉之左间应右寸、右间应左寸，见表14、15、16。

表14　南北政寸尺脉的司天在泉和四方定位表

<table>
<tr><td colspan="4">南　方</td><td></td><td colspan="4">北　方</td></tr>
<tr><td>司天</td><td>左寸</td><td>两寸</td><td>右寸</td><td>西</td><td>左寸</td><td>两寸</td><td>右寸</td><td>在泉</td></tr>
<tr><td>在泉</td><td>左尺</td><td>两尺</td><td>右尺</td><td>方</td><td>左尺</td><td>丙尺</td><td>右尺</td><td>司天</td></tr>
<tr><td colspan="4">南政面南</td><td></td><td colspan="4">北政面北</td></tr>
</table>

表15　南政之岁三阴司天在泉的寸尺脉左右宜不应表（甲己岁运）

十二支纪年	司天左右间			在泉左右间		
	左间（右寸）	司天（两寸）	右间（左寸）	左间（左尺）	在泉（两尺）	右间（右尺）
子午	太阴	少阴（两寸不应）	厥阴	太阳	阳明	少阳
巳亥	少阴（右寸不应）	厥阴	太阳	阳明	少阳	太阴
丑未	少阳	太阴	少阴（左寸不应）	厥阴	太阳	阳明
卯酉	太阳	阳明	少阳	太阴	少阴（两尺不应）	厥阴
寅申	阳明	少阳	太阴	少阴（左尺不应）	厥阴	太阳
辰戌	厥阴	太阳	阳明	少阳	太阴	少阴（右尺不应）

表16　北政之岁三阴司天在泉的寸尺脉左右宜不应表

（乙丙丁戊庚辛壬癸岁运）

十二支纪年	司天左右间			在泉左右间		
	左间（左尺）	司天（两尺）	右间（右尺）	左间（右寸）	在泉（两寸）	右间（左寸）
子午	太阴	少　阴（两尺不应）	厥阴	太阳	阳明	少阳
巳亥	少阴（左尺不应）	厥阴	太阳	阳明	少阳	太阴
丑未	少阳	太阴	少阴（右尺不应）	厥阴	太阳	阳明
卯酉	太阳	阳明	少阳	太阴	少阴（两寸不应）	厥阴
寅申	阳明	少阳	少阴	少阴（右寸不应）	厥阴	太阳
辰戌	厥阴	太阳	阳明	少阳	太阴	少阴（左寸不应）

这里的“应”是指定位而言，并非脉的应指不应指。这里司天在泉左右间的定位，不论南政或北政，司天之气常位于南而在泉之气常位于北，司天之气的左右间总是以面北定位，而在泉之左右间总是以面南定位。此处所说面南、面北和左右定位，均是指病人而言，指病人的面南、面北，病人的左右手脉部，见表17。

表17　司天和在泉的左右间表

东	右间	司天	左间	西
	左间	在泉	右间	

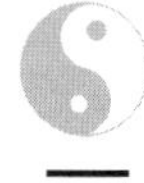

南北政之说，主要用于诊法中脉的宜不应与否，而脉的宜不应与否，是以少阴的司天在泉及左右间轮转中的定位而言的。那么为什么只以少阴定位而不提厥阴、太阴呢？因为从阴阳属性来说，阴主沉、阳主浮，而少阴独居三阴之中位，为阴中之阴，故脉沉为少阴之本脉，正如《类经·运气类》中注谓："夫三阴三阳者，天地之气也。如《太阴阳明论》曰：阳者，天气也，主外；阴者，地气也，主内。故阳道实，阴道虚。此阴阳虚实，自然之道也。第以日月证之，则日为阳，其气常盈；月为阴，其光常缺。是以潮汐之盛衰，亦随月而有消长，此阴道当然之义，为可知矣。人之经脉，即天地之潮汐也。故三阳所在，其脉无不应者，气之盈也；三阴所在，其脉有不应者，以阳气有不及，气之虚也。然三阴之列，又惟少阴独居乎中，此又阴中之阴也。所以少阴所在不应，盖亦应天地之虚耳。"凡岁运中少阴所在之位，则脉沉而医生的指下察觉不明显。由于南北政行令之气位不同，则对人身气的影响也有所不同，所以反映在寸尺脉的沉与不沉（不应与应）上也有所差异。南政之岁，岁运之气居南，人亦随之面南受气，则南为上、北为下，人的寸口之脉的寸部为上、尺部为下，故寸部居南、尺部在北。因此，南政之岁，三阴司天，则寸脉宜沉而应指不明显；三阴在泉，则尺脉宜沉而应指不明显。进而言之，南政之岁，少阴司天，则两寸脉宜沉而应指不明显；少阴在泉，则两尺脉宜沉而应指不明显；厥阴司天，则右寸脉宜沉而应指不明显；厥阴在泉，则左尺脉宜沉而应指不明显；太阴司天，则左寸脉宜沉而应指不明显；太阴在泉，则右尺脉宜沉而应指不明显，见表15。北政之岁，岁运之气居北，人亦随之面北受气；则北为上、南为下，人的寸口之脉的寸部为上、尺部为下，故寸部居北、尺部在南。因此，北政之岁，三阴司天，则尺脉宜沉而应指不明显；三阴在泉，则寸脉宜沉而应指不明。进而言之，北政之岁，少阴司天，则两尺脉宜沉而应指不明显；少阴在泉，则两寸脉宜沉而应指不明显；厥阴司天，则左尺脉宜沉而应指不明显；厥阴在泉，则右寸脉宜沉而应指不明显；太阴司天，则右尺脉宜沉而应指不明显；太阴在泉，则左寸脉宜沉而应指不明显，见表16。此即南政和北政宜不应之脉，它属于岁气化之正常脉象的反映，并非病脉，更非死脉。正如《素问·至真要大论》曰："阴之所在，寸口何如？岐伯曰：视岁南北，可知之矣。……北政之岁，少阴在泉，则寸口不应；厥阴在泉，则右不应；太阴在泉，则左不应。南政之岁，少阴司天，则寸口不应；厥阴司天，则右不应；太阴司天，则左不应。诸不应者，反其诊则见矣。帝曰：尺候何如？岐伯曰：北政之岁，三阴在下，则寸不应；三阴在上，则尺不应。南政之岁，三阴在天，则寸不应；三阴在泉，则尺不应；左右同。"

这里所说的"脉不应"，如前所述，它是以少阴的司天在泉及其左右间的定位而言的。如表15中所列，南政之岁，司天定位于两寸，司天之左间定位于右寸，司天之右间定位于左寸，在泉定位于两尺，在泉之左间定位于左尺，在泉之右间定位于右尺，故逢子年或午年，少阴司天，则两寸脉不应；逢巳年或亥年，厥阴司天，则少阴位其左间，故左寸脉不应；逢丑年或未年，太阴司天，则少阴位其右间，故左寸脉不应；逢卯年或酉年，少阴在泉，则两尺不应；逢寅年或申年，厥阴在泉，则少阴位其左间，故左尺脉不应；逢辰年或戌年，太阴在泉，则少阴位其右间，故右尺脉不应。从表16中所列，可看出北政之岁，司天定位于两尺，司天之左间定位于左尺，司天之右间定位于右尺，在泉定位于两寸，在泉之左间定位于右寸，在泉之右间定位于左寸，故逢子年或午年，少阴司天，则两尺不应；逢巳年或亥年，厥阴司天，则少阴位其左间，故左尺脉不应；逢丑年或未年，太阴司天，则少阴位其右间，故右尺脉不应；逢卯年或酉年，少阴在泉，则两寸脉不应；逢寅年或申年，厥阴在泉，则少阴位其左

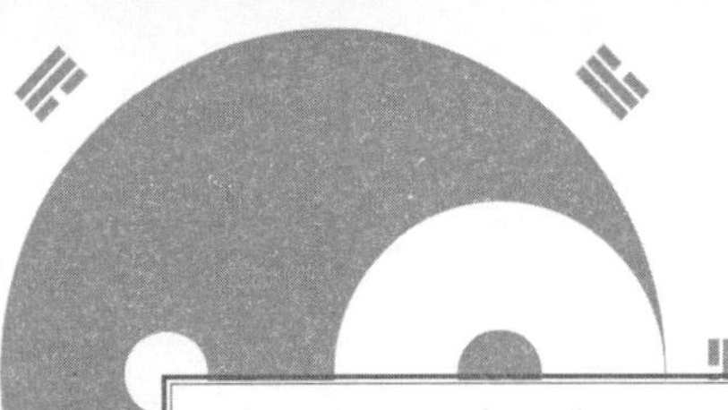

间，故右寸脉不应；逢辰年或戌年，太阴在泉，则少阴位其右间，故左寸脉不应。“不应”者，即脉沉伏而应医生的手指不明显。

因南政之岁，面南受气，北政之岁，面北受气，且少阴总是居于厥阴之左和太阴之右，而司天总是位南，在泉总是位北。故南政之岁的少阴司天和北政之岁的少阴在泉是一致的，即两寸脉不应；而南政之岁的少阴在泉和北政之岁的少阴司天是一致的，即两尺脉不应；南政之岁的厥阴司天与北政之岁厥阴在泉是一致的，即右寸脉不应；而南政之岁的厥阴在泉与北政之岁的厥阴司天是一致的，即左尺脉不应；南政之岁的太阴司天与北政之岁的太阴在泉是一致的，即左寸脉不应；而南政之岁的太阴在泉与北政之岁的太阴司天是一致的，即右尺脉不应，可参阅表15、16。

经文中所提“诸不应者，反其诊则见矣”，其释义尚有异议。有人解释为寸不应者，则去诊尺；尺不应者，则去诊寸；左不应者，则候其右；右不应者，则候其左。还有人提出，“反其诊”是将病人的手腕翻转过来诊之。这些解释，我们觉得与《内经》的文义不尽相同，因为南北政不应之脉皆以少阴之定位而言，故少阴所在之位的脉宜不应而与少阴相对应的三阳之位的脉必然应指，这是不言而喻的。至于将病人手腕翻转过来诊脉，在诊脉方法上我们一般是不采用的（反关脉例外）。我们同意张景岳的解释：“凡南政之应在寸者，则北政应在尺；北政之应在寸者，则南政应在尺。以南北相反而诊之，则或寸或尺之不应者，皆可见矣。”此处的“应”为应该的应，即脉宜不应的意思。若南政之岁少阴司天的寸不应者，则北政之岁少阴司天的尺亦不应；北政之岁少阴在泉的寸不应者，则南政之岁少阴在泉的尺亦不应。故南政之岁与北政之岁的左右寸尺脉之不应是互为相反的，必须南北相反而诊之则左右寸尺不应之脉皆可诊而见之，是言“诸不应者，反其诊则见矣”。

上述，为南北政少阴所在位的正常不应之脉。而《素问·五运行大论》中又提到“尺寸反者死，阴阳交者死”，这是讲南北政少阴定位的异常应脉，即两寸宜不应（沉）而反应（不沉）、两尺宜应（不沉）而反不应（沉），此谓“尺寸反”；右寸宜不应（沉）而反应（不沉）、左寸宜应（不沉）而反不应（沉），右尺宜应（不沉）而反不应（沉）、左尺宜不应（沉）而反应（不沉），右寸宜应（不沉）而反不应（沉）、左寸宜不应（沉）而反应（不沉），右尺宜不应（沉）而反应（不沉）、左尺宜应（不沉）而反不应（沉），此谓“阴阳交”。凡此尺寸相反和阴阳互交之脉者，皆属异常之脉象。例如：南政之岁，逢子年或午年，少阴司天，则三阴在上应寸、三阳在下应尺，本为两寸脉宜不应（沉）而两尺脉宜应（不沉），今两寸脉反应（不沉）而两尺脉反不应（沉）；南政之岁，逢卯年或酉年，少阴在泉，则三阴在下应尺、三阳在上应寸，本为两尺脉宜不应（沉）而两寸脉宜应（不沉），今两尺脉反应（不沉）而两寸脉反不应（沉）；北政之岁，逢子年或午年，少阴司天，则三阴在上应尺而三阳在下应寸，本为两尺脉宜不应（沉）而两寸脉宜应（不沉），今两尺脉反应（不沉）而两寸脉反不应（沉）；北政之岁，逢卯年或酉年，少阴在泉，则阴应寸而阳应尺，本为两寸脉宜不应（沉）而两尺脉宜应（不沉），今两寸脉反应（不沉）而两尺脉反不应（沉），这均叫做“尺寸反”，属阴阳易位。又如南政之岁，逢巳年或亥年，厥阴司天，则其左间少阴、右间太阳，本为右寸脉宜不应（沉）而左寸脉宜应（不沉），今右寸脉反应（不沉）而左寸脉反不应（沉），是为少阴与太阳互交；南政之岁，逢寅年或申年，厥阴在泉，则其左间少阴、右间太阳，本为左尺脉宜不应（沉）而右尺脉宜应（不沉），今左尺脉反应（不沉）而右尺脉反不应（沉），也是少阴与太阳互交；南政之岁，逢丑年或未年，太阴司天，则其左间少阳、右间少阴，本为左寸脉宜不应（沉）而右寸

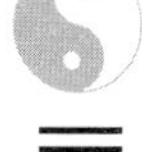

脉宜应（不沉），今左寸脉反应（不沉）而右寸脉不应（沉），是为少阳与少阴互交；南政之岁，逢辰年或戌年，太阴在泉，则其左间少阳、右间少阴，本为右尺脉宜不应（沉）而左尺脉宜应（不沉），今右尺脉反应（不沉）而左尺脉反不应（沉），也是少阳与少阴互交；北政之岁，逢巳年或亥年，厥阴司天，则其左间少阴、右间太阳，本为左尺脉宜不应（沉）而右尺脉宜应（不沉），今左尺脉反应（不沉）而右尺脉反不应（沉），是为少阴与太阳互交；北政之岁，逢寅年或申年，厥阴在泉，则其左间少阴、右间太阳，本为右寸脉宜不应（沉）而左寸脉宜应（不沉），今右寸脉反应（不沉）而左寸脉反不应（沉），也是少阴与太阳互交；北政之岁，逢丑年或未年，太阴司天，则其左间少阳、右间少阴，本为右尺脉宜不应（沉）而左尺脉宜应（不沉），今右尺脉反应（不沉）而左尺脉反不应（沉），是为少阳与少阴互交；北政之岁，逢辰年或戌年，太阴在泉，则其左间少阳、右间少阴，本为左寸脉宜不应（沉）而右寸脉宜应（不沉），今左寸脉反应（不沉）而右寸脉反不应（沉），也是少阳与互交，这均叫做"阴阳交"，也属阴阳易位。对经文之"尺寸反者死，阴阳交者死"，张景岳谓："此二句之意，一以尺寸言，一以左右言，皆以少阴为之主也。如阴当在尺，则阳当在寸；阴当在寸，则阳当在尺，左右依然。若阴之所在，脉宜不应而反应；阳之所在，脉宜应而反不应，其在尺寸则谓之反，其在左右则谓之交，皆当死也。尺寸反者，惟子、午、卯、酉四年有之；阴阳交者，惟寅、申、巳、亥、辰、戌、丑、未八年有之。若尺寸独然，或左右独然，是为气不应，非反非交也。"张又谓："阴阳俱交，始为交也；尺寸俱反，始为反也。若但本位当应而不应者，乃阴气之不应也，止疾而已，不在阴阳交、尺寸反之例，不可胶柱。"我们同意张氏的解说。至于死或病与否，我们认为不宜拘泥于此。

关于南北政之说，什么为南政、什么为北政？诸家说法尚不统一。但就其诊脉以少阴定位而言，是一致的。至于实际运用，更待进一步验证。

四、客主加临

客为客气，主为主气。每年轮转之客气加于主气之上，就叫做“客主加临”。客气在天，主动；主气在地，主静（与客气之动相对而言），二者并非各自运行，而是上下相交、寒热相遇，互为牵制，正如《素问·五运行大论》所谓：“上下相遘，寒暑相临”，关系至为密切，正由于二者的这种相遘相临，才形成了气候上的常和变。因为主气每年分为六步，年年固定不变；而客气虽每年也分六步，但它随着年支的递移，年年变异。所以，客气的六步加临于主气的六步之上，则使气候寒者变温、热者变凉，构成了气候上的各年迥异。那么客气怎么逐年轮转，客气又怎么加临于主气呢？下面我们就一一详述。

客气是按着十二支化气的规律来逐年轮转的，即逢子或午年客气为少阴君火（热气）；逢丑或未年，客气为太阴湿土（湿气）；逢寅年或申年，客气为少阳相火（火气）；逢卯年或酉年，客气为阳明燥金（燥气）；逢辰年或戌年，客气为太阳寒水（寒气）；逢巳年或亥年，客气为厥阴风木（风气），如表12所列。这正如《素问·天元纪大论》所说：“子午之岁，上见少阴；丑未之岁，上见太阴；寅申之岁，上见少阳；巳亥之岁，上见厥阴。”“厥阴之上，风气主之；少阴之上，热气主之；太阴之上，湿气主之；少阳之上，相火主之；阳明之上，燥气主之；太阳之上，寒气主之，所谓本也，是谓六元。”故知，客气是按一阴厥阴风气司天、二阴少阴热气司天、三阴太阴湿气司天、一阳少阳火气司天、二阳阳明燥气司天和三阳太阳寒气司天的次序，逐年轮转，运行不息。

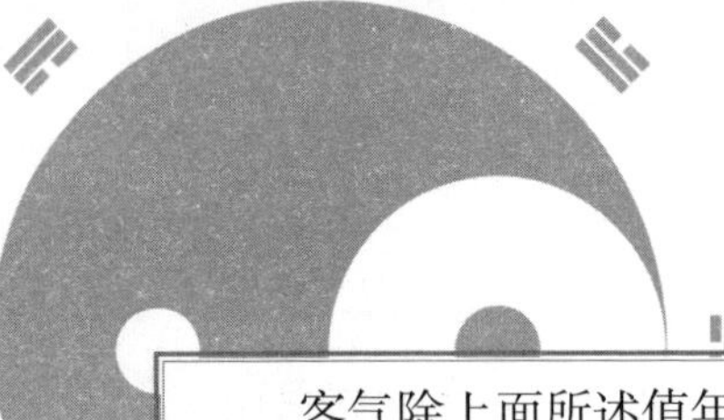

客气除上面所述值年司天而六年一转外，它还在一年当中和主气一样也分为六步推移，其始和终决定于值年司天之客气。每年司天之气固定地为当年六步中的三气，在泉之气为六步中的终气，初气始于在泉之左间，二气为司天的右间，四气为司天的左间，五气为在泉的右间。

主气的次序，每年固定不变，即厥阴风气为初气，少阴热气为二气，少阳火气为三气，太阴湿气为四气，阳明燥气为五气，太阳寒气为终气。

客主加临是将动而不居的客气加临于静而守位的主气之上，即值年司天之客气固定地加在主气三气少阳火气之上，在泉之客气固定地加在主气终气太阳寒气之上，在泉左间之客气固定地加在主气初气厥阴风气之上，司天右间之客气固定地加在主气二气少阴热气之上，司天左间之客气固定地加在主气四气太阴湿气之上，在泉右间之客气固定地加在主气五气阳明燥气之上。

例如：逢子年或午年，少阴热气司天，则阳明燥气在泉，客气初气的太阳寒气加临于主气初气厥阴风气之上，客气二气的厥阴风气加临于主气二气少阴热气之上，客气三气的少阴热气加临于主气三气少阳火气之上，客气四气的太阴湿气加临于主气四气太阴湿气之上，客气五气的少阳火气加临于主气五气阳明燥气之上，客气终气的阳明燥气加临于主气终气太阳寒气之上。

逢丑年或未年，太阴湿气司天，则太阳寒气在泉，客气初气的厥阴风气加临于主气初气厥阴风气之上，客气二气的少阴热气加临于主气二气少阴热气之上，客气三气的太阴湿气加临于主气三气少阳火气之上，客气四气的少阳火气加临于主气四气太阴湿气之上，客气五气的阳明燥气加临于主气五气阳明燥气之上，客气终气的太阳寒气加临于主气终气太阳寒气之上。

逢寅年或申年，少阳火气司天，则厥阴风气在泉，客气初气的少阴热气加临于主气初气厥阴风气之上，客气二气的太阴湿气加临于主气二气少阴热气之上，客气三气的少阳火气加临于主气三气少阳火气之上，客气四气的阳明燥气加临于主气四气太阴湿气之上，客气五气的太阳寒气加临于主气五气阳明燥气之上，客气终气的厥阴风气加临于主气终气太阳寒气之上。

逢卯年或酉年，阳明燥气司天，则少阴热气在泉，客气初气的太阴湿气加临于主气初气厥阴风气之上，客气二气的少阳火气加临于主气二气少阴热气之上，客气三气的阳明燥气加临于主气三气少阳火气之上，客气四气的太阳寒气加临于主气四气太阴湿气之上，客气五气的厥阴风气加临于主气五气阳明燥气之上，客气终气的少阴热气加临于主气终气太阳寒气之上。

逢辰或戌年，太阳寒气司天，则太阴湿气在泉，客气初气的少阳火气加临于主气初气厥阴风气之上，客气二气的阳明燥气加临于主气二气少阴热气之上，客气三气的太阳寒气加临于主气三气少阳火气之上，客气四气的厥阴风气加临于主气四气太阴湿气之上，客气五气的少阴热气加临于主气五气阳明燥气之上，客气终气的太阴湿气加临于主气终气太阳寒气之上。

逢巳年或亥年，厥阴风气司天，则少阳火气在泉，客气初气的阳明燥气加临于主气初气厥阴风气之上，客气二气的太阳寒气加临于主气二气少阴热气之上，客气三气的厥阴风气加临于主气三气少阳火气之上，客气四气的少阴热气加临于主气四气太阴湿气之上，客气五气的太阴湿气加临于主气五气阳明燥气之上，客气终气的少阳火气加临于主气终气太阳寒气之上。

以上就是客气按年支逐年轮转和各年客主加临的具体运行规律，为了更清楚地掌握和运用它，兹列表18如下。

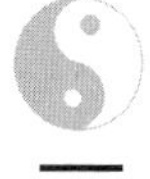

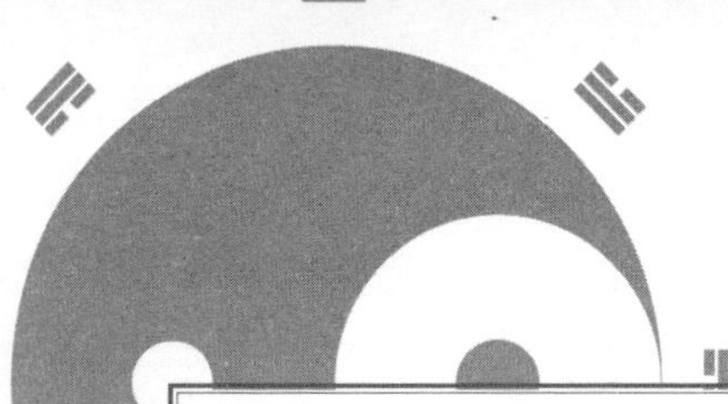

表18　逐年六气六步客主加临表

年次		初气	二气	三气	四气	五气	终气
子午年	客气	太阳寒气	厥阴风气	少阴热气	太阴湿气	少阳火气	阳明燥气
	主气	厥阴风气	少阴热气	少阳火气	太阴湿气	阳明燥气	太阳寒气
丑未年	客气	厥阴风气	少阴热气	太阴湿气	少阳火气	阳明燥气	太阳寒气
	主气	厥阴风气	少阴热气	少阳火气	太阴湿气	阳明燥气	太阳寒气
寅申年	客气	少阴热气	太阴湿气	少阳火气	阳明燥气	太阳寒气	厥阴风气
	主气	厥阴风气	少阴热气	少阳火气	太阴湿气	阳明燥气	太阳寒气
卯酉年	客气	太阴湿气	少阳火气	阳明燥气	太阳寒气	厥阴风气	少阴热气
	主气	厥阴风气	少阴热气	少阳火气	太阴湿气	阳明燥气	太阳寒气
辰戌年	客气	少阳火气	阳明燥气	太阳寒气	厥阴风气	少阴热气	太阴湿气
	主气	厥阴风气	少阴热气	少阳火气	太阴湿气	阳明燥气	太阳寒气
巳亥年	客气	阳明燥气	太阳寒气	厥阴风气	少阴热气	太阴湿气	少阳火气
	主气	厥阴风气	少阴热气	少阳火气	太阴湿气	阳明燥气	太阳寒气

在逐年气候中，主气的温、热、湿、燥、寒依次相迭，每年固定不变，属于常变，无需推测。而正是由于客气相加，则形成每年气候中出现应温而不温、应热而不热、应湿而不湿、应燥而不燥、应寒而不寒和应温而反热、应热而反温、应湿而反燥、应燥而反湿、应寒而反温、应温而反寒以及一年中的寒热、风雨、阴晴不适等气候上的异变，这些异变及其程度均与客气加临于主气之上有关，即《普济方》中所言"以客加主，而推其变"是也。为此，为我们推测和分析每年气候的异变时，不仅要考虑客主加临上的六气属性的相互影响，而且更重要地要考虑客主加临中的相得与不相得和顺与逆的所在。

《素问·五运行大论》说："气相得则和，不相得则病。"所谓

“相得则和”者，是说客主加临之后，若客气与主气是相生关系或客气与主气为同气者，皆为相得；另外在客气与主气相克中，若客气克主气者，也为相得，而主气克客气者，则为不相得，故在《素问·至真要大论》中曰：“主胜逆，客胜从。”至于客主加临中的顺与逆，在《素问·六微旨大论》中有其定述：“位之易也何如？岐伯曰：君位臣则顺，臣位君则逆，逆则其病近，其害速；顺则其病远，其害微，所谓二火也。”这里所言顺逆是指客气与主气加临后，客克主者为顺，主克客者为逆；母临子上者为顺，子临母上者为逆；少阴君火驾临于少阳相火之上者为顺，而少阳相火加临于少阴君火之上者为逆。下面举例说明之。

子年或午年，属少阴热气司天，则阳明燥气在泉，客气初气的太阳寒水之气加临于主气初气的厥阴风木之气上，水能生木（客生主），是谓相得；客气二气的厥阴风木之气加临于主气二气少阴火热之气上，木能生火（客生主），也为相得；客气三气的少阴火热之气加临于主气三气少阳火气之上，火热同气，也为相得，但有亢害之虑；客气四气与主气四气均属太阴湿土之气，二者相合，同气相求，也为相得，但也有亢害之虑；客气五气的少阳火气加临于主气五气阳明燥金之气上，火能克金（客克主），为客胜从，仍为相得；客气终气的阳明燥金之气加临于主气终气太阳寒水之气上，金能生水（客生主），更为相得。

卯年或酉年，阳明燥金之气司天，则少阴火热之气在泉，客气初气的太阴湿土之气加临于主气初气厥阴风木之气上，木能克土（主克客），为主胜逆，是为不相得；客气二气的少阳火气加临于主气二气少阴火热之气上，二者虽属同气，但少阳相火加临于少阴君火之上，二者易位，是谓逆；客气三气的阳明燥金之气加临于主气三气少阳火气之上，火能克金（主克客），是谓不相得；客气四气的太阳寒水之气加临于主气四气太阴湿土之气上，土能克水（主克客），也属不相得；客气五气的厥阴风木之气加

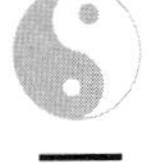

临于主气五气阳明燥金之气上，金能克木（主克客），也为不相得；客气终气的少阴火热之气加临于主气终气太阳寒水之气上，水能克火（主克客），也属不相得。

丑年或未年，太阴湿土之气司天，则太阳寒水之气在泉，客气初气和主气初气均为厥阴风木之气，同气相求，是谓相得；客气二气和主气二气均为少阴火热之气，同气相求，也为相得，但却有亢害之虑；客气三气的太阴湿土之气加临于主气三气少阳火气之上，火能生土（主生客），子临母上，为逆，逆为不相得；客气四气的少阳火气加临于主气四气太阴湿土之气上，火能生土（客生主），母临子上，为顺，顺为相得；客气五气和主气五气均为阳明燥金之气，客气终气和主气终气均为太阳寒水之气，皆属同气相求，为相得。

辰年或戌年，太阳寒水之气司天，则太阴湿土之气在泉，客气初气的少阳火气加临于主气初气厥阴风木之气上，木能生火（主生客），子临母上，为逆，逆为不相得；客气二气的阳明燥金之气加临于主气二气少阴火热之气上，火能克金（主克客），主胜逆，逆为不相得；客气三气的太阳寒水之气加临于主气三气少阳火气之上，水能克火（客克主），客胜从，是谓相得；客气四气的厥阴风木之气加临于主气四气太阴湿土之气上，木能克土（客克主），也为客胜从，属相得；客气五气的少阴火热之气加临于主气五气阳明燥金之气上，火能克金（客克主），也是客胜从，属相得；客气终气的太阴湿土之气加临于主气终气太阳寒水之气上，土能克水（客克主），也是客胜从，为相得。

巳年或亥年，寅年或申年，可同样推知相得或不相得。

为什么说客胜为从、主胜为逆呢？因为主气是静而守位，为岁气之常；客气是动而不居，为岁气之暂。故客气胜主气者，时暂，为从；而主气胜客气者，则客气无所司令，是谓逆。但是我们认为，上面所提到的“客胜从”、“气相得则和”等这一类的客主加临并非完全是“从”或“和”，而对其气候仍然会有一定程度的影响，诸如湿寒加临则寒湿甚，热火相加则炎热甚、热燥加临则燥尤甚、风火相合则火热甚，等等。

以上为年的客主加临，由于一年有十二个月，它与十二支相配，则形成客主加临中的六气六步的不同气候常变和异变。进而言之，一日中也有十二个时辰，它们也可以与十二支相配以预测和分析一日中的气候变化。但是，古人对一日中气候的预测和分析的记述很少，只是在《灵枢·顺气一日分为四时》中曾提出：“以一日分为四时，朝则为春，日中为夏，日入为秋，夜半为冬。”据此，我们设想既然一年中有四时，一日中也可分四时，四时之中均有六气之差异而形成六气六步的不同气候类型，那么一日中也可以有六气分步，每步可有两个时辰即四个小时来计算。一年六气六步的初气一般是从前一年子月（十一月）的大寒节日开始，而一日六气六步的初气可从夜半子时即前一日的夜晚十一时开始，二气始于寅时即凌晨三时，三气始于辰时即早晨七时，四气始于午时即上午十一时，五气始于申时即下午三时，终气始于戌时即下午七时。一日的客气六步依次轮转，其客主加临规律，与年的客主加临规律完全相同，不再赘述。但是，由于日的时间短暂，故它的六气六步与年的六气六步相比，则时暂而气候差异较小。这一问题，我们只是在这里大胆地提出，想与同道者共同探索，加以验证。

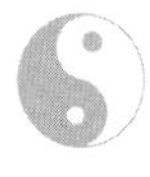

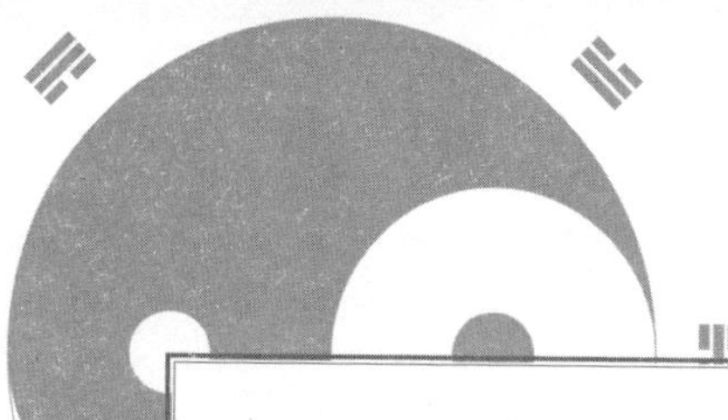

第五章　运气相合

运气相合有年的、年分步的、月分步的和日分步的运气相合。因为运与气的作用并不是孤立的，而是二者互相作用、互为影响的。所以，在分析气候的常与变时，必须将运与气结合起来考虑，才能获得较为正确的结果。这种将运与气结合起来分析气候的常与变的方法，就叫做运气相合。

在运气相合中，由于五行、运气和岁支的生克与相助等影响关系，则形成了运气盛衰之分与运气同化之别。

一、年的运气相合

（一）年的运气太过不及与平气

运气盛而有余，则为太过；运气衰而不足，则为不及；既非太过，又非不及，则为平气。运和气为天干和地支所化，而天干化运有阴阳之分，地支化气有阴阳正对化之别。每年年号皆由一个天干所化之运和一个地支所化之气所组成，二者互相作用互为影响而形成了运气的盛衰或平气。凡逢阳运之年，若遇气生运而得助、或运克气而横逆、或运生气而亢盛、或运气同化者，皆为太过；凡逢阴运之年，若遇气克运而被抑、或运克气和运生气而流散者，皆为不及；凡逢阳运之年若遇气克运而被抑，或阴运之年若遇气生运、与岁支同气和运气同化而得助者，均为平气。举例来说：

甲子年，甲为阳土之运，子为火热之气属阳，火能生土，为气生运，阳运之土又得气的资助，故为太过。

丙寅年，丙为阳水之运，寅为火气属阳，水能克火，为运克气，阳运之水为火气所不胜而横逆无畏，故也为太过。

壬申年，壬为阳木之运，申为火气属阳，木能生火，为运生气，木火同气，故阳运之气过盛，为太过。

戊寅年，戊为阳火之运，寅为火气属阳，阳运亢盛之火又遇火气，运气同化，也为太过。

己巳年，己为阴土之运，巳为风木之气属阴，木能克土，为气克运，阴运之土本为不及而又为气所抑，故为不及。

癸酉年，癸为阴火之运，酉为燥金之气属阴，火能克金，为运克气，阴运之火本为不及而又肆强流散，形成了运气均衰的不及之年。

己卯年，己为阴土之运，卯为燥金之气属阴，土能生金，为运生气，阴运之土本为不及而又生气流散，故为不及。

戊辰年，戊为阳火之运，辰为寒水之气属阳，水能克火，为气克运，阳运之火但为气所胜而被抑，则为平气。

乙丑年，乙为阴金之运，丑为湿土之气属阴，土能生金，为气生运，阴运之金本为不及却为土气资生而得助，故也属平气。

丁卯年，丁为阴木之运，卯位东方也属木，阴运之木本为不及却又得卯木相助，故形成了平气。

丁亥年，丁为阴木之运，亥为风木之气属阴，阴运之木本为不及却得木气相助，又形成了平气。

其他太过、不及和平气之年的形成，其道理类推，详见表19。

在运气相合中，由于运与气、阴与阳、五行与运气的属性和生克，以及岁支等的错综影响，形成气候上的复杂变化。所以，在分析气候的常变和异变时均要分其主次，一一加以考虑。如果运盛气衰之年，应以运为主，以气为次；反之，气盛运衰之年，则以气为主，以运为次。在运气相临的顺与逆上又分气生运为顺

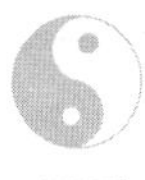

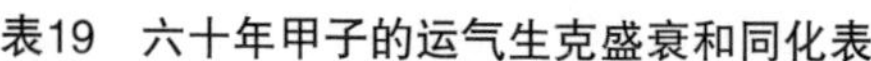

表19　六十年甲子的运气生克盛衰和同化表

年干支	干支阴阳	运气（岁支）属性	五行生克	运气（岁支）生克	顺与逆	运气的被抑得助	太过不及
甲 子	阳干 阳支	土 火	火生土	气生运	顺化	得助	太过
乙 丑	阴干 阴支	金 土	土生金	气生运	顺化	得助	平气
丙 寅	阳干 阳支	水 火	水克火	运克气	不和	横逆	太过
丁 卯	阴干 阴支	木 木	同气	同化	天刑	卯位 东方属木 而相助	平气
戊 辰	阳干 阳支	火 水	水克火	气克运	天刑	被抑	平气
己 巳	阴干 阴支	土 木	木克土	气克运	天刑	被抑	不及
庚 午	阳干 阳支	金 火	火克金	气克运	天刑	被抑	平气
辛 未	阴干 阴支	水 土	土克水	气克运	天刑	被抑	不及
壬 申	阳干 阳支	木 火	木生火	运生气	小逆	亢盛	太过
癸 酉	阴干 阴支	火 金	火克金	运克气	不和	流散	不及
甲 戌	阳干 阳支	土 水	土克水	运克气	不和	横逆	太过
乙 亥	阴干 阴支	金 木	金克木	运克气	不和	流散	不及

续表

年干支	干支阴阳	运气（岁支）属性	五行生克	运气（岁支）生克	辰与逆	运气的被抑得助	太过不及
丙 子	阳干 阳支	水 火	水克火	运克气	不和	横逆	太过
丁 丑	阴干 阴支	木 土	木克土	运克气	不和	流散	不及
戊 寅	阳干 阳支	火 火	同气	同化	天符	得助	太过
己 卯	阴干 阴支	土 金	土生金	运生气	小逆	流散	不及
庚 辰	阳干 阳支	金 水	金生水	运生气	小逆	亢盛	太过
辛 巳	阴干 阴支	水 木	水生木	运生气	小逆	流散	不及
壬 午	阳干 阳支	木 火	木生火	运生气	小逆	亢盛	太过
癸 未	阴干 阴支	火 土	火生土	运生气	小逆	流散	不及
甲 申	阳干 阳支	土 火	火生土	气生运	顺化	得助	太过
乙 酉	阴干 阴支	金 金	同气	同化	天符	得助	平气
丙 戌	阳干 阳支	水 水	同气	同化	天符	得助	太过
丁 亥	阴干 阴支	木 木	同气	同化	天符	得助	平气
戊 子	阳干 阳支	火 火	同气	同化	天符	得助	太过

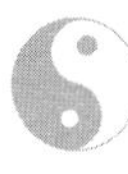

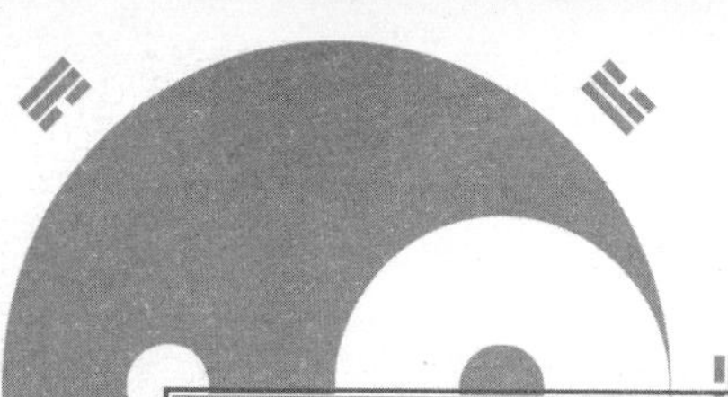

续表

年干支	干支阴阳	运气（岁支）属性	五行生克	运气（岁支）生克	顺与逆	运气的被抑得助	太过不及
己 丑	阴干 阴支	土 土	同气	同化	天符	得助	平气
庚 寅	阳干 阳支	金 火	火克金	气克运	天刑	被抑	平气
辛 卯	阴干 阴支	水 金	金生水	气生运	顺化	得助	平气
壬 辰	阳干 阳支	木 水	水生木	气生运	顺化	得助	太过
癸 巳	阴干 阴支	火 木	木生火	气生运	顺化	得助	平气
甲 午	阳干 阳支	土 木	火生土	气生运	顺化	得助	太过
乙 未	阴干 阴支	金 土	土生金	气生运	顺化	得助	平气
丙 申	阳干 阳支	水 火	水克火	运克气	不和	横逆	太过
丁 酉	阴干 阴支	木 金	金克木	气克运	天刑	被抑	不及
戊 戌	阳干 阳支	火 水	水克火	气克运	天刑	被抑	平气
己 亥	阴干 阴支	土 木	木克土	气克运	天刑	被抑	不及
庚 子	阳干 阳支	金 火	火克金	气克运	天刑	被抑	平气
辛 丑	阴干 阴支	水 土	土克水	气克运	天刑	被抑	不及

续表

年干支	干支阴阳	运气（岁支）属性	五行生克	运气（岁支）生克	顺与逆	运气的被抑得助	太过不及
壬 寅	阳干 阳支	木 火	木生火	运生气	小逆	亢盛	太过
癸 卯	阴干 阴支	火 金	火克金	运克气	不和	流散	不及
甲 辰	阳干 阳支	土 水	土克水	运克气	不和	横逆	太过
乙 巳	阴干 阴支	金 木	金克木	运克气	不和	流散	不及
丙 午	阳干 阳支	水 火	水克火	运克气	不和	横逆	太过
丁 未	阴干 阴支	木 土	木克土	运克气	不和	流散	不及
戊 申	阳干 阳支	火 火	同气	同化	天符	得助	太过
己 酉	阴干 阴支	土 金	土生金	运生气	小逆	流散	不及
庚 戌	阳干 阳支	金 水	金生水	运生气	小逆	亢盛	太过
辛 亥	阴干 阴支	水 水	同气	同化	同化	亥位北方属水而相助	平气
壬 子	阳干 阳支	木 火	木生火	运生气	小逆	亢盛	太过
癸 丑	阴干 阴支	火 土	火生土	运生气	小逆	流散	不及

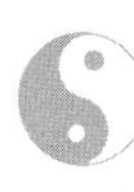

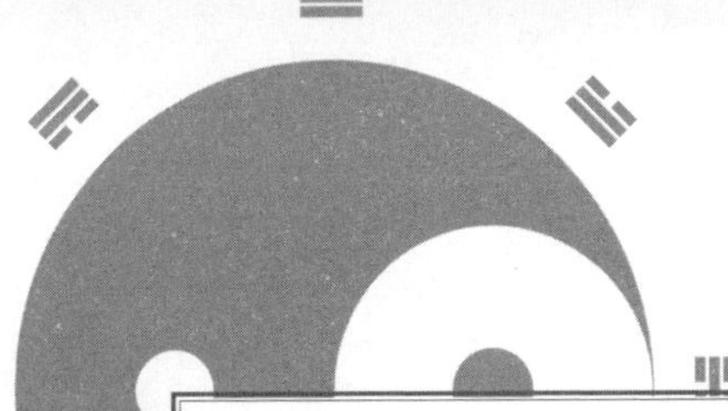

续表

年干支	干支阴阳	运气（岁支）属性	五行生克	运气（岁支）生克	顺与逆	运气的被抑得助	太过不及
甲 寅	阳干 阳支	土 火	木生火	气生运	顺化	得助	太过
乙 卯	阴干 阴支	金 金	同气	同化	天符	得助	平气
丙 辰	阳干 阳支	水 水	同气	同化	天符	得助	太过
丁 巳	阴干 阴支	木 木	同气	同化	天符	得助	平气
戊 午	阳干 阳支	火 火	同气	同化	天符	得助	太过
己 未	阴干 阴支	土 土	同气	同化	天符	得助	平气
庚 申	阳干 阳支	金 火	火克金	气克运	天刑	被抑	平气
辛 酉	阴干 阴支	水 金	金生水	气生运	顺化	得助	平气
壬 戌	阳干 阳支	木 水	水生木	气生运	顺化	得助	太过
癸 亥	阴干 阴支	火 木	木生火	气生运	顺化	得助	平气

化、气克运为天刑，此均属顺；反之，运生气为小逆、运克气为不和，此均属逆。顺化之年的气候变化较为和平，天刑之年的气候变化剧烈，小逆与不和之年的气候变化较大。例如：

丙寅年，丙为阳水之运，寅为火气属阳，水能克火，运克气，为不和；壬申年，壬为阳木之运，申为火气属阳，木能生火，运生气，为小逆，此两年均为运盛气衰，其气候变化较大。

戊辰年，戊为阳火之运，辰为寒水之气属阳，水能克火，气克运，为天刑；甲申年，甲为阳土之运，申为火气也属阳，火能生土，气生运，为顺化。此两年均为气盛运衰，其中戊辰年因属天刑，其气候变化剧烈；而甲申年因属顺化，故其气候变化较为和平。

其他各年运气的盛衰和顺与逆，可类推，见表19。

（二）年的运气同化

六十年甲子的运气生克消长变化，已如上述，但其中尚有26年的同化关系。所谓运气同化，是说运与气属于同一类而化合者，如木同风化、火同暑热化、土同湿化、金同燥化、水同寒化。然而在同化中，又由于运有太过不及、气有司天在泉的不同，还可区分为天符、岁会、同天符、同岁会、太乙天符等。

1. 天符

中运之气与司天之气在五行属性上相符合者，叫做天符。正如《素问·六微旨大论》中所谓："土运之岁，上见太阴；火运之岁，上见少阳、少阴；金运之岁，上见阳明；木运之岁，上见厥阴；水运之岁，上见太阳。奈何？岐伯曰：天与之会也，故天元玉册曰天符。"这里的上见，就是指司天之气，由于是司天之气与中运相符合，故言"天符"。

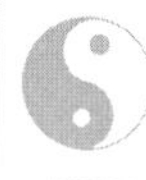

土运之岁，上见太阴者，即指己丑、己未年，己为中运之土运，丑、未为太阴湿气司天，二者相合，因其属性相同，是谓土同湿化。

火运之岁，上见少阳、少阴者，即指戊寅、戊申、戊子、戊午年，戊为中运之火运，寅、申、子、午为少阳、少阴火热之气司天，二者相合，因其属性相同，是谓火同火热化。

金运之岁，上见阳明者，即指乙卯、乙酉年，乙为中运之金运，卯、酉为阳明燥气司天，二者相合，因其属性相同，是谓金

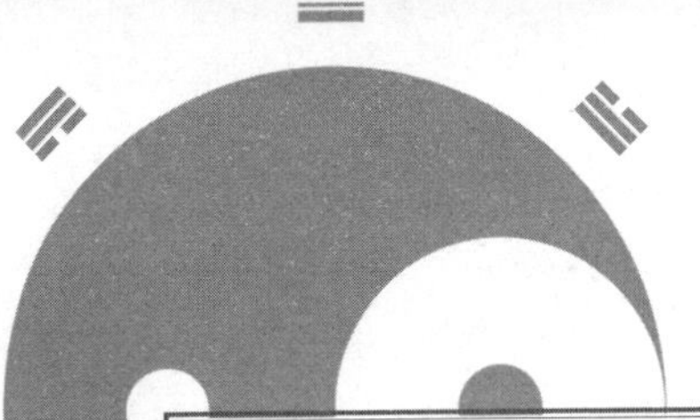

同燥化。

木运之岁，上见厥阴者，即指丁巳、丁亥年，丁为中运之木运，巳、亥为厥阴风气司天，二者相合，因其属性相同，是谓木同风化。

水运之岁，上见太阳者，即指丙辰、丙戌年，丙为中运之水运，辰、戌为太阳寒气司天，二者相合，因其属性相同，是谓水同寒化。

凡此，在六十年甲子中共有十二年，即己丑、己未、戊寅、戊申、戊子、戊午、乙卯、乙酉、丁巳、丁亥、丙辰、丙戌年，这些都是司天之气与主岁的中运之气在五行属性上相同而相合的，如表20。

表20　六十年甲子中的运气同化表

同化类别	年干支	岁运	司天	在泉	五音建运(太少)	合计
天符	己丑	土运	太阴			12年
	己未	土运	太阴			
	戊寅	火运	少阳			
	戊申	火运	少阳			
	乙卯	金运	阳明			
	乙酉	金运	阳明			
	丙辰	水运	太阳			
	丙戌	水运	太阳			
	丁巳	木运	厥阴			
	丁亥	木运	厥阴			
	戊子	火运	少阴			
	戊午	火运	少阴			

续表

同化类别	年干支	岁运	司天	在泉	五音建运(太少)	合计
岁会	丁卯	木运				8年
	甲辰	土运				
	戊午	火运				
	己未	土运				
	乙酉	金运				
	甲戌	土运				
	丙子	水运				
	己丑	土运				
同天符	甲辰	土运		太阴	太宫	6年
	甲戌	土运		太阴	太宫	
	庚子	金运		阳明	太商	
	庚午	金运		阳明	太商	
	壬寅	木运		厥阴	太角	
	壬申	木运		厥阴	太角	
同岁会	癸巳	火运		少阳	少徵	6年
	癸亥	火运		少阳	少徵	
	辛丑	水运		太阳	少羽	
	辛未	水运		太阳	少羽	
	癸卯	火运		少阴	少徵	
	癸酉	火运		少阴	少徵	
太乙天符	戊午	火运		少阴		4年
	乙酉	金运		阳明		
	己丑	土运		太阴		
	己未	土运		太阴		

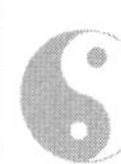

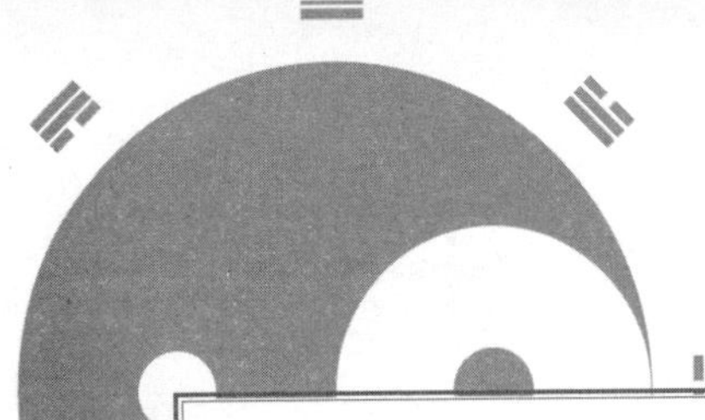

2. 岁会

中运之气与岁支之气在五行属性上相合者，叫做岁会。正如《素问·六微旨大论》中所谓："木运临卯、火运临午、土运临四季、金运临酉、水运临子，所谓岁会。"

木运临卯者，即指丁卯之岁，丁为中运之木运，卯为东方木之正位是也。

火运临午者，即指戊午之岁，戊为中运之火运，午为南方火之正位是也。

土运临四季者，即指甲辰、甲戌、己丑、己未之岁，甲、己为中运之土运，辰、戌、丑、未各位于东、西、南、北四方之尾，属春、秋、夏、冬四季之季月，为土寄旺之支是也。

金运临酉者，即指乙酉之岁，乙为中运之金运，酉为西方金之正位是也。

水运临子者，即指丙子之岁，丙为中运之水运，子为北方水之正位是也。

凡此，在六十年甲子中共有8年，即丁卯、戊午、甲辰、甲戌、己丑、己未、乙酉、丙子年，都是本运临于本气之岁支，见表20。

3. 同天符

凡逢阳年，太过的中运之气与在泉之客气在五行属性上相合者，叫做同天符。正如《素问·六元正纪大论》中所谓："太过而同地化者三：……甲辰、甲戌太宫，下加太阴；壬寅、壬申太角，下加厥阴；庚子、庚午太商，下加阳明，如是者三。"

甲辰、甲戌太宫，下加太阴者，是说甲为阳土，故为太宫；辰、戌为太阳寒水之气司天，则太阴湿土之气在泉。中运阳运之土与在泉的太阴湿气相合，因其属性相同，是谓土同湿化。因司天在上，中运在中，在泉在下，而辰戌之岁太阳在上，太阴在下，故言"下加太阴"。

壬寅、壬申太角，下加厥阴者，是说壬为阳木，故为太角；寅、申为少阳火气司天，则厥阴风木之气在泉。中运阳运之木与在泉的厥阴风木之气相合，因其属性相同，是谓木同风化。其“下加”之意与上相同。

庚子、庚午太商，下加阳明者，是说庚为阳金，故为太商；子、午为少阴火热之气司天，则阳明燥金之气在泉。中运阳运之金与在泉的阳明燥金之气相合，因其属性相同，是谓金同燥化。其“下加”之意同上。

凡此，在六十年甲子中共有6年，即甲辰、甲戌、壬寅、壬申、庚子、庚午年，都是中运的阳运之气与下加的在泉之客气在五行属性上相同。因天符是中运之气与司天之气相符合，而司天与在泉皆为行于天之气，属于同性，只有在上在下之分，所以中运之气与在泉之气相合者与上述天符有相似之处，但又不尽相同，故言“同天符”，见表20。

4. 同岁会

凡逢阴年，不及的中运之气与在泉的客气在五行属性上相合者，叫做同岁会。正如《素问·六元正纪大论》中所谓：“不及而同地化者亦三：……癸巳、癸亥少徵，下加少阳；辛丑、辛未少羽，下加太阳；癸卯、癸酉少徵，下加少阴，如是者三。”

癸巳、癸亥少徵、癸卯、癸酉少徵，下加少阳、少阴者，是说癸为阴火，故为少徵；巳、亥为厥阴风木之气司天，则少阳火气在泉；卯酉为阳明燥金之气司天，则少阴火热之气在泉。中运阴运之火一合于在泉的少阳火气，一合于在泉的少阴火热之气，因其属性均相同，是谓火与火热同化。因司天在上，中运在中，在泉在下；而巳亥为厥阴在上，则少阳在下；卯酉为阳明在上，则少阴在下，故言“下加少阳”、“下加少阴”。

辛丑、辛未少羽，下加太阳者，是说辛为阴水，故为少羽；丑、未为太阴湿土之气司天，则太阳寒水之气在泉。中运阴运之

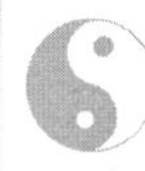

水与在泉的太阳寒水之气相合，因其属性相同。是谓水同寒化。其“下加”之意也同上。

凡此，在六十年的甲子中共有6年，即癸巳、癸亥、癸卯、癸酉、辛丑、辛未年，都是中运阴运与下加的在泉之客气在五行属性上相同。岁会是中运之气与岁支之气相合，而司天与在泉虽然皆取决于岁支，但中运之气与在泉之客气相合并不完全决定于岁支，还须进一步找出当年岁支所定的在泉之气。这样，它与岁会有相似之处但也有不同之处，故言“同岁会”。见表20。

5. 太乙天符

既为天符又为岁会者，叫做太乙天符。正如《素问·六微旨大论》中所谓：“天符岁会何如？岐伯曰：太乙天符之会。”

戊午、乙酉、己丑、己未4年，既包括在天符之中又包括在岁会之中，它们都是当年的天气、中运与岁支之气相合，是谓“太乙天符”。见表20。太乙者，尊贵之意，即是说它在六十年甲子中并不多见，只有4年。

总之，运气同化共有五种，中运与司天之气相合者有12年，为天符；中运与岁支方位的五行属性相合者有8年，为岁会；太过的中运之气与在泉之气相合者有6年，为同天符；不及的中运之气与在泉之气相合者有6年，为同岁会；运、气和岁支三者的五行属性相合，既是天符又是岁会者有4年，为太乙天符。此运气同化之年共计36年，其中太乙天符4年和岁会4年（即戊午、乙酉、己丑、己未年）各已包括在天符之内，同天符中的2年（即甲辰、甲戌年）各已包括在岁会之内，所以实际上运气同化之年有26年。但在《素问·六元正纪大论》中只提到有24年，没有提及丁卯、丙子2年，亦当审议。另外，在《素问·六微旨大论》中还提到：“所谓岁会，气之平也。”近代诸家也认为这26年由于运气同化，互不克制，形成平气之年。但我们认为这26年中未必都属平气之年，其中也有太过者。如表19中所列戊午年，它是既为天符又为岁会的太乙天符之年，虽列属于同气之类，但由于运与气皆为阳火，故有亢害之弊，实为太过。正如《素问·六微旨大论》中说："太乙天符为贵人。……中贵人者，其病暴而死。"说明太乙天符之年，也有亢害之患。

另外，运气同化中的岁会是中运之气与岁支之气的属性相合者，一般认为岁支中的子、午、卯、酉位于四方之正位，可以代表水、火、木、金而与属性相同的中运之气形成岁会之年；而亥、巳、寅、申虽也处于四方之位，可以代表水、火、木、金，但因其处于四方之偏位，故未形成岁会之年。至于辰、戌、丑、未也所以能形成岁会之年者，我们认为是因其处于四方之尾，代表了土之正位。

二、年分步的运气相合

每年有运气相合，而一年中的每步也有运气相合。因为一年中运有五步、气有六步，每步均有主运客运、主气客气，主客运有太过不及，主客气有性质之区别，而运与气又是互相影响的。这样就形成了各年中各步气候之异变。所以，在分析气候时必须将运与气、主与客四者同时结合起来考虑。例如：

甲子年，初步的主运为太角、客运为太宫，初气的主气为厥阴、客气为太阳，四者相合可以看出，运与气均属主胜客（木克土），"主胜客为逆"，故使客之湿气为主之风木所胜而风气流行。二步的主运为少徵、客运为少商，二步的主气为少阴、客气为厥阴，四者相合可以看出：①若论运为主胜客（火克金），为逆，为热气来临。②若论气，为母临于子（木生火），为顺，也为热气来临。③运与气相合，主运、主气、客气三者为同气（少阴、少徵均为火热之气，厥阴为木而木生火），为风热之气来临。④客运为少商，金不及又受火之克制，则金更不及而火气盛行。

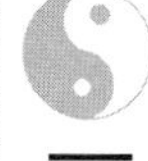

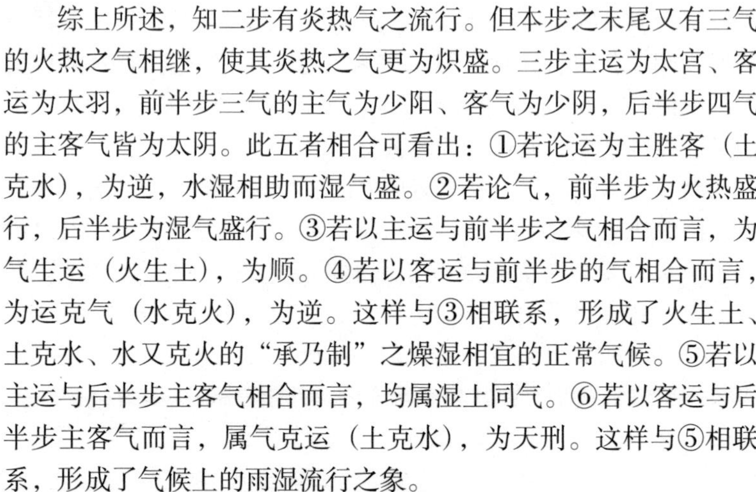

综上所述，知二步有炎热气之流行。但本步之末尾又有三气的火热之气相继，使其炎热之气更为炽盛。三步主运为太宫、客运为太羽，前半步三气的主气为少阳、客气为少阴，后半步四气的主客气皆为太阴。此五者相合可看出：①若论运为主胜客（土克水），为逆，水湿相助而湿气盛。②若论气，前半步为火热盛行，后半步为湿气盛行。③若以主运与前半步之气相合而言，为气生运（火生土），为顺。④若以客运与前半步的气相合而言，为运克气（水克火），为逆。这样与③相联系，形成了火生土、土克水、水又克火的“承乃制”之燥湿相宜的正常气候。⑤若以主运与后半步主客气相合而言，均属湿土同气。⑥若以客运与后半步主客气而言，属气克运（土克水），为天刑。这样与⑤相联系，形成了气候上的雨湿流行之象。

综合上述各条，本步的前半步的气候为燥湿得宜，而后半步气候有雨湿流行。四步主运为少商、客运为少角，前半步的四气之主客气均为太阴，后半步的五气之主气为阳阴、客气为少阳。五者相合可以看出：①若论运，为主胜客（金克木），为逆，有清凉之气来临。②若论气，前半步为湿气盛，后半步属客胜主（火克金）为顺而燥化。③若以主运与前半步主客气相合而言，属气生运（土生金）为顺，有雨湿流行（土生金、金又生水）。若以客运与前半步气相合而言，属运克气（木克土）为逆。但客运少角为木不及，客主气太阴为湿土盛，故形成了湿土之气过盛而反侮其所不胜的风木，使气候有湿气流行之象。④若以主运与后半步主客气相合而言，主运与主气相合为同气（均属金），主运与客气合为气克运（火克金）。若以客运与后半步主客气相合而言，客运与主气相合为气克运（金克木）则为天刑，客运与客气相合为运生气（木生火）为逆。这样，也形成了金克木、木生火、火克金的“承乃制”的凉热相得之温和气候。

综合上述各条，本步前半步为湿气盛而后半步为温和之气候。最后一步即五步的主运为太羽、客运为太徵，五步的主气为太阳、客气为阳明。四者相合可以看出：①若论运，为主克客（水克火）为逆，水气较盛。②若论气，为客生主（金生水），母临子位，为顺，寒气较盛。③运气相合，主运与主气皆为水，客运与客气相合为运克气（火克金）为逆，气候较热，然客气之金虽受客运火的抑制，而主运与主气之水又来抑制其客运之火。

综合上述各条，本步的运气相合形成了火克金、金又生水、水又来克火之“承乃制”，但此处之“承乃制”与上述的“承乃制”并不完全相同。此处由于主运主气水的太过，虽属“承乃制”，但气候仍有寒气盛行之象。另外，本步之初尚有五气主气阳明和客气少阳的影响，使寒气盛行之程度可稍有缓减。

其他年份的分步运气相合及其气候特点，均可依法进行综合分步而获得。具体的各年分步的运气相合后的主运、客运和主气、客气详见表21~25所列。

这五个表中，上端的标目是以十干化运的五运、十二支化气的六气按十二地支顺序来排列的，左侧标目为运的五步，右侧标目为气的六步，所以参阅这些表时必须左右同时查看，以定其年其步的运气相合（从其交叉点上查看）。表中各年分步的运与气的位置是：左上为主运、左下为客运、右上为主气、右下为客气，如甲子年可从表21中查知其二步的主运少徵位于左上、客运少商位于左下，二步的主气少阴位于右上、客气厥阴位于右下；但左右参看，可看出在二步之末尚有右侧三气少阳、少阴的参合，因为一年中运分五步、气分六步，二者左右参看并不完全相齐。至于查出运气相合的具体内容后，其综合分析仍是以五行生克乘侮的理论原则为基础的，如前述例举，这里不再赘述。

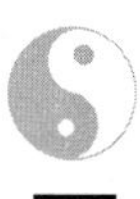

表21　甲己之岁的各年分步运气相合表

运的分步		甲 子午	己 丑未	甲 寅申	己 卯酉	甲 辰戌	己 巳亥	气的分步	
初运	主运	太角厥阴	少角厥阴	太角厥阴	少角厥阴	太角厥阴	少角厥阴	主气	初气
	客运	太宫太阳	少宫厥阴	太宫少阴	少宫太阴	太宫少阳	少宫阳阴	客气	
二运	主运	少徵少阴	太徵少阴	少徵少阴	太徵少阴	少徵少阴	太徵少阴	主气	二气
	客运	少商厥阴	太商 太阴 少阳	少商 太阴 少阳	太商 少阳 少阳	少商 阳明 少阳	太商 太阳 少阳	客气	
三运	主运	太宫少阳	少宫 少阳 太阴	太宫少阳	少宫阳明	太宫太阳	少宫厥阴	主气	三气
	客运	太羽 少阴 太阴	少羽太阳	太羽太阴	少羽太阴	太羽 太阴 厥阴	少羽太阴	客气	
四运	主运	少商太阴	太商少阳	少商阳明	太商太阳	少商阳明	太商少阴	主气	四气
	客运	少角阳明	太角 阳明 阳明	少角 阳明 太阳	太角 阳明 厥阴	少角少阴	太角阳明	客气	
终运	主运	太羽太阳	少羽太阳	太羽太阳	少羽太阳	太羽太阳	少羽 太阴 太阳	主气	五气
	客运	太徵阳明	少徵太阳	太徵厥阴	少徵少羽	太徵太阴	少徵少阳	客气	
								主气	终气
								客气	

表22　乙庚之岁的各年分步运气相合表

运的分步		乙丑未	庚寅申	乙卯酉	庚辰戌	乙巳亥	庚午子	气的分步	
初运	主运	太角厥阴	少角厥阴	太角厥阴	少角厥阴	太角厥阴	少角厥阴	主气	初气
	客运	少商厥阴	太商少阴	少商太阴	太商少阳	少商阳明	太商太阳	客气	
二运	主运	少徵少阴	太徵少阴	少徵少阴	太徵少阴	少徵少阴 太阳	太徵少阴	主气	二气
	客运	太羽少阴	少羽太阴	太羽少阳	少羽阳明	太羽少阳	少羽厥阴	客气	
三运	主运	太宫少阳	少宫少阳 少阳	太宫少阳	少宫少阳	太宫厥阴	少宫少阳	主气	三气
	客运	少角太阴 太阴	太角太阴	少角阳明 太阴	太角太阳 太阴	少角太阴	太角少阴 太阴	客气	
四运	主运	少商少阳	太商阳明	少商太阳	太商厥阴	少商少阴	太商太阴	主气	四气
	客运	太徵阳明	少徵阳明 太阳	太徵阳明	少徵阳明	太徵阳明	少徵阳明	客气	
终运	主运	太羽阳明 太阳	少羽太阳 太阳	太羽厥阴 太阳	少羽少阴 太阳	太羽太阴 太阳	少羽少阳 太阳	主气	五气
	客运	少宫太阳	太宫厥阴	少宫少阴	太宫太阴	少宫少阳	太宫阳明	客气	
								主气	终气
								客气	

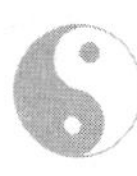

表23　丙辛之岁的各年分步运气相合表

运的分步		丙 寅申	辛 卯酉	丙 辰戌	辛 巳亥	丙 午子	辛 未丑	气的分步	
初运	主运	太角 厥阴 少阴	少角厥阴	太角厥阴	少角厥阴	太角厥阴	少角厥阴	主气	初气
	客运	太羽 少阴	少羽 太阴 少阴	太羽 少阳 少阴	少羽 阳明 少阴	太羽 太阳 少阴	少羽 厥阴 少阴	客气	
二运	主运	少徵太阴	太徵少阳	少徵阳明	太徵 太阳	少徵厥阴	太徵 少阴	主气	二气
	客运	少角少阳	太角少阳	少角少阳	太角 少阳	少角 少阳	太角 少阳	客气	
三运	主运	太宫 少阳	少宫 阳明	太宫 太阳	少宫 厥阴	太宫 少阴	少宫 太阴 太阴	主气	三气
	客运	太徵 太阴 阳明	太阴 少徵 太阳	太阳 太徵 厥明	少徵 太阴 少阴	太徵 太阴 太阴	少徵少阳	客气	
								主气	四气
四运	主运	少商阳明	太商阳阴	少商阳明	太商阳明	少商 阳明	太商阳明	客气	
	客运	少宫太阳	太宫厥阴	少宫少阴	太宫太阴	少宫 少阳	太宫阳明	主气	五气
								客气	
终运	主运	太羽太阳	少羽太阳	太羽太阳	少羽 太阳	太羽 太阳	少羽 太阳	主气	终气
	客运	太商 厥阴	少商少阴	少商太阴	太商少阳	太商阳明	少商太阳	客气	

表24　丁壬之岁的各年分步运气相合表

运的分步		丁 卯酉	壬 辰戌	丁 巳亥	壬 午子	丁 未丑	壬 申寅	气的分步	
初运	主运	少角厥阴	太角厥阴	少角厥阴	太角厥阴	少角厥阴	太角厥阴	主气	初气
	客运	少角太阴	太角少阳	少角阳明	太角太阳	少角厥阴	太角少阴	客气	
二运	主运	太徵少阴	少徵少阴	太徵少阴	少徵少阴	太徵少阴	少徵少阴	主气	二气
	客运	少阳 太徵少阳	阳明 少徵少阳	太阳 太徵少阳	厥阴 少徵少阳	少阴 太徵少阴	太阳 少徵少阳	客气 主气	三气
三运	主运	少宫阳明	太宫太阳	少宫厥阴	太宫少阴	少宫太阴	太宫少阴	客气	
	客运	少宫太阴	太宫太阳	少宫太阴	太宫太阳	少宫太阴	太宫太阴	主气	四气
四运	主运	太商太阳 阳明	少商厥阴	太商少阴	少商太阴	太商少阳	少商阳明	客气	
	客运	太商厥阴	阳明 少商少阴	太商阳明 太阴	少商阳明 少阳	阳明 太商阳明	少商阳明	主气 客气	五气
终运	主运	少羽太阳	太羽太阳	少羽太阳	太羽太阳	少羽太阳	太羽太阳	主气	终气
	客运	少羽少阴	太羽太阴	少羽少阳	太羽阳明	少羽太阳	太阳 太羽厥阴	客气	

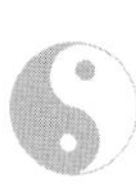

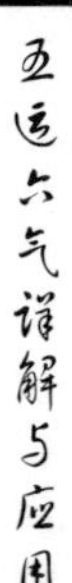

表25　戊癸之岁的各年分步运气相合表

运的分步		戊 辰戌	癸 巳亥	戊 午子	癸 未丑	戊 申寅	癸 酉卯	气的分步	
初运	主运	少角厥阴	太角厥阴	少角厥阴	太角厥阴	少角厥阴	太角厥阴	主气	初气
	客运	太徵少阳	少徵阳明	太徵太阳	少徵厥阴	太徵少阴	少徵太阴	客气	
二运	主运	太徵少阴	少徵少阴	太徵少阴	少徵少阴	太徵少阴	少徵少阴	主气 客气	二气
	客运	少宫阳明 少阳	太宫太阳	少宫厥阴	太宫少阴	少宫太阴	太宫少阳	主气	三气
三运	主运	少宫厥阴	太宫少阳 厥阴	少宫少阴 少阳	太宫少阳 太阴	少宫少阴 少阳	太宫少阳	客气	
	客运	太商太阴	少商太阴	太商太阴	少商太阴	太角太阴	少商阳明 太阴	主气	四气
四运	主运	少商少阴 阳明	少商少阴	太商太阴	少商少阳 阳明	太商阳明 阳明	少商太阳 阳明	客气	
	客运	太羽太阴	太羽阳明	少羽阳明	太羽阳明	少羽太阳	太羽厥阴	主气 客气	五气
终运	主运	太羽太阳	太羽太阴 太阳	少羽少阳 太阳	太羽太阳	少羽太阳	太羽太阳	主气	终气
	客运	少角少阳	少角少阳	太角阳明	少角太阳	太角厥阴	少角少阴	客气	

三、月和日的运气相合

年有天干和地支，天干化五运、地支化六气，依法相配而成年分步的运气相合。月和日也有天干和地支，所以同样也可以天干化运、地支化气来依法相配而成为月或日的运气相合。

在分步上，月的分步，我们的意见是可按三十天为一月来计算，则运的每步为六天，而气的每步得五天，这是因为运分五步、气分六步。日的分步可按昼夜十二个时辰（24个小时）来计

表26　甲子月分步的运气相合表

运占日期	运的分步		运气相合		气的分步		气占日期
1—6日	初	主运	太角	厥阴	主气	初	1—5日
	运	客运	太宫	太阳	客气	气	
7—12日	二	主运	少徵	少阴	主气	二	6—10日
	运	客运	少商	厥阴	客气	气	
13—18日	三	主运	太宫	少阴 少阴	主气	三	11—15日
	运	客运	太羽	太阴	客气	气	
19—24日	四	主运	少商	太阴	主气	四	16—20日
	运	客运	少角	阳明 少阳	客气	气	
25—30日	终	主运	太羽	太阳	主气	五	21—25日
					客气	气	
	运	客运	太徵	阳明	主气	终	26—30日
					客气	气	

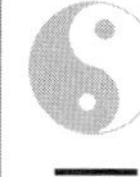

算，则运的每步各得二又五分之二个时辰（4时48分），而气的每步各得两个时辰（4个小时）。

月和日的运气相合的配合及其分析，均与前面年分步的运气相合相同。若以甲子月和甲子日为例，其具体的运气相合如表26、27所列。其他月和日的运气相合也类推，可依法相配。

表27　甲子日分步的运气相合表

运占时辰（时数）	运的分步		运气相合		气的分步		气占时辰（时数）
子—寅初三刻多10分（23点至3点48分钟）	初	主运	太角	厥阴	主气	初	子丑（23点至3点）
	运	客运	太宫	太阳	客气	气	
寅初三刻多10分—辰正二刻多20分（3点48分至8点36分）	二	主运	少徵	少阴	主气	二	寅卯（3点至7点）
	运	客运	少商	厥阴	客气	气	
辰正二刻多20分—未初一刻多30分（8点36分至13点24分）	三	主运	太宫	少阳 少阴	主气	三	辰巳（7点至11点）
	运	客运	太羽	太阴	客气	气	
未初一刻多30分—酉正一刻少20分（13点24分至18点12分）	四	主运	少商	太阴	主气	四	午未（11点至15点）
	运	客运	少角	太阴	客气	气	
酉正一刻少20分—亥（18点12分至23点）	终	主运	太羽	阳明	主气	五	申酉（15点至19点）
	运	客运	太徵	少阳	客气	气	
				太阳	主气	终	戌亥（19点于23点）
				阳明	客气	气	

这两个表的列法和所列内容，与前面表21~25基本类似，只是这两个表在两侧增加了月（日）的每步所占日期（时辰）数一栏；另外，前面的五个表是各年分步运气相合的综列，而此二表

仅以甲子月或甲子日为例列出了单一月或单一日的运气相合，故这两个表的运气相合一栏中显得少而单纯。参看这两个表时，也是左右参照着看，即运与气同时参看进行分析。表27中，左侧的时辰数如“寅初三刻”、“辰正二刻”、“未初一刻”、“酉正一刻”等，其时辰的划分及其涵义，可参考前面五运交司时刻中有关部分，它是将一个时辰的八刻二十分（一刻分为六十分）分成前后各半，前一半的前十分称“初初刻”、前一半的前一刻称“初一刻”、前一半的二刻称“初二刻”、前一半的三刻称“初三刻”、前一半的四刻称“初四刻”，后一半的前十分称“正初刻”、后一半的前一刻称“正一刻”、后一半的二刻称“正二刻”、后一半的三刻称“正三刻”、后一半的四刻称“正四刻”。

以上，我们分述了五行、干支甲子、五运、六气和运气相合五个方面的内容，这些都主要用于推测年、月、日的气候常变和异变。人生存于气交之中，与外在环境（包括气候在内）是相统一的，气候之变化必然会影响到人体。一般地说，气候的常变，人体尚可以适应，在一定程度上还是有益的；但气候的异变，特别是气候的剧变常会致人发生某些疾病，尤其是体质较弱的人。为此，我们在预测和分析气候常变异变的同时，还要进一步根据古人的一些经验做好这方面疾病的预防和治疗。以下，我们就运气的发病及其治疗法则、药物配伍等概括地加以叙述。

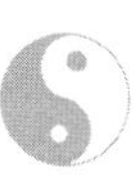

第六章　运气学说在医学上的运用

运气学说在医学上的应用大致不外以下两个方面：①运用运气学说来分析和推测气候的变化及其对疾病发病的影响；②根据某一时期如年份、年分步、月分步等气候变化的特点估计某些疾病发病和流行的大致情况，并参考其发病和流行趋势采用相应的防治方法。关于运用运气学说来分析和推测气候的变化，已如前述。现仅就五运与发病、六气与发病，以及治疗方法和用药原则等，概括地加以叙述。

气候有常变和异变，常变是指每年气候有规律的变化，主要由每年的主运主气所决定；异变是指每年和各年气候的特殊变化，主要由客运客气加临所决定。这两种气候变化一般地说，它们对人体的发病均有影响。但前者影响轻微，多属一般性的发病；而后者影响重大，多属一些特殊性的发病。例如从五运的主运发病来说，按前面所述，运每年分为五步：初运为木、为风、为春，在人体为肝；二运为火、为热、为夏，在人体为心；三运为土、为湿、为长夏，在人体为脾；四运为金、为燥、为秋，在人体为肺；终运为水、为寒、为冬，在人体为肾。因此，在春季肝病较为多见，在夏季心病较为多见，在长夏脾胃病较为多见，在秋季肺系病较为多见，在冬季则伤寒、寒痹等寒性病证较为多见。又如从六气的主气发病来说，按前面我们所说的一年中气分六步：初气为厥阴风木、为初春，在人体为肝，故疾病中肝病较多；二气为少阴君火之热气、为暮春初夏，在人体为心，故在疾病中心脏病较多；三气为少阳相火之火气、为夏季，故发病中心脏病和暑病较多；四气为太阴湿土、为暮夏初秋，在人体为脾，故在疾病中脾之病较多；五气为阳明燥金、为秋冬之间，在人体为肺，故在疾病中肺病较多见；终气为太阳寒水、为严冬，在人体为肾，故在疾病中伤寒、寒痹等较多见。这就是主运主气与发病的一般规律。下面要着重论述关于客运的太过不及和客气的盛衰以及客主加临的特殊气候变化的发病及其治疗方法和用药原则。

一、五运的太过不及和六气的盛衰与发病

人生存于气交之中，外在气候的变化必然对人体健康有一定影响。因此，五运的太过不及、六气的盛衰以及运气相合后的相助被抑来复等，都有可能影响人的正常活动功能或致使某些疾病的发生与加重。其影响与致病途径，一般地说不外气候作用于相应本脏而发病，气候作用于所胜脏而发病，气候作用于脏之后引起所胜或本气之子的复气来临而发病，气候作用于体表、经脉、脏腑的表里关系而发病。这些发病及其轻重和证候差异，主要决定于五运六气之属性、运气生化克制关系和人体素质等。例如：运的土湿太过，则影响本脏脾的功能而发为本脏湿盛腹泻等症；土湿过盛，土克水，土湿伤肾阳而发为肾阳不足的小便不利、水湿泛滥等症。但水之子为木，木能克土，故在一定条件下水之子木又来复，对所胜之土湿进行报复而加以克制，从而又可发生脾的病证（如肝阳上亢之脾不健运等）。又如运的寒水太过，寒水袭表而发为表寒证，进而发为太阳经脉病变，进而由经脉传入本腑而发为膀胱蓄水、蓄血之腑证，进而脏腑表里相传，即由太阳膀胱传入少阴肾而发为少阴寒化证等病变。现就运气与发病关系分述如下：

（一）运的太过不及与发病

运有平气与太过不及之分。一般地说，平气影响较小，但也可发病，如敷和之纪（木运之平）的“里急支满”、升明之纪

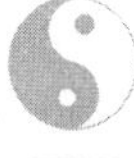

（火运之平）的“瞤瘛”、备化之纪（土运之平）的“痞”、审平之纪（金运之平）的“咳”、静顺之纪（水运之平）的“厥”等。而运的太过不及属于气候异变，故对人的某些疾病的发生和流行影响较大。例如：

（1）木运太过，则风气流行。若本脏患病，多有易怒、眩晕、胁痛、吐甚等症。若木气太过而脾土受邪（木克土），则人多患飧泄、食减、体重无力、烦闷、肠鸣、腹支满等症。但若至秋令，土之子金乘其盛而来复之，则又可伤肝而肝反病。木运不及，肝气不足，本脏多有胁肋小腹疼痛等症。木气不及，则燥气（金气）流行，所不胜之金气迫凌刚木（金克木），故人多患中气清冷、肠鸣、溏泄等症（肝木本已不及，又有金气迫凌，则其子之火气也微弱而不足以温煦脾土）。木气不足，其所不胜之金可乘而制之，但胜之下必有负，故木之子火又可乘金之虚而复之（如春天木气不及而金气乘之，但至春夏之交火气当令时，则火又来克金，此所谓“孤虚旺相”之理），出现炎暑流火，人多患寒热、疮疡、疿疹、痈痤等疾病，以及咳嗽、流涕等肺金被克之症。

（2）火运太过，则炎暑流行。若本脏患病，则多有胸中痛、胁支满、胁痛，膺背肩胛间痛、两臂内痛、身热暑痛（火亢伤水），以至热流周身而发为浸淫疮。若肺金受邪（火克金），则多患病疟（热留腠理）、少气、咳喘，如肺之阳络受伤则血溢于上而吐血、衄血，肺之阴络受伤则血泄注于下而便血、尿血等。若火盛伤金进而灼劫肾阴（金生水，金伤则不能生水），则有嗌燥、耳聋、中热、肩背热痛等症。若至冬令，金之子水气盛而来复之，则又可伤心而心反病。火运不及，若本脏患病，可有昏惑健忘（火不足而心神溃）等症。若所不胜的水气来乘（水克火），则寒气流行，人多患胸中痛、胁支满、两胁痛、膺背肩胛间痛、两臂内痛、郁冒朦昧（眼花眩晕）、心痛、暴喑、胸腹大、胁下与腰背相引为痛，甚则屈不能伸、髋髀如别等症。火不足，水来乘而制之（水克火）。但火之子土又可乘水之虚而复之（如夏季火气不及而水气乘之，但到长夏湿土之气当令时，则土又来克水），人患鹜溏、腹满、食饮不下、寒中肠鸣、泄注腹痛、痉挛痿痹、足不任身等症。

⑶ 土运太过，则雨湿流行。若本脏受邪，则多有肌萎、足痿、行善瘈（战栗挛痛）、脚下痛、饮发、中满、食减（脾湿过盛不能输布水津而发为饮，不能运化则中满食减）、四肢不举等症。若肾水受邪（土克水），则多有腹痛、清厥（厥冷）、意不乐（肾藏志，志不舒则忧郁不乐）、体重烦冤（肾乃气血之生源，人之行动有赖于气温、血濡，今肾水受邪，气血之源不足，气不足则体重而行动不便，阴血不足不能济阳则阳亢而烦冤）。若至春令，水之子木气盛而来复之，则可伤脾而脾反病。岁土不及，本脏患病多有留满否塞等症。若所不胜的风木之气相乘（木克土），则人多患飧泄、霍乱、体重、腹痛、筋骨繇复（风胜燥化伤津而筋骨失养，故筋骨摇动）、肌肉瞤酸（肌肉跳动酸痛）、善怒、病寒中等症。岁土不足，木来乘而制之（木克土），但土之子金又可乘木之虚而复之（如在长夏，土气不及，则木气来乘，但到秋季金气当令时，则金又来克木），故有胸胁暴痛而下引少腹、善太息（呼气多吸气少而长出气）、食少失味等症。

⑷ 金运太过，则燥气流行，若本脏受邪，多有喘咳逆气、肩背痛、尻阴股膝髀腨胻皆病（金病，不能生水，致肾阴不足，故尻阴股膝以下皆病）等。若肝木受邪（金克木），则多有两胁满痛引少腹、目赤病、眦疡、耳无所闻，以至体重烦冤、胸痛引背、胠胁痛不可反侧。若至夏令，木之子火气盛而来复之，则可伤肺而肺反病（如咳逆甚而血溢）。岁金不及，若本脏受邪，可有咳喘等症。若所不胜的火气相乘（火克金），则人多患肩背瞀重（闷重）、鼽嚏（鼻塞流涕者为鼽）、血便注下（火迫血下注）

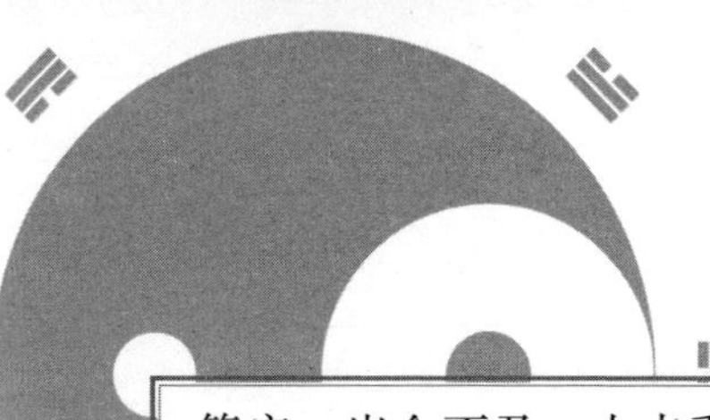

等症。岁金不及，火来乘而制之（火克金），但金之子水又乘火虚而来复之（如在秋季，当金运不及时，则火气来乘，至冬季水气当令时，则水又来克火），出现口疮、心痛等症。

（5）水运太过，则寒气流行。若本脏受邪，则可有腹大胫肿、喘咳、寝汗出憎风（水邪泛滥，土不能制水，则腹大胫肿；水气上逆，则喘咳；太阳之气生于水而主表，今水泛则源竭，使太阳之气无从资生，致表阳虚而汗出憎风）。若邪害心火（水克火），则多有身热、烦心、躁悸、阴厥、上下中寒、谵妄心痛（寒气上乘迫心气而外炎，则身热、烦心；水火不交，则躁悸；阴寒盛，而厥逆于上；水寒之气过盛，则三焦火衰，故上、中、下寒；心神不宁，则谵妄）。若至长夏，火之子土气盛而来复之，则湿邪可伤肾而肾反病。岁水不及，本脏可发干燥枯槁等症。若所不胜的土气相乘（土克水），则人多患腹满、身重、濡泄、寒疡流水、腰骨痛发、腘腨股膝不便、烦冤、足痿、清厥、脚下痛，甚则胕肿等。岁水不及，土湿之气乘而制之（土克水），但水之子木又乘土之虚而复之（如冬季，水气不及，则土气乘之，但当春季木气当令时，则木又来克土），疾病多有面色时变，筋骨并辟、肉瞤瘛、目视䀮䀮、肌肉疹发、气并膈中、痛于心腹（肝气动，则面色时变；并者，拘挛，辟者，刑伤也；䀮䀮者，目不明也；肝气发于外，则肌肉风疹；肝气发于中，则痛于心腹）等症。

从上述看出，运的太过或不及，都有胜气（太过之本气或不及之所不胜之气）、所伤之气（太过的我克之气或不及的克我之气）和复气（太过的所胜之子气或不及的本气之子气）三者。此三者皆可使人体发病。其发病规律与五行生克关系有关，其发病情况又与人体的素质有关，因而在发病的脏腑和病症上也各不相同。概括言之，其发病不外有本脏自病、所胜他脏之病和复气所伤本脏或他脏之病。兹列表分述于后，如表28、29。

表28　五运太过不及的胜复表

胜复	太过					不及				
	木	火	土	金	水	木	火	土	金	水
胜气	木	火	土	金	水	金	水	木	火	土
	(本气)	(本气)	(本气)	(本气)	(本气)	(克我)	(克我)	(克我)	(克我)	(克我)
所伤之气	土	金	水	木	火	木	火	土	金	水
	(我克)	(我克)	(我克)	(我克)	(我克)	(本气)	(本气)	(本气)	(本气)	(本气)
复气	金	水	木	火	土	火	土	金	水	木
	(克我)	(克我)	(克我)	(克我)	(克我)	(我生)	(我生)	(我生)	(我生)	(我生)

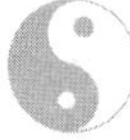

上述发病内容可参阅《素问·气交变大论》、《素问·五常政大论》中有关部分。从中可看出有关运的发病主要有三个方面，因为运有太过不及，从而产生了胜复之气，太过者则气胜，胜若无制，则伤害甚；不及者则气衰，衰若无复，则心败乱。如木胜肝强，必伤脾土，肝胜不已，燥必复之，则肝伤亦自病；如木衰肝弱，必有燥胜伤肝，燥胜不已，火必复之，则肺受邪而反自病。其他脏腑之强弱胜复及所病亦然，此发病规律虽以发运而言，然而年的分步的运太过不及亦然。

关于复气之说，有认为甲丙戊庚壬阳年为太过，无复；而乙丁己辛癸阴年为不及，有复。我们认为，不及之运有复气，而太过之运也有复气。如《素问·五常政大论》中就说过："发生之纪不务其德，则收气复……"，此言木气太过不已，胜之下必有负，到一定时令，则秋金之气来复。这说明太过之运也有复气，只是太过之运的复气为五行承制规律之复气，而不及之运的复气

表29　五运太过不及的本脏、所胜他脏和复气所伤发病表

五运	太过			不及		
	本脏自病	所胜他脏之病	复气所伤之病	本脏自病	所胜他脏之病	复气所伤之病
木	易怒、眩晕、胁痛、吐甚等	飧泄、食减、体重无力、烦闷、肠鸣、腹支满等	肝又受邪而自病	胁肋小腹疼痛等	中气清冷、肠鸣溏泄等	寒热、疮疡、痱疹痈痤、咳嗽、流涕等
火	胸中痛、胁支满、胁痛、膺背肩胛间痛、两臂内痛、身热骨痛、浸淫疮等	病疟、少气、咳喘、血溢于上或血注于下而吐血、衄血、尿血、便血,嗌燥、耳聋、中热、肩背热等	心又受邪而自病	昏惑健忘等	胸中痛、胁支满、两胁痛、膺背肩胛间痛、两臂内痛、郁冒朦昧、心痛、暴喑、胸腹大、胁下与腰背相引而痛、屈不能伸、髋髀如别等	鹜溏、腹满、食饮不下、寒中、肠鸣、泄注腹痛、痉挛、痿痹、足不任身等
土	肌痿、足痿、行善瘈、脚下痛、饮发、中满食减、四肢不举、腹满、溏泄、肠鸣等	腹痛、清厥、意不乐、体重烦冤等	脾又受伤而自病	留满否寒、寒湿、疮痛等	飧泄、霍乱、体重、腹痛、筋骨繇复、肌肉瞤酸、寒中、善怒等	胸协暴痛下引少腹、善太息、食少失味等

续表

五运	太过			不及		
	本脏自病	所胜他脏之病	复气所伤之病	本脏自病	所胜他脏之病	复气所伤之病
金	喘咳逆气、肩背痛、尻阴股膝髀腨骱皆病等	两胁满痛引少腹、目赤痛、眦疡、耳无所闻、体重烦冤、胸痛引背、胠胁痛不可反侧等	肺又受邪而反自病，咳逆甚而血溢	咳喘等症	肩背瞀重、鼽嚏、血便注下等	口疮、心痛等
水	腹大胫肿、喘咳、寝汗出憎风等	身热、烦心、躁悸、阴厥、上下中寒、谵妄心痛等	肾又受伤而反自病	燥槁癃闭等	腹满、身重、濡泄、寒疡流水、腰骨痛发、腘腨股膝不便、烦冤、足痿、清厥、脚下痛、胕肿、痿厥等	面色时变、筋骨并辟、肉瞤瘛，目视𥉂𥉂、肌肉疹发、气并膈中、痛于心腹等

为子为母报复之复气，此二者虽一为承制、一为报复，但它们均应属复气之列。

（二）气的发病及其治法

气有司天在泉及其阴阳属性的不同，而且它们逐年轮转，形成了气候上的偏盛偏衰，从而也影响人体可发为某些疾病。其致病规律仍是以五行生克理论为基础，其发病类型主要取决于六气的司天、在泉、客胜、主胜、胜气、复气和运气相合等不同情

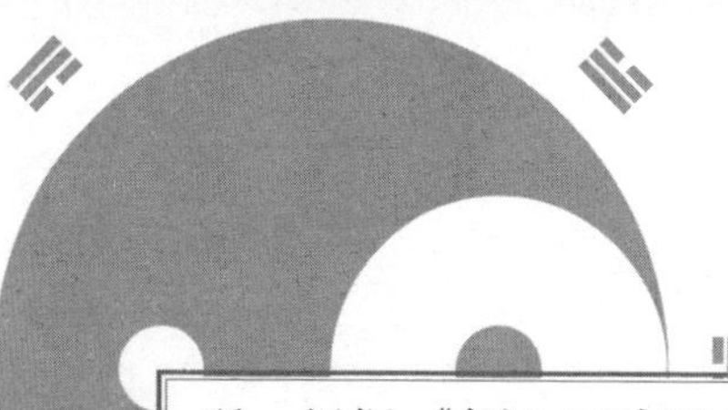

况。根据《素问·至真要大论》、《素问·六元正纪大论》中有关气的发病和治药的论述，我们进行了综合并分列于表30~33。另外，在《素问·五常政大论》、《素问·至真要大论》中还有脏气上从的发病和邪气反胜之治，该两部分内容因其有证无治或有治无证，故未列出。至于上述运的太过不及之发病虽然也无治法而我们却全部列出者，乃因《内经》中它们全属有证无治，读者可自揣耳！

为使读者对表中所列病证及其治药有所了解，下面根据我们粗浅的认识作一简要说明：

在表30中，巳亥之岁，厥阴司天，厥阴属风木之气，故风气淫胜；风木所胜者为土，而土之在脏属脾。所以，风木淫胜则脾土受邪而发为胃脘当心而痛、上支两胁、膈咽不通、饮食不下、舌本强、食则呕、冷泻腹胀等肝脾病证（包括肝脾之经脉所过处之病变）。治法上，一般分“平”和“治”，因天气在外、地气在内，司天之气为淫胜于外而在泉之气淫胜胜于内。故在治法上，对司天之气胜的用“平”，平其上而使之下；而对在泉之气胜的用“治”，治其内而使之外，这是对于六气过胜之治法总则。因此，对厥阴司天的风气淫胜于外所致的以上病证则平以辛凉，辛为肺金之味、凉为肺金之气，以辛凉扶肺金以制肝木之胜；其佐以甘苦者，甘入脾以生肺金，苦为心火之味，火能克金，以防辛之太过。所以甘缓之者，因肝苦急，急食甘以缓之，且有食气入胃能淫精于肝之意；以酸泻之者，因酸为肝木之本味，酸主收敛，故用酸敛肝木之过亢以达其疏泄之本性。厥阴司天，则少阳在泉，少阳属火，火气淫胜而伤及气分则注白，伤及血分则注赤；热在下焦，则溺赤、血便等。在治法上，因火气淫胜于内，故治以咸冷，咸为水之味、冷为水之性，水能克火，以咸冷制其淫胜之火气。所以佐以苦辛者，苦能泄、辛能散，以苦辛泄散淫胜于内之火；以酸收之者，酸乃木味，木生火，以酸收之使火归

表30　三阴三阳司天在泉的发病及其治法

岁支	司天在泉	三阴三阳	六气	相应脏腑	所胜脏腑	发病	治法
巳亥	司天	厥阴	风	肝	脾	风淫所胜，病多有胃脘当心而痛、上支两胁、膈咽不通、饮食不下、舌本强、食则呕、冷泄、腹胀、溏泄、瘕水闭等	风淫所胜，平以辛凉，佐以甘苦，以甘缓之，以酸泻之
	在泉	少阳	火	胆	肺	火淫所胜，病多有注泄赤白、少腹痛、溺赤、便血等	火淫于内，治以咸冷，佐以苦辛，以酸收之，以苦发之
子午	司天	少阴	热	心	肺	热淫所胜，病多有胸中烦热嗌干、右胠痛、皮肤痛、寒热咳喘、唾血、血泄、鼽衄、嚏呕溺色变、疮疡胕肿、肩背臂臑及缺盆中痛、心痛、肺䐜胀、腹大满、膨膨而喘咳等	热淫所胜平以咸寒，佐以苦甘，以酸收之
	在泉	阳明	燥	肺胃	肝肾	燥淫所胜，病多有喜呕、呕有苦、善太息，心胁痛不能反侧、嗌干面尘、身无膏泽、足外热等	燥淫于内，治以苦温，佐以甘辛，以苦下之
丑未	司天	太阴	湿	脾	肾	湿淫所胜，病多有胕肿、骨痛阴痹、腰脊头项痛、时眩、大便难、饥不欲食、咳唾则有血、心如悬等	湿淫所胜，平以苦热，佐以酸辛以苦燥之，以淡泄之，湿上甚而热，治以苦温，佐以甘辛，以三干为固而止
	在泉	太阳	寒	膀胱（肾）	心	寒淫所胜，病多有少腹控睾，引腰脊，上冲心痛、血见、嗌痛、颔肿等	寒淫于内，治以甘热，佐以苦辛以咸泻之，以辛润之，以苦坚之

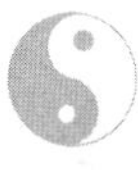

续表

岁支	司天 在泉	三阴 三阳	六气	相应 脏腑	所胜 脏腑	发病	治法
寅申	司天	少阳	火	胆	肺	火淫所胜，病多有头痛，发热、恶寒而疟，热上皮肤痛、色变黄赤、身面胕肿、腹满仰息、泄注赤白、疮疡、咳唾血、烦心胸中热、鼽衄等	火淫所胜，平以咸冷，佐以苦甘，以酸收之，以苦发之，以酸复之
	在泉	厥阴	风	肝	脾	风淫所胜，病多有洒洒振寒、善呻、数欠、心痛支满、而胁里急、饮食不下，鬲咽不通食则呕、腹胀善噫，得后与气则快然，如衰、身体皆重等	风淫于内，治以辛凉、佐以苦甘，以甘缓之，以辛散之
卯酉	司天	阳明	燥	肺胃	肝肾	燥淫所胜，病多有左胠胁痛、寒清于中、感而疟、咳、腹中鸣、注泄鹜溏、心胁暴痛不可反侧、嗌干、面尘、腰痛、男子癞疝、女子小腹痛、目昧眦疡、疮痤痈等	燥淫所胜，平以苦温，佐以酸辛，以苦下之
	在泉	少阴	热	心	肺	热注所胜，病多有腹中常鸣、气上冲胸、喘不能久立、寒热皮肤痛、目瞑齿痛䪼肿、恶寒发热如疟，少阴中痛、腹大等	热淫于内，治以咸寒，佐以苦甘，以酸收之，以苦发之
辰戌	司天	太阳	寒	膀胱 （肾）	心	寒淫所胜，病多有痈疡、厥心痛、呕血、血泄、鼽衄、善悲、时眩仆、胸腹满、手热肘挛腋肿、心澹澹大动、胸胁胃脘不安、面黄目赤、善噫嗌干、色炲渴而欲饮等	寒淫所胜，平以辛热，佐以甘苦，以咸泻之
	在泉	太阴	湿	脾	肾	湿淫所胜，病多有饮积心痛、耳聋浑浑焞焞、嗌肿喉痹、阴病见血、少腹痛肿、不得小便、病冲头痛、目似说、项似拔、腰似折、髀不可以曲、腘如结、腨如裂等	湿淫于内，治以苦热，佐以酸淡，以苦燥之，以淡泄之

表31　三阴三阳司天在泉客胜主胜的发病及其治法

三阴三阳	客胜主胜	司天	在泉	治法
厥阴	客胜	耳鸣、掉眩、甚则咳等	大关节不利，内为痉强拘瘛而外为不便等	以辛补之，以酸泻之，以甘缓之
	主胜	胸胁痛、舌难以言等	筋骨繇并，腰腹时痛等	其泻以酸，其补以辛
少阴	客胜	鼽嚏、颈项强、肩背瞀热、头痛少气、发热、耳聋目瞑，甚则胕肿、血溢、疮疡、咳喘等	腰痛尻股膝髀腨胻足病瞀热以酸、胕肿不能久立，溲便变等	以咸补之，以甘泻之，以咸(酸)收之
	主胜	心热烦躁，甚则胁痛支满等	厥气上行，心痛发热，鬲中，众痹皆作，发于胠胁，魄汗不藏，四逆而起	其泻以甘，其补以咸
太阴	客胜	首面胕肿、呼吸气喘等	足痿下重、便溲不时，湿客下焦发而濡泻，及为肿隐曲之疾等	以甘补之，以苦泻之，以甘缓之
	主胜	胸腹满、食已而瞀等	寒气逆满、食饮不下，甚则为疝等	其泻以苦，其补以甘
少阳	客胜	丹胗外发，及为丹熛疮疡，呕逆喉痹、头痛嗌肿、耳聋血溢，内为瘛瘲等	腰腹痛而恶寒，甚则下白溺白等	以咸补之，以甘泻之，以咸软之
	主胜	胸满咳仰息，甚而有血、手热等	热反上行而客于心，心痛发热、格中而呕等	其泻以甘，其补以咸
阳明	客胜	清复内余，则咳血嗌塞，心鬲中热等	清气动下，少腹坚满而数便泻等	以酸补之，以辛泻之，以苦泄之
	主胜		腰重腹痛、少腹生寒、下为鹜溏，则寒厥于肠、上冲胸中，甚则喘不能久立等	其泻以辛，其补以酸
太阳	客胜	胸中不利、出清涕，感寒则咳等	寒复内余，则腰尻痛、屈伸不利、股胫足膝中痛等	以苦补之，以咸泻之，以苦坚之，以辛润之
	主胜	喉嗌中鸣等		其泻以咸，其补以苦

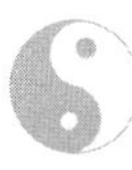

表32　三阴三阳六气胜复的发病及其治法

三阴三阳	六气	胜复	发病	治法
厥阴	风气	胜气	耳鸣头眩、愦愦欲吐、胃鬲如寒、胠胁气并、化而为热,小便黄赤、胃脘当心而痛、上支两胁、肠鸣飧泄、少腹痛、注下赤白,甚则呕吐、咽鬲不通等	治以甘清,佐以苦辛,以酸泻之
		复气	少腹坚满、里急暴痛、厥心痛汗发、呕吐、饮食不入,入而复出,筋骨掉眩清厥,甚则入脾,食痹而吐等	治以酸寒,佐以甘辛，以酸泻之,以甘缓之
少阴	热气	胜气	心下热、善饥、脐下反动、呕逆躁烦、腹满痛、溏泄,传为赤沃等	治以辛寒,佐以苦咸,以甘泻之
		复气	烦躁鼽嚏、少腹绞痛、嗌燥、分注时止、咳皮肤痛、暴喑、心痛郁冒不知人,洒淅恶寒、振慄谵妄寒已而热、渴而欲饮、少气骨痿、膈肠不便、外为浮肿、哕噫、病疿胗疮疡、痈疽痤痔,甚则入肺咳而鼻渊等	治以咸寒,佐以苦辛，以甘泻之，以酸收之,以苦发之,以咸软之
太阴	湿气	胜气	火气内郁,疮疡于中,流散于外,病在胠胁,甚则心痛、热格、头痛、喉痹、项强,痛留顶,互引眉间,胃满、少腹满,腰脽重强,内不便、善注泄、足下温、头重、足胫胕肿,饮发于中,胕肿于上等	治以咸热,佐以辛甘,以苦泻之
		复气	体重中满、饮食不化、阴气上厥、胸中不便、饮发于中、咳喘有声、头顶痛重而掉瘛尤甚、呕而密默、唾吐清液,甚则入肾窍泻无度等	治以苦热,佐以酸辛，以苦泻之,燥之泻之
少阳	火气	胜气	热客于胃,烦心、心痛、目赤、欲呕、呕酸、善饥、耳痛、溺赤、善惊谵妄,暴热消烁,少腹痛、下沃赤白等	治以辛寒,佐以甘咸,以甘泻之
		复气	惊瘛咳衄、心热烦躁、便数憎风,面如浮埃、目乃瞤瘛、口糜呕逆、血溢血泄,发而为疟,恶寒鼓慄、寒极反热,嗌焦槁、渴饮水浆、色变黄赤、少气脉萎,化而为水,传为胕肿,甚则入肺,咳而血泄等	治以咸冷,佐以苦辛,以咸软之,以酸收之,以苦发之
阳明	燥气	胜气	清发于中,左胠胁痛、溏泄,内为嗌塞,外发㿗疝,胸中不便,嗌塞而咳等	治以酸温,佐以辛甘,以苦泄之
		复气	病生胠胁,善太息,甚则心痛、否满腹胀而泄、呕苦咳哕、烦心,病在鬲中,头痛、甚则入肝,惊骇筋挛等	治以辛温,佐以苦甘, 以苦泄之,以苦下之,以酸补之
太阳	寒气	胜气	痔疟发,寒厥入胃则内生心痛,阴中乃疡、隐曲不利,互引阴股、筋肉拘苛、血脉凝泣、络满色变,或为血泄,皮肤否肿、腹满食减,热反上行、头项囟顶脑户中痛、目如脱、濡泻等	治以甘热,佐以辛酸,以咸泻之
		复气	心胃生寒、胸中不利、心痛否满、头痛善悲、时眩仆,食减,腰脽反痛、屈身不便,少腹控睾,引腰脊,上冲心,唾出清水,及为哕噫,甚则入心,善忘善悲等	治以咸热,佐以甘辛,以苦坚之

表33 六十年运气病治表

岁支	年干	司天	中运	在泉	发病								治法与用药			
					中运	司天在泉							十年	司天	中运	在泉
						十年	初气	二气	三气	四气	五气	终气				
辰戌	壬	太阳	太角木	太阴	眩掉目瞑	寒湿发、肌萎、足萎不收，濡泻、血溢	病温身热头痛呕吐肌腠疮疡	气郁中满	病寒反热中、痈疽注下心热瞀闷	大热少气肌足萎注下赤白		惨凄	宜苦以燥之温之,若同寒湿者燥热化异寒湿者燥湿化	苦温	酸和	甘温
	戊	太阳	太徵火	太阴	热郁									苦热	甘和	甘温
	甲	太阳	太宫土	太阴	病湿下重									苦温	苦温	苦温
	庚	太阳	太商金	太阴	病燥、背瞀胸满									苦热	辛温	甘热
	丙	太阳	太羽水	太阴	病大寒留于溪谷									苦热	咸温	甘热
卯酉	丁	阳明	少角木	少阴		咳，嗌塞寒热发暴振栗癃闷、善眠、鼽衄嚏欠呕、小便黄赤甚则淋	中热胀、面目浮肿	疫厉	寒热	暴仆振栗谵妄少气嗌干引饮心痛痈肿疮疡疟寒骨萎血便		病温	宜以咸以苦以辛汗之清之散之。同热者多无化同清者多地化	苦小温	辛和	咸寒
	癸	阳明	少徵火	少阴										苦小温	咸温	咸寒
	己	阳明	少宫土	少阴										苦小温	甘和	咸寒
	乙	阳明	少商金	少阴										苦小温	苦和	咸寒
	辛	阳明	少羽水	少阴										苦小温	苦和	咸寒

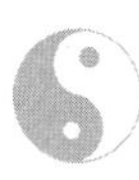

续表

岁支	年干	司天	中运	在泉	发病								治法与用药			
					中运	司天在泉							十年	司天	中运	在泉
						十年	初气	二气	三气	四气	五气	终气				
寅申	壬	少阳	太角木	厥阴	掉眩支胁惊骇	寒中、疮疡、泄满寒热疟泄聋嗽瞑、呕吐,上佛肿色变	血溢目赤咳逆头痛血崩胁满肤腠中疮	咳逆呕吐、疮发于中胸嗌不利头痛身热皆愦脓疮	聋瞑血溢脓疮咳呕鼽衄咳嚏欠、喉痹目赤	病满身重		关闭不禁心痛阳气不藏而欬	宜咸宜辛宜酸渗之泄之渍之发之同风热者寒化异风热者少寒化	咸寒	酸和	辛凉
	戊	少阳	太徵火	厥阴	热郁、血溢血泄、心痛									咸寒	甘和	辛凉
	甲	少阳	太宫土	厥阴	体重、胕肿、痞饮									咸寒	咸和	辛凉
	庚	少阳	太商金	厥阴	病肩背胸中									咸寒	辛温	辛凉
	丙	少阳	太羽水	厥阴	寒,浮肿									咸寒	咸温	辛凉
丑未	丁	太阳	少角木	太阳		寒湿腹满身膹愤、□肿、痞逆、寒厥拘急	血溢经络拘强、关节不利身重足痿	温厉大行	身重胕肿胸腹满	腠理热血暴溢疟心腹满热胪胀甚则胕肿	病皮腠	关节禁固腰椎痛	宜以苦燥之温之,甚者发之泄之同寒者以热化同湿者以燥化	苦温	辛温	甘热
	癸	太阴	少徵火	太阳										苦温	咸温	甘热
	己	太阴	少宫土	太阳										苦热	甘和	甘热
	乙	太阴	少商金	太阳										苦热	酸和	甘热
	辛	太阴	少羽水	太阳										苦热	苦和	苦热

续表

岁支	年干	司天	中运	在泉	发病								治法与用药			
					中运	司天在泉							十年	司天	中运	在泉
						十年	初气	二气	三气	四气	五气	终气				
子午	壬	少阴	太角木	阳明	支满	热病生于上,清病生于下,寒热争于中,病发欬喘血溢、血泄鼽嚏,目赤眦疡寒厥入胃,心痛腰痛腹大,嗌于肿上	关节禁固腰睢痛、中外疮疡	病淋目瞑目赤气郁于上而热	气厥心痛寒热更作欬喘目赤	寒热嗌干黄瘅鼽衄饮发	病温	肿于上咳喘、血溢,病生皮腠,内舍于胁下连少腹而作寒中	宜咸而而之以调其上,甚则以苦发之以酸收之以安其下甚则以苦泄之,若同天气者以寒清化同地气者以温热化	咸寒	酸凉	酸温
	戊	少阴	太徵火	阳明	上热血溢									咸寒	甘寒	酸温
	甲	少阴	太宫土	阳明	中满身重									咸寒	苦热	酸热
	庚	少阴	太商金	阳明	下清									咸寒	辛温	酸温
	丙	少阴	太羽水	阳明	寒下									咸寒	咸寒	酸温
巳亥	丁	厥阴	少角木	少阳		热病行于下,风病行于上,风燥胜复形于中	病寒于右之下	热于中	泣出耳鸣掉眩	黄瘅而为胕肿	寒气及体	温厉	宜以辛调上,以咸调下	辛凉	辛和	咸寒
	癸	厥阴	少徵火	少阳										辛凉	咸寒	咸寒
	己	厥阴	少宫土	少阳										辛凉	甘和	咸寒
	乙	厥阴	少商金	少阳										辛冷	酸和	咸寒
	辛	厥阴	少羽水	少阳										辛凉	苦和	咸寒

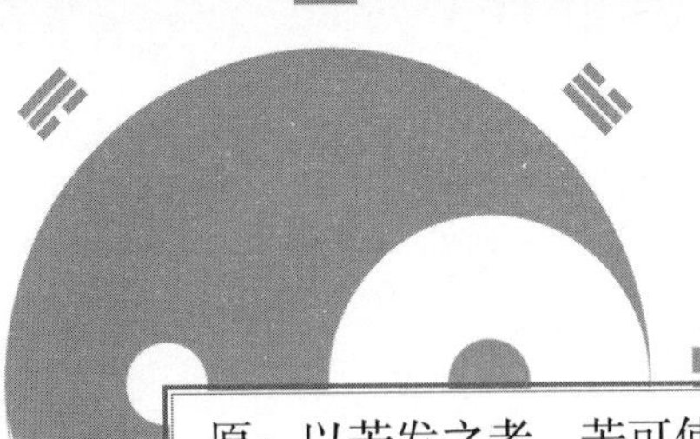

原；以苦发之者，苦可使内郁之火热发泄于外。

子午之岁，少阴司天，少阴属热气，热气淫胜则肺金受伤，故发为胸中烦热、嗌干、右胠痛……喘咳等热伤肺经之证。治法上，因热气淫胜于外，故平以水性之咸寒；其佐以苦甘者，甘能胜咸以防咸之太过，苦能泄其热实。所以以酸收之者，酸为木味，木能生火，以酸收之使火归原。少阴司天，则阳明在泉，阳明属燥金，燥气淫胜则风木受邪，胆为阳木、肝为阴木，故病发有喜呕、呕有苦、善太息、心胁痛等胆气不舒之症。肝经之脉循喉咙，肝木闭郁，则嗌干；少阳之气郁，则身无膏泽；足外反热者，因足外侧为胆经所过之处。故在治法上，因燥气淫胜于内，燥为金凉之气，火能胜金，而苦温属火之性味，故治以苦温；其佐以甘辛者，木受金伤，以甘缓之，辛为金味，辛可宣散肺金，故以辛泻其肺金之实。所以以苦下之者，因燥结不通、邪实于内，故以苦寒下之。

丑未之岁，太阴司天，太阴属湿气，湿气淫胜则肾水受邪，故发有胕肿、骨痛阴痹、腰脊头项痛；湿盛于上，则时眩；肾主二阴，肾伤于下则大便难；胃气未伤，故尚有饥感，而脾为湿困，故不欲食；肾水受伤，阴不上济于肺，肺热上举，则咳唾有血；肾阴不能上济于心，则心气虚而发为心为悬。在治法上，因湿气淫胜于外，故平以苦热，苦能燥湿，热能胜寒湿之气；其佐以酸辛者，酸为木味，木能制土，辛为金味，金能制木以防酸之太过。所以以苦燥之、以淡泄之者。因苦能燥湿，淡能渗湿。若湿胜于上而成热者，则治以苦温使其燥，佐以甘辛使其散；以汗为固而止者，《金匮要略》云："诸有水者，腰以下肿，当利小便；腰以上肿，当发汗乃癒。"此治水湿之要法。太阴司天，则太阳在泉，太阳属寒水之气，寒气淫胜于下而自伤，故发为少腹（为肾与膀胱之所在），痛控睾、引腰脊（为太阳之经脉所过），上冲心痛、血见（肾脉络于心），嗌痛、颔肿（肾与小肠之经脉所过）。故在治法上，寒气淫胜于内，寒为水气、甘为土味，而土能制水、热能胜寒，故治以甘热；其佐以苦辛者，《素问·脏气法时论》云："肾苦燥，急食辛以润之；肾欲坚，急食苦以坚之。"所以以咸泻之者，肾欲坚，而咸能软坚，故为泻。

寅申之岁，少阳司天，少阳属火气，火气淫胜于上，则头痛；火气淫胜于腠里之间，则恶寒而疟、热上皮肤痛；火气上淫，则色变黄赤；火迫金水外溢，则胕肿；火气上逆，则腹满仰息；火气下迫，则注泄赤白；火气郁于血脉致血脉凝聚不通，则发为疮疡；火气上迫于心肺，故有咳唾血、烦心胸中热、鼽衄。故在治法上，火气淫胜于外，则平以咸冷，盖咸为水味，水能制火，冷能胜热；其佐以苦甘者，苦能泻火之实，甘能缓火之急。所以以酸收之者，因火盛则散越，而酸为木味，故用酸味滋补肝阴以收敛散越之火；以苦发之者，苦能发泄火之郁伏；然发泄太过，未免伤气，故又以酸复之。少阳司天，则厥阴在泉，厥阴属风木之气，风木之气淫胜，脾胃之土受邪，阴阳相搏，则洒洒振寒；阳郁而欲伸，则发为善呻；阳欲引而上，则发为数欠；肝经之脉贯鬲布胁肋，风淫胜而肝自病，故有心痛支满、两胁里急；饮食不下、鬲咽不通……身体皆重等，皆属脾土受邪之症。故在治法上，风为木气，金能胜木，故治以辛凉，盖辛为金之味、凉为金之性；其所以佐以苦甘者，苦能胜辛、甘能益气，以防辛之太过反伤其气；所以以甘缓之、以辛散之者，《素问·藏气法时论》曰："肝苦急，急食甘以缓之；肝欲散，急食辛以散之。"木性急，故以甘缓之，风邪胜，故以辛散之。

卯酉之岁，阳明司天，阳明属燥金之气，燥气淫胜，则肝胆之木受邪，故病发有左胠胁痛、心胁暴痛不可反侧、嗌干面尘、男子癞疝、女子少腹痛、目昧眦疡；肾脉与肝相通、肝木有病也连及腰脊而作痛；感而疟、咳、腹中鸣、注泄鹜溏等皆属燥金清凉之气浸淫于中之症。故在治法上，平以苦温，盖苦温能胜清

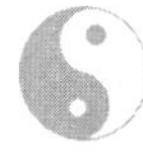

金；其佐以酸辛者，酸能收、辛能散，肺金之气胜而郁滞，故以酸收之、以辛散之；燥气结于内，故以苦下之。阳明司天，则少阴在泉，少阴属热气，热气淫胜，火气奔动，则发为腹中肠鸣；火性炎上，则气上冲胸；火邪乘肺，则喘不能久立、寒热皮肤痛；金水受害，阴阳相争，则恶寒发热为疟；热甚阴虚而畏阳光，故目瞑；热入阳明之经，故有齿痛、䪼肿；热在下焦，故少腹肿痛；热在中焦，则腹大。在治法上，热淫于内，故治以水味水性之咸寒，盖水能胜火；其佐以苦甘者，盖苦能泄火之实、甘可防咸之过；所以以酸收之者，酸为木味，而火生于木，故用酸味以收火归原；所以以苦发之者，乃苦可发泄内郁之热。

辰戌之岁，太阳司天，太阳属寒水之气，太阳本寒而标热，故病发为反其本而为标热之症，如痈疡、呕血、血泄、鼽衄、胸腹满；太阳本寒，寒气淫胜，上凌心火，迫火上炎，水火相争，则发为心厥痛、眩仆、面赤目黄、色炲、善噫、嗌干、渴而欲饮；心包为心之外围，可代心受邪，故当心病时心包络亦病，出现手热肘挛腋肿、心澹澹大动等，其发病之处也属心包络之经脉所及。在治法上，辛能散寒、热能胜寒，故平以辛热；其佐以甘苦者，甘为土味，甘益脾土，土胜可以制水，苦为火味，苦益心火而生脾土以制水；所以以咸泻之者，咸为水味，水性就下，寒水之气淫胜而上溢，故以咸的就下之性而泻之。太阳司天，则太阴在泉，太阴属湿土之气，土能克水，湿土之气淫胜于内，则三焦、肾、膀胱之水脏均受邪，故发为耳聋浑浑焞焞（耳不聪），嗌肿喉痹（属三焦经之病变）、阴病血见、少腹痛肿、不得小便（肾阴虚之症）、病冲头痛、目似脱、项似拔、腰似折、髀不可以曲、腘如结、腨如别（均属膀胱经之病变）；寒湿乘心，则发为饮积心痛。治法上，治以苦热，盖苦燥皆能胜湿；其佐以酸淡者，酸为木味，木能制土，淡能渗湿；所以以苦燥之、以淡泄之者，盖取其苦性燥湿、淡能利窍之意。

表31为客胜主胜的病治，客是指司大在泉之六气，逐年轮转；主为一年四时六步之六气，年年不变。司天之客气主上半年初至三气，在泉之客气主下半年四至终气。所谓“客胜”，是指司天在泉之客气胜和分步的客气胜；“主胜”，是指四时六步之主气胜。这里所谓“胜”，仍是以五行生克为依据，若客克主则为客胜；客与主为母子关系则为同气，亦为客胜；若主克客则为主胜。所谓司天的客气胜，是言当年客气的司天之气和客气的初至三气胜过了主气的初至三气，或客气的初至三气与主气的初至三气为母子关系：在泉的客气胜，是言当年客气的在泉之气和客气的四至终气胜过了主气的四至终气。

例如在表31中，厥阴司天的客气胜：厥阴风木之客气加于上半年初至三气的厥阴风木、少阴君火、少阳相火主气之上，木能生火，所以客气与主气属母子关系，为木火同气，为客胜。厥阴风木之气胜于上，则病发为耳鸣掉眩；厥阴之肝脉贯鬲注肺，若肝木之气胜而上逆影响肺金之肃降，则肺叶上举而为咳。

厥阴在泉的客胜：厥阴风木之客气主后半年，后半年客气的四气为阳明燥金、五气为太阳寒水、终气为厥阴风木。风为阳邪，厥阴肝主筋，若风木与燥金相合，风从燥化，则筋燥而发为关节不利之症；太阳为诸阳之主气，阳气者柔则养筋，若寒气淫胜于内而太阳之阳气受邪不能养筋，即可发为在内为颈项拘瘛之痉症；厥阴肝主筋，厥阴风木之气胜而燥化，即可发为在外为不便（筋骨不利）。故在治法上，因厥阴风木之气胜，而厥阴风木之性宜以疏泄为顺，辛能疏散，故以辛补之；厥阴风木为生发之气，生发过甚则气上逆，酸可敛其上逆之气，故以酸泻之；“肝苦急，急食甘以缓之”，故以甘缓肝之急。

厥阴司天的主胜：厥阴为风木之气，厥阴司天之气主上半年，而上半年的主气之初至三气为厥阴风木、少阴君火、少阳相火，厥阴、少阳在脏腑为肝胆，其部位在胸胁。主胜即厥阴风木

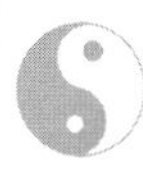

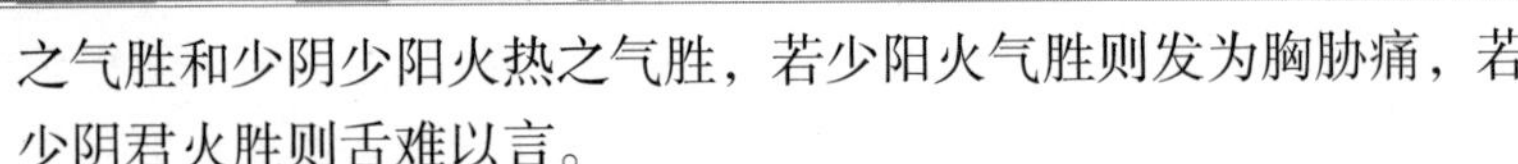

之气胜和少阴少阳火热之气胜，若少阳火气胜则发为胸胁痛，若少阴君火胜则舌难以言。

厥阴在泉的主胜：厥阴在泉之气主下半年，而下半年主气的四至终气为太阴湿土、阳明燥金、太阳寒水。太阴主湿、阳明主燥、太阳主寒，今主胜者，即湿燥寒三气皆胜，若寒湿胜而浸渍筋骨，则筋骨繇并（繇者，摇也，盘骨摇缓不能收而站立不稳）；若寒湿胜而浸渍腰腹，则腰腹时痛。故在治法上，其泻以酸，其补以辛。盖木性升发，酸则反其性而收之，故言泻；辛能助其升发，故言补。

少阴司天的客胜：少阴司天，其客气的初至三气为太阳寒水、厥阴风木、少阴君火。若太阳寒水之气胜，则病发颈项强、肩背瞀热、头痛，甚则胕肿；若厥阴风木之气胜，则发为鼽嚏、耳聋、目瞑；若少阴热气胜，则发为少气、发热、血溢、疮疡、咳喘。

少阴在泉的客胜：少阴在泉主后半年，其客气的四气为太阳寒水、五气为厥阴风木、终气为少阴君火。若太阳寒水之气胜，则发为腰尻股膝髀腨胻足病；若厥阴风木之气胜，风淫而土病，故病发瞀热以酸、胕肿不能久立；若少阴君火之气胜，与其主气太阳寒水之气相加，火淫下焦，则发为溲便变。在治法上，以咸补之者，盖少阴在脏属心肾，心主火、肾主水、少阴热胜则伤阴，故以水味之咸以补阴；所以以甘泻之者，甘为土味能补脾，脾土健运则能制水；所以以咸（酸）收之者（咸为酸之误），《素问·藏气法时论》曰：“心苦缓，急食酸以收之”，心气散逸，自伤其神，故以酸收敛其散逸之神气。

少阴司天的主胜：少阴司天主上半年，上半年主气的初气为厥阴风木、二气为少阴君火、三气为少阴相火。若君相二火之气胜，则有心热烦躁；若厥阴风木之气胜，则有胁痛支满。

少阴在泉的主胜：少阴在泉主下半年，下半年主气的四气为太阴湿土、五气为阳明燥金、终气为太阳寒水，三者皆为阴邪，阴胜则君火受制，故发为厥气上逆、心痛发热、鬲中、众痹皆作；阳明燥金之气乘于厥阴，则病发于胠胁；阴邪有余，则魄汗不藏、四逆而起（魄汗者，阴汗也；四逆者，厥冷也），《素问·脉要精微论》曰："阴气有余，为多汗身寒。"在治法上，其泻以甘、其补以咸。盖火性烈，甘可缓，故言泻；火欲软，而咸能顺其气而软之，故为补。

太阴司天的客胜：太阴司天主上半年，太阴为湿土，湿土之客气加于主气木火之上，若湿土之气胜于上，外则手面胕肿、内则呼吸气喘。

太阴在泉的客胜：太阴在泉主下半年，太阴为湿土，湿土之客气胜，若客于太阴之经，则足痿下重；若客于内，则便溲不时；若客于下焦，则发为濡泻、为肿、隐曲之疾（隐曲者，前阴也，谓隐藏委曲之处）。故在治法上，以甘补之、以苦泻之、以甘缓之。盖脾土欲缓，甘可顺其气而缓之，故为补为缓；土性湿，苦可反其性而燥之，故为泻。

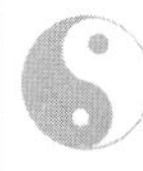

太阴司天的主胜：太阴司天主上半年，其主气的初至三气为厥阴风木、少阴君火、少阳相火，若厥阴风木之气胜而伤脾土，则发为胸腹满；若少阴少阳火热之气胜而伤肺金，则发为食已而瞀，《灵枢·经脉篇》曰："肺的是动病，甚则交两手而瞀"，瞀者，木痛不仁之意。

太阴在泉的主胜：太阴在泉主后半年，其主气的四至终气为太阴湿土、阳明燥金、太阳寒水，若寒湿之气胜，则发为寒气逆满；若寒水之气上乘脾土，则发为饮食不下；若寒湿下注，则发为疝。故在治法上，其泻以苦者，因苦能燥湿；其补以甘者，因甘能缓脾。

少阳司天的客胜：少阳司天主上半年，而上半年客气的初至三气为少阴君火、太阴湿土、少阳相火。少阴少阳火热之气胜，

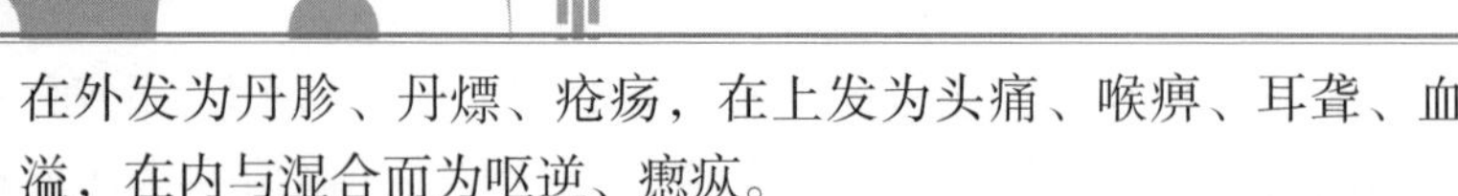

在外发为丹胗、丹熛、疮疡，在上发为头痛、喉痹、耳聋、血溢，在内与湿合而为呕逆、瘛疭。

少阳在泉的客胜：少阳在泉主下半年，下半年客气的四至终气为少阴君火、太阴湿土、少阳相火，而主气的四至终气为太阴湿土、阳明燥金、太阳寒水。若太阴湿土之气胜而伤及太阳经气，则腰腹痛而反恶寒；若湿胜于上致肺之气化不利，则溺白（尿浊）；若湿胜于下而脾土自伤，则下白（白痢）。在治法上，以咸补之，以咸软之。盖火性太过则刚燥，咸为水味能补阴以济过甚之火，火得水济则刚燥者软、过甚者平，故为补、为软；所以以甘泻之者，盖心苦缓，而甘能缓，故为泻。

少阳司天的主胜：少阳司天主上半年，而上半年的主气为火热之气和风木之气，客主二火相助则火气更盛，盛则炎上而伤肺，故病发为胸满咳仰息，甚而有血；二火之气发于外，则有平热，盖少阴少阳二经皆循于手。

少阳在泉的主胜：少阳在泉之气主下半年，而下半年主气的四至终气为太阴湿土、阳明燥金和太阳寒水，此三气皆属阴气，阴盛格阳，则发为少阴、少阳自病，故有热反上行而客于心的心痛发热；若太阴自病，则发为格中而呕。故在治法上，其泻以甘、其补以咸。盖火性烈，甘则反其性而缓之，故言泻；火欲软，咸则顺其性而软之，故言补。

阳明司天：阳明燥金之客气加于木火主气之上，金临火位，火克金，客不胜主，故无客主之胜可言。燥金之气内余，火热之气又上炎，灼伤肺金，故发为咳衄、嗌塞、心膈中热。

阳明在泉的客胜：阳明在泉主下半年，阳明燥金属清肃之气，而在泉属下，故清肃之气动于下，则发为少腹坚满而数便泻。在治法上，以酸补之者，酸可滋肝木之阴以制过亢之阳；以辛泻之者，辛能散，散其肝木上逆之气以达疏泄之性，故言泻；以苦泄之者，苦能泄火，泄其上炎之火以解肺金为火所刑。

阳明在泉的主胜：阳明在泉主下半年，而下半年的主气为土金水，三者属寒湿清凉之阴气，与其在泉之阳明客气的阴气相合，则阴至盛。若阴盛于下，则发为腰重腹痛、少腹生寒、下为鹜溏；若阴寒上乘，则发为寒厥于肠、上冲胸中，甚则喘不能久立。故在治法上，其泻以辛、其补以酸。盖金性敛，而辛可反其性而散之，故为泻，取其辛温能散寒凉之意；金欲收，酸可顺其性而收之，故为补，取其酸能收敛肺气上逆之意，《素问·藏气法时论篇》曰："肺欲收，急食酸以收之，用酸补之，辛泻之。"

太阳司天的客胜：太阳司天，太阳属寒水之气，主上半年，寒水之客气加木火主气之上，水能胜火。若寒气盛于上，则发为腹中利、感寒则咳、出清涕。

太阳在泉：太阳在泉主下半年，下半年的主气为土金水，皆为阴气；下年的客气为火金水，客主皆为金水之阴气，而且水能克火，故只言金水而不言火；又金水同气，故也不言克主之胜。重阴之气盛，则发为寒复内余而腰尻痛、屈伸不利、股胫足膝中痛，其部位皆属太阳之经筋所在。故在治法上，因太阳在腑属膀胱，膀胱主藏津液，阴阳互根，津液立足则阳气资生有源，而津液之来源又赖于阳气的开发，今太阳之阳气为寒邪所遏而失开发之权，致使津液来源和膀胱所藏之津液不足，所以以苦补之、以苦坚之。盖津液属阴，而苦味也属阴，以苦坚补其不足之阴津。所以以咸泻之者，盖咸为水味，水性就下，故性属就下之药物以泻寒水之邪。所以以辛润之者，盖辛能散，一散寒水之邪，二开太阳之阳气，阳气宣发则腠理开、津液通。

太阳司天的主胜：太阳司天主上半年，上半年主气为木火之气，寒水之客加于木火之主，火因寒覆，阳气欲外达，则发为喉嗌中鸣。在治法上，其泻以咸、其补以苦。盖咸可泻其寒水之邪以解寒覆，苦可清其火热之邪以补耗伤之阴。

表32为三阴三阳六气胜复的发病及其治法。此胜复之发病内

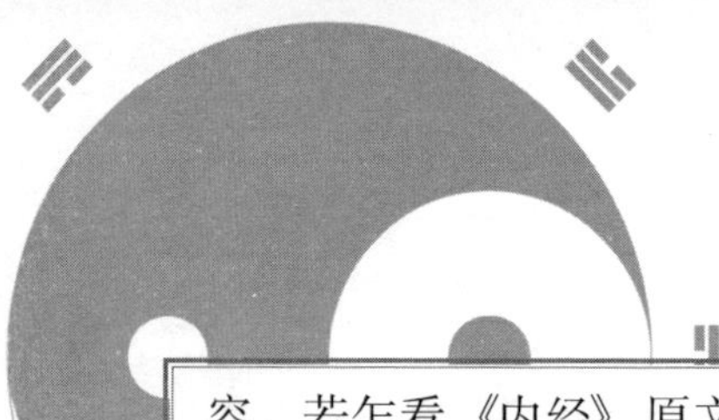

容，若乍看《内经》原文，胜气与复气似无多大区别。但若详析，二者的发病是有相同，也有相异之处。就我们所理解，胜气是本气之淫胜；复气是本气先有所郁而后借得令之机对其所胜之气进行报复。所以，二者相同之处为均属本气之盛，而相异之处在于：胜气为本气过盛而淫胜于外、内、上、中、下等处；复气为本气得令而乘其所胜之脏，或侮其所不胜之脏。例如：

厥阴之胜：厥阴之胜谓风气盛，厥阴在脏为肝，肝木胜则可乘脾土，风为阳邪又可化热，风性善行数变可淫于上中下，故其发病可有耳鸣、头眩、愦愦欲吐……鬲咽不通等症。在治法上，治以甘清，佐以苦辛，以酸泻之。盖甘可益土、清可平木、苦可清其热邪、辛可散其风邪、酸可收敛其上逆之风气。

厥阴之复：内应肝气，肝邪实则少腹坚满；肝主筋膜，其气急，故病发里急暴痛；肝邪乘胃并上凌于心致阳气泄，故发为厥心痛、汗发；脾受肝伤，则呕吐、饮食不入、入而复出；风气淫胜，则筋骨掉眩；风胜而金来承制，则手足清厥。在治法上，治以酸寒者，酸可补肝阴之体以敛其上逆之风气；寒可清，木能生火，木盛则火炎，故以寒清之。佐以甘辛者，甘能补脾并可缓肝，辛能益肺以制肝木。以酸泻之者，其义同胜。

少阴之胜：少阴在脏属心肾，心主火、肾主水，火为热在上、水为寒在下，若火热淫胜于上，则发为心下热、善饥（热则消谷善饥）；若寒气淫胜于下，则脐下反动、腹满痛、溏泄；若寒气上逆，则呕逆；若上下俱病，则烦躁；若火热下迫，则传为赤沃（赤为红、沃为水，小便红赤、大便血水）。在治法上，治以辛寒者，辛可宣散肺气以散寒水之邪，寒可清其火热；佐以苦咸者，苦能泄火，咸能益水以制火；以甘泻之者，甘可益脾以制在下寒水之邪，逆其性则为泻。

少阴之复：少阴本热而标寒，若心火盛而乘肺金，则发为烦躁、鼽嚏、嗌燥、咳、皮肤痛、暴喑、心痛郁冒不知人、渴而欲饮、胕肿、隔肠（小肠）不便、哕噫、少气骨痿、痱胗疮疡、痈疽痤痔、鼻渊；若标寒之气盛于下，则少腹绞痛；标本并发，寒热互作，则分注时止（寒则注，热则止）、洒淅恶寒、振慄谵妄、寒已而热。故在治法上，治以咸寒者，咸益水而能济火，寒可清热；佐以苦辛者，苦能泄热，辛可宣发肺气以降上逆之火；以甘泻之者，心苦缓，甘性缓，以甘反其性而缓之，故言泻；以酸收之者，酸为木味，酸性敛，可收敛上逆之火气以归原；以苦发之者，苦可发其内郁之热；以咸软之者，火性刚燥，咸性软，咸入肾，肾主水，水阴上济，则刚燥自平，故言软。

太阴之胜：太阴之胜谓湿邪盛，湿邪外盛则遏阻火热而内郁，凝阻血脉，故发为疮疡；火热流散于外，则病发胠胁（木火同气）；火盛则心自病，故心痛；热格于上，则头痛、喉痹、项强；湿气盛于中，则胃满、饮发于中；寒湿迫于下焦，则少腹满、腰脽重强、内不便、善注泄、足胫胕肿；湿盛于上，则头重、胕肿于上；风火之气留于巅顶，传于阳明，则痛留顶、互引眉间；湿邪留于下而热生，则足温。故在治法上，治以咸热者，咸能泻湿，热能燥湿；佐以辛甘者，辛能散水湿之邪，甘补脾土以散水湿；以苦泻之者，苦能泄能燥，以消水湿。

太阴之复：太阴湿土之复，湿盛于上、中、下，故发为体重中满……窍泻无度诸症。故在治法上，治以苦热者，苦能燥湿、热能胜湿；佐以酸辛者，酸能制土、辛能散湿温寒；以苦泻之者，脾苦湿，而苦性燥，故为泻；所以燥之泻之者，燥能胜湿、泻能利水。

少阳之胜：少阳之胜谓火气盛，火性热，若火热客于上下而又伤阴，则可发为烦心……下沃赤白诸症。故在治法上，治法辛寒者，辛可宣肺以降水气而制火，寒能清火；佐以甘咸者，甘能清热，咸能益水以制火，以甘泻之者，其义同少阴之胜治。

少阳之复：少阳火气之复，火盛可乘肺金，则发为惊瘛咳

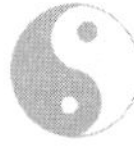

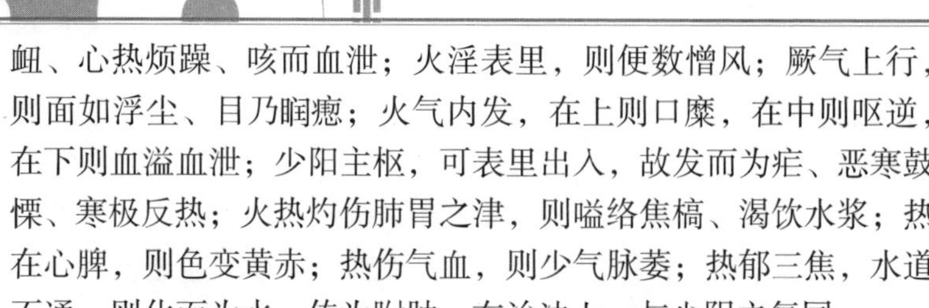

衄、心热烦躁、咳而血泄；火淫表里，则便数憎风；厥气上行，则面如浮尘、目乃瞤瘛；火气内发，在上则口糜，在中则呕逆，在下则血溢血泄；少阳主枢，可表里出入，故发而为疟、恶寒鼓慄、寒极反热；火热灼伤肺胃之津，则嗌络焦槁、渴饮水浆；热在心脾，则色变黄赤；热伤气血，则少气脉萎；热郁三焦，水道不通，则化而为水，传为胕肿。在治法上，与少阴之复同。

阳明之胜：阳明之胜谓金邪盛，金气清肃，若清发于中，则肝木受制，故左胠胁痛、癞疝；清气盛于上，则胸中不便、嗌塞而咳；清气盛于下，则溏泄。在治法上，治以酸温者，酸能收，肺气并益肝木，温可胜其清凉；佐以辛甘者，辛能宣发肺气并疏散其肝木之气，甘可缓肝木之急；以苦泄之者，苦从火化以泄燥金之实。

阳明之复：阳明燥金之复谓清气来复，金胜则克木，故病发胠胁、善太息、头痛、惊骇筋挛；清气在中，则心痛、痞满、腹胀而泄、呕苦咳哕、烦心。在治法上，治以辛温者，辛可宣发肺气并疏散肝木，温可胜清；佐以苦甘者，苦从火化以制金，木被金乘则以甘缓其肝木之急；以苦泄之、以苦下之者，苦能开燥结以通实邪；以酸补之者，木受金制，故以酸补其肝体。

太阳之胜：太阳之胜谓水邪盛，太阳本寒而标热。若寒客血脉，则发为血脉凝泣、络满色变、或为血泄、头项囟顶脑户中痛、目如脱；若寒客于表，则皮肤否肿；若寒邪入里，则腹满食减；若寒邪入胃而上侵心火，则心痛；若寒客太阳之经，则阴中乃疡、隐曲不得、互引阴股、筋肉拘苛；若寒入下焦，则濡泻；若阴寒盛于下而格阳于上，则热反上行；若寒热相搏，则发为痔疟。在治法上，水胜则火衰，其治以甘热者，甘可益土以制水，热能胜寒；其佐以辛酸者，辛温可散寒邪之实，酸可收敛耗散之心阳；所以以咸泻之者，盖肾欲坚，咸能软其坚，故为泻。

太阳之复：太阳寒水之复，寒气淫胜，若心胃生寒，则胸中不利、心痛否满、食减；若寒气上冲心肺，则发为唾出清水、哕噫、善忘善悲；若厥气上行，则头痛、时眩仆；若寒客于太阳之经，则腰脽反痛、屈伸不便；若寒客厥阴之经，则少腹控睾，引腰脊。在治法上，治以咸热者，咸能制水、热能制寒；佐以甘辛者，甘可益土以制水，辛温可散寒水之气；以苦坚之者，盖太阳膀胱与少阴肾相表里，肾阴欲坚，故用苦以坚之。

表33为六十年运气病治表，其所列内容是我们根据《素问·六元正纪大论》中的有关部分进行归纳组合而成，它包括各年运气的总发病和六气分步的发病及其用药原则。表中所列各症及其治法也散见于前面表29~32，或者说本表所列诸症及其治法是前面几个表的概括。因此，对本表所列病症及其治法就不拟再作解释。表中卯酉、丑未、巳亥各年没有运的发病和辰戌、卯酉、寅申各年没有分步的第五步（五气）的发病，盖前者为运和气均属不及的同气相得，后者为六气客主相合的平和之气，故此两类情况一般发病者较少。

二、对运气病症治药的浅识

运气病症的治药，在《内经》中只提到治法而无具体方药，后世医家对此也很少补缺，这样就使以后的读者无所遵循和借鉴。为此，在这里我们除列出并解析明·彭用光《体仁汇编》中有关运气病症的十六个治方外，还结合我们临证体会也提出一些这方面的方药应用，一并供读者参考。

（一）对《体仁汇编》中运气方药与治症的解析

《体仁汇编》中有关运气病症的治方共16个，其中属运的10个、气的6个，见表34。这些方药均有它应用的具体条件和适应证，例如：

苍术汤用于六壬年的木运太过而脾胃受邪之症。因此，在方

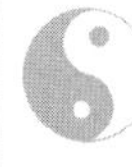

表34　《体仁汇编》运气方药与治症

方名	药物组成	煎服法	适应	
			运气	病症
苍术汤	白茯苓、厚朴、白术、青皮、草果、苍术	上药㕮咀，每服四钱，水一大盏，姜三片，枣二枚，煎七分去滓，食前服，以效为度，加炮干姜以燥湿	木运太过（发生之纪）	脾胃感风，飧泄注下、肠鸣腹满、四肢重滞、忽忽善怒、眩冒眩晕、或左胁偏痛
麦门冬汤	麦门冬、香白芷、半夏、炙桑白皮、竹叶、炙甘草、紫苑茸、钟乳粉、人参各等分	同上，食远服，不加炮姜	火运太过（赫曦之纪）	肺经受热，上气咳喘、咯血、痰壅、嗌干、耳聋、泄泻、胸胁、满痛连肩背、两臂膊痛、息高
附子山茱萸汤	附片一两，山萸肉一两、木瓜干、丁香、乌梅各半两，半夏、肉豆蔻各三钱，藿香一钱	同上，姜七片，枣一枚	土运太过（敦阜之纪）	肾经受湿，腹痛寒厥、足痿不收，腰腿痛、行步艰难，甚则中满不下，或肠鸣溏泄
牛膝木瓜汤	牛膝、木瓜各一两，炒芍药、炒杜仲、枸杞子、黄松节、菟丝子、天麻各三钱，炙甘草半两	同上，姜三片，枣一枚	金运太过（坚成之纪）	肝虚遇岁气之燥，胁小腹拘急疼痛、耳聋、目赤、欬逆，肩背连尻阴股膝髀腨胻皆痛
川连茯苓汤	黄连、茯苓各一两，麦门冬、炒车前子、通草、炒运志各半两，半夏、黄芩、炙甘草各半两	同上，姜七片，枣一枚	水运太过（流衍之纪）	心虚为寒冷所中，心热躁、手足心腹肿痛、喘咳自汗，甚则大肠便血

续表

方名	药物组成	煎服法	适应	
			运气	病症
苁蓉牛膝汤	肉苁蓉、牛膝、木瓜子、炒白芍、熟地、当归、炙甘草各等分	同上，姜三片，乌梅半枚，筋痿脚弱者镑鹿角屑同煎	木运不及（委和之纪）	肝虚为燥热所伤，胠胁并小腹痛、肠鸣、溏泄或发热遍体疮疡、咳、支满、鼻鼽
黄芪茯神汤	软柴胡、炒枣仁、炙黄芪、茯神、远志各等分	同上，姜三片、枣一枚	火运不及（伏明之纪）	心虚夹寒，心胸中痛，两胁连肩背、肢满、噎塞、郁冒朦昧、髋髀挛痛不能屈伸或不能利、溏泄、饮食不进、腹痛手足痿痹不能任身
白术厚朴汤	白术、炒厚朴、半夏、桂心、藿香、青皮各三两，炮姜、炙甘草各半两	同上	土运不及（卑监之纪）	脾虚为风冷所伤，心腹胀满疼痛、四肢筋骨重弱、肌肉瞤动酸㾓、善怒、霍乱、吐泻或胸胁暴痛下引少腹、善太息、食少知味
紫苑汤	紫苑茸、白芷、人参、炙甘草、炙黄芪、地骨皮、炙杏仁、炙桑皮白各等分	同上	金运不及（从革之纪）	肺虚感热、咳嗽、喘满、自汗、衄血、肩背瞀重、血便注下，或脑户连、囟顶痛、发热口疮心痛
五味子汤	五味子、附片、巴戟、鹿茸、熟地、山萸肉、炒杜仲各等分	同上，姜七片、盐少许	水运不及（涸流之纪）	肾气虚坐卧湿地，腰膝重着疼痛、腹胀满、濡泄无度、行步足难、足痿清厥，甚则胕肿，面色不常、或筋骨并臂肉瞤瘛目视䀮䀮、膈中及咽痛

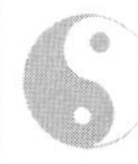

续表

方名	药物组成	煎服法	适应	
			运气	病症
静顺汤	白茯苓、木瓜干各一两，附片、牛膝各三钱，防风、诃子、炙甘草、炮姜各半两	同上，大寒至春分加枸杞半两，春分至小满加枸杞半两，小满至大暑去附片、木瓜、炮姜加人参、枸杞、地榆、白芷、生姜各三分，大暑至秋分加石榴皮半两，秋分至小满用原方，小雪至大寒去牛膝加当归、芍药、炒阿胶各三分	太阳司天 太阴在泉 （辰戌之岁）	痛者身热头痛、呕吐、气郁、中满、瞀闷、少气、足痿、注下赤白、肌腠疮疡、发为痈疽
审平汤	远志、紫檀香各一两，天门冬、白芍药、生姜、白术、甘草各半两，山萸肉三钱	同上，大寒至春分加白茯苓、半夏、紫苏、生姜各半两，春分至小满加元参、白薇各半两，小满至大暑去远志、山萸肉、白术加丹参、泽泻各半两，大暑至秋分去远志、白术加枣仁、车前子各半两，秋分至大寒用原方	阳明司天 少阴在泉 （卯酉之岁）	病者中热、面浮、鼻鼽，小便赤黄，甚则淋、或疠气行，善暴仆、振慄谵妄、寒疟、痈肿、便血
升明汤	紫檀香、炒车前子、炒青皮、半夏、墙蘼、生姜、炙甘草、炒枣仁各半两	同上，大寒至春分加白薇、元参各半两，大暑至秋分加茯苓半两，秋分至小雪用原方，小雪至大寒加五味子半两	少阳同天 厥阴在泉 （寅申之岁）	病者气郁热、血溢、目赤、咳逆、头痛、胁满、呕吐、胸噫不利、聋瞑、渴、身重、心痛、阳气不藏，疮疡、烦躁

续表

方名	药物组成	煎服法	适应	
			运气	病症
备化汤	木瓜干、茯苓各一两，牛膝、附片各三分，熟地、覆盆子各半两，甘草一钱，生姜三钱	同上，大寒至春分用原方，春分至小满去附片加天麻、防风各半两，小满至大暑加泽泻三分，大暑至大寒用原方	太阴司天 太阳在泉 （丑未之岁）	病者关节不利、筋脉拘急，身重痿弱，或温疠盛行，远近咸若或胸腹满闷，甚则胕肿、寒疟、血溢、腰脽痛
正阳汤	白薇、元参、川芎、炒白芍、旋覆花、炙桑白皮、当归、炙甘草、生姜各半两	同上，大寒至春分加杏仁、升麻各半两，春分至小满加茯苓、车前子各半两，小满至大暑加杏仁、麻仁各一分，大暑至秋分加荆芥、茵陈各一分，秋分至小雪用原方，小雪至大寒加苏子半两	少阴司天 阳明在泉 （子午之岁）	病者关节固、腰痛、气郁热、小便淋、目赤、心痛、寒热更作、咳喘、或鼻衄、嗌干、吐饮、发黄疸，喘甚则连小腹寒中
敷和汤	半夏、枣子、五味子、炒枳壳、茯苓、炮诃子、炮姜、橘皮、炙甘草各半两	同上，大寒至春分加鼠粘八分，春分至小满加麦门冬、山药各三钱，小满至大暑加紫苑三分，大暑至秋分加泽泻、山栀仁各五钱，秋分至大寒用原方	厥阴司天 少阳在泉 （巳亥之岁）	病者中热、右胁下寒、耳鸣、泪出、掉眩、黄疸、胕肿、时作温疠

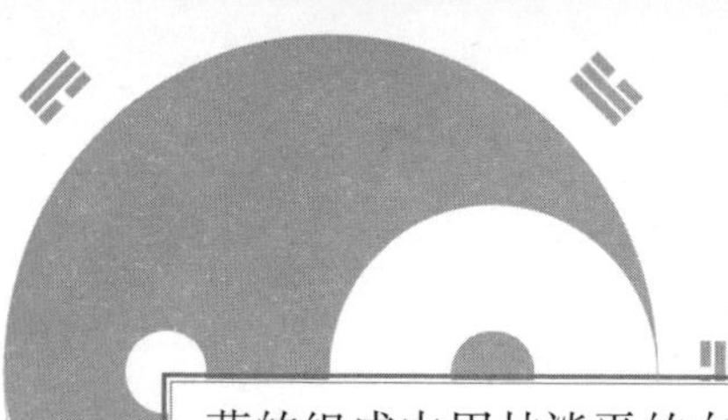

药的组成中用甘淡平的白茯苓、辛苦温的厚朴、苦甘温的白术、辛温的草果、辛苦温的苍术等健脾燥湿药为主，以扶脾土；并合辛苦温的青皮疏肝破气，以抑肝木太过，盖取其见肝之病当先实脾之意。故从用药性味和配伍法则来看，也符合《素问·藏气法时论》所提的“肝苦急，急食苦以缓之”、“肝欲散，急食辛以散之，用辛补之”，“脾苦湿，急食苦以燥之”、“脾欲缓，急食甘以缓之，用苦泄之，甘补之”的治则。煎服时用姜枣者，生姜可祛秽浊，大枣以建中和营，也符合辛散甘缓之意。所以食前服者，如《素问·至真要大论》云：“病所远，而中道气味之者，食而过之，无越其制度也。”因其病所偏下，故应食前服，以直达病所。

麦门冬汤用于六戊年火运太过的肺金受热之症。所以，在组成方药中主要用甘苦寒的麦门冬、甘寒的桑白皮、辛淡甘寒的竹叶以清热，用辛温的半夏以降上逆之气，用甘温的人参、甘平的甘草益脾以生肺金。至于其中的白芷、紫苑、钟乳粉，其性均温，有甘温益气、止咳平喘作用，也有反佐以调寒热之意，读者可斟酌选择。煎服中加生姜以宣散肺气、加大枣以补中；所以食远服者，以其病在上，故应饭后服为宜。该方从组成的药物性味来看，尚不完全符合《素问·藏气法时论》中所提出的治则，但从治病来看还是可以选用的。

附子山茱萸汤用于六申年土运太过的肾经受湿之症。所以，在方中用大辛大热的附片、辛温的丁香以温肾壮阳而除寒湿，用酸温的山茱萸以滋补肝肾，用酸平的乌梅、辛温的肉豆蔻以涩肠止泻，用辛温的藿香、半夏以化湿燥湿，用酸温的木瓜和胃化湿、舒经活络。合而有温阳祛寒、和胃化湿止泻之功。煎服法的用意同上。

牛膝木瓜汤用于六庚年金运太过而肝木受邪之症。方中用苦酸平的牛膝、甘辛温的杜仲、甘平的枸杞子、辛甘平的菟丝子、酸苦微寒的芍药补肝柔肝、益精髓以强筋骨，用甘温的天麻、苦温的黄松节、酸温的木瓜祛风舒筋以镇痉止痛，用甘温的炙甘草以缓急。合而为补肝柔肝以止痉、益精补肾以强筋骨之剂。其煎服法的用意也同上。从组成药物性味的配伍上看，也符合《素问·藏气法时论》所提的“肺苦气上逆，急食苦以泄之”、“肺欲收，急食酸以收之，用酸补之、辛泻之”、“肝苦急，急食甘以缓之”、“肝欲散，急食辛以散之，用辛补之、酸泻之”治则。

川连茯苓汤用于六丙年水运太过邪害心火之症。方中用苦寒的连、苓清心热、治便血，用甘苦寒的麦门冬、甘温的炙甘草补益阴津以清热，用甘淡平的茯苓、苦辛温的远志以宁心，用甘寒的车前子、甘淡寒的通草、甘淡的茯苓利水以清热，用辛温的半夏降逆以平喘。合而为益阴清热、利水燥湿、宁心安神之剂。煎服法的用意也同上。故从该方用药的性味配伍看，尚有“肾欲坚，急食苦以坚之”和“以甘泻之（甘可益土以制水）”之意。

苁蓉牛膝汤用于六丁年木运不及肝为燥热所伤之症。方中用甘酸咸温的肉苁蓉以壮肾阳，取其虚则补其母之意，用酸苦微寒的芍药、甘微温的熟地、甘辛苦温的当归以养血补血、柔肝止痛，用苦酸平的牛膝、酸温的木瓜舒筋活络以缓拘急，用甘温的炙甘草、辛温的生姜以温中，用酸平的乌梅以涩肠止泻，用甘咸温的鹿角屑，内可生精髓强筋骨以治筋痿脚软、外可散热消肿以治疮疡。故本方基本上符合《素问·藏气法时论》所提出的“肝苦急，急食甘以缓之”、“肺苦气上逆，急食苦以泄之”、“肺欲收，急食酸以收之，用酸补之、辛泻之”的治则，以咸泻肾水则取其“实则泻其子”之意。

黄芪茯神汤治癸年火运不及而心虚挟寒之症。方中用甘酸平的枣仁以养肝宁心，用苦平的柴胡以疏肝解郁，二者均属肝经之药，取其木能生火之意；用甘微温的黄芪补气，用甘平的茯神、苦辛温的远志以宁心安神，合而为补肝宁心之剂。煎服法的用意基本同上方。

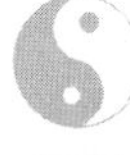

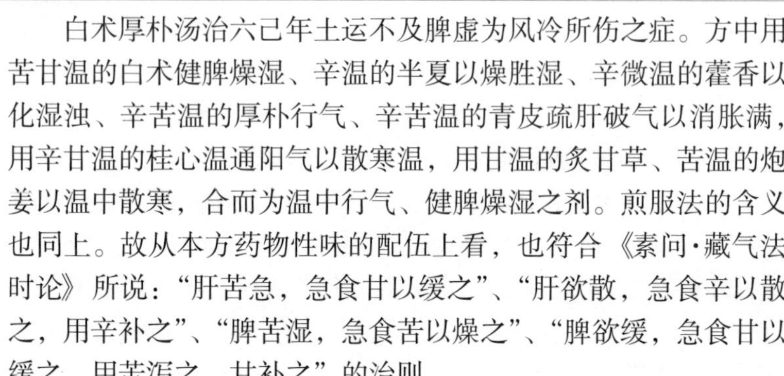

白术厚朴汤治六己年土运不及脾虚为风冷所伤之症。方中用苦甘温的白术健脾燥湿、辛温的半夏以燥胜湿、辛微温的藿香以化湿浊、辛苦温的厚朴行气、辛苦温的青皮疏肝破气以消胀满，用辛甘温的桂心温通阳气以散寒温，用甘温的炙甘草、苦温的炮姜以温中散寒，合而为温中行气、健脾燥湿之剂。煎服法的含义也同上。故从本方药物性味的配伍上看，也符合《素问·藏气法时论》所说："肝苦急，急食甘以缓之"、"肝欲散，急食辛以散之，用辛补之"、"脾苦湿，急食苦以燥之"、"脾欲缓，急食甘以缓之，用苦泻之、甘补之"的治则。

紫苑汤用于六乙年金运不及肺金为热所伤之症。方中用甘寒的桑白皮、甘淡寒的地骨皮以清热凉血、泻肺平喘，用苦温的杏仁、辛苦温的紫苑茸宣降肺气以止咳平喘，用甘微苦微温的人参、甘微温的黄芪、甘温的炙甘草以补气生津，用辛温的白芷发表祛风以止痛，合而为清泻肺热、宣降肺气、止咳平喘、补气生津之方剂。煎服法的用意也同上方。从药物性味的配伍看，尚符合"肺苦气上逆，急食苦以泄之"之意。

五味子汤用于六辛年水运不及肾气虚为湿所伤之症。方中用大辛大热的附片、辛甘微温的巴戟天、甘咸温的鹿茸温补肾阳以胜寒湿，用酸温的山萸肉、甘微辛温的杜仲补肝肾以壮筋骨，用酸温的五味子、甘微温的熟地以滋补阴血，加盐少许引药下行以达病所，合而为壮肾阳以胜寒湿、滋肾精以强筋骨之剂。

静顺汤治辰戌之岁太阳司天太阴在泉的病症。方中以大辛大热的附子、干姜以胜寒湿，用甘淡平的白茯苓以渗湿，用辛甘微湿的防风以祛风发表、胜湿消疮，用苦酸平的牛膝和酸温之木瓜以补肝肾强腰脊、舒筋活络、和胃化湿，用苦酸平的诃子以涩肠止痢，用甘温的炙甘草以缓急和中，合而为甘温以平水、酸苦以补火之方剂。从药物性味的配伍法则上看，符合《素问·至真要大论》中的"寒淫所胜，平以辛热，佐以甘苦"、"湿淫于内，治以苦热，佐以酸淡，以苦燥之，以淡泄之”寒湿淫胜的治则。其煎服法的内容及其含义也同上。

审平汤用于卯酉之岁阳明司天少阴在泉的病症。盖少阴热气为阳明清凉之气遏郁于内，形成热盛伤阴、寒热交争之症，故方中用甘苦大寒之天门冬、酸苦微寒的芍药、甘平的生甘草养阴敛阴以清热解毒，用酸涩微温的山茱萸以滋补肝肾之阴，用苦辛温的远志以宁心开窍，用辛温之紫檀香以散清凉之气；又精气生于中，故方中用辛温之生姜、苦甘温的白术健脾和胃以生精散津，且生姜又有宣散肺气以降津液之功。合而为养阴清热、宁心开窍、散寒解郁之剂。从药物性味的配伍法则上看，符合《素问·至真要大论》中有关阳明司天少阴在泉病症的治则“热淫于内，治以咸寒，佐以甘苦，以酸收之，以苦发之”、“燥淫所胜，平以苦温，佐以酸辛，以苦下之”。煎服法的内容及其含义也同上方。

升明汤用于寅申之岁少阳司天厥阴在泉之病症。少阳司天厥阴在泉，木火同气，火盛则伤阴，故方中用甘酸平之枣仁养敛肝阴、宁心安神，用辛苦温之青皮和辛温之檀香疏肝理气、解郁止痛，用辛温之半夏、生姜和甘温之炙甘草以降逆止呕和中，用甘寒之车前子利小便使火热之气从小便出，合而为养肝宁心、理气止痛、和中止呕之剂。煎服法内容及其含义同上方。

备化汤用于丑未之岁太阴司天太阳在泉之病症。太阴湿土之气与太阳寒水之气相合，寒湿阴盛，故方中用大辛大热的附子以热胜寒，用酸温之木瓜、苦酸平之牛膝以化湿、舒筋活络、强壮腰膝，用甘淡平之茯苓以渗湿，用甘微温之熟地、甘酸微温之覆盆子滋补肝肾之阴以资阳胜寒，用辛温之生姜合甘平之甘草辛甘化阳以散寒湿并调和诸药，合而为祛寒湿、利筋骨、强腰膝之方剂。在药物性味的配伍法则上，基本上符合《素问·至真要大论》中有关太阴司天湿气淫胜病症的治则：“湿淫所胜，平以苦热，佐以酸辛，以苦燥之，以淡泄之。”煎服法的含义同上。

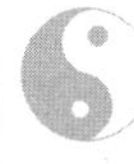

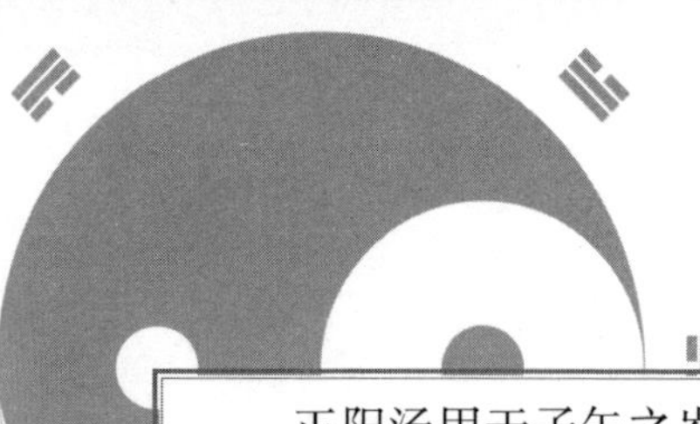

正阳汤用于子午之岁少阴司天阳明在泉之病症。少阴司天，热气在上，故方中用苦咸寒的白薇和甘苦咸寒的玄参清热凉血、养阴生津、泻火解毒；火热迫肺，肺气上逆而作喘，故方中又用苦辛咸微温的旋覆花和甘寒的桑白皮泻肺行水、消痰平喘；热盛则伤阴，故用酸苦微寒的芍药和甘温的炙甘草酸甘化阴而柔筋以缓关节之固；又用辛温之川芎和甘辛苦温的当归行气活血以止痛，辛温之生姜以宣散肺气。合而为养阴清热、泻火解毒、泻肺平喘之剂。其药物性味的配伍法则也符合《素问·至真要大论》中有关热燥淫胜所致病症的治则："热淫所胜，平以咸寒，佐以苦甘，以酸收之"、"燥淫于内，治以苦温，佐以甘辛，以苦下之"。其煎服法的内容及其含义也同上方。

敷和汤用于巳亥之岁厥阴司天少阳在泉的病症。厥阴司天，少阳在泉，一为风木之气，一为火气，均为客气，故其所发病症多为热证，其症与该方下所附的治症其本符合。若以症对方似不甚符合，同时与《素问·至真要大论》中有关风火淫胜病症的治则也不尽符合。但少阳为畏火之气，厥阴为风温之气，二者均喜温而恶凉，若以此特性来看，该方用药之性味多属温，尚有使热者温之之意。如此分析是否合理，读者可进一步推敲。其煎服的内容及其含义同上。

以上就是我们对《体仁汇编》运气病症治方的初步分析。从分析中看出，在16个治方中，绝大部分方药与其所附的病证是相符合的，也与《素问·藏气法时论》《素问·至真要大论》中运气病证的治则相符合。但其中也有个别方药与其病证不符，或者与以上所说的经文中提的治则不甚符合。当然，也有可能是我们认识所限。另外，在这16个方药中，一般地说对复气病证反映的较少。至于6个气病治方的煎服法中，尚有许多加减用药，它主要是根据六气分步的客主加临不同而进行加减的，这里不拟再一一作解。应该指出，只用一个基础方来治疗复杂的岁气之病本已显得不足，而用该方加上一两味药去治疗分步的客主加临之病症，就更显得不足了。

（二）对运气病证治药的一些临证体验

运气发病是比较复杂的，因为五运有太过、不及，其发病有本脏之病、他脏之病和复气之病，六气有客气、主气和左右间气，其发病有司天之气的发病、有在泉之气的发病、有分步的客胜之病和主胜之病，还有客主相合的客主加临之病，又有间气所临方位之病症等，这是一个方面；另一方面，还由于我国地区辽阔，地有高下、气有温凉，高者气寒、下者气热，以及各个人的体质不同，故上述运气病症则各有相异，在一个地区或在一个人身上表现就各不相同。例如同为风气淫胜之岁，西北方多病风寒，东南方多病风热；高者病寒，下者病热；有些人可不发病，有些人则发病；有些人发为风寒证，有些人发为风热证；有些发为虚证，有些则发为实证，有些发为虚寒证，有些发为虚热证，有些发为寒实证，有些发为实热证；有些表现为经络之症，有些表现为脏腑之症；有些表现为局部之症，有些表现为全身性而涉及许多经络和脏腑之症，等等。正由于这些病症的广泛而复杂，加之在《内经》中对这些病症只有治法而未提出具体方药，故在选用方药上就难以做到用一个方药来治疗一个复杂之病症。因此，在临证时我们就可以选用多方并进行一定的加减，随证治之，以做到张仲景所提出的"观其脉证，知犯何逆，随证治之"之法。据此，我们将《内经》中有关运气所发病证进行分类综合，然后按主要病证，同时参考《素问·藏气法时论》《素问·至真要大论》所提出的运气病证治药性味的配伍原则，再结合我们的一些临证体验，进行了选方。现将我们所综合的运气病证和所选用的治方及其药味的加减应用，一并分列于表35、36，并略加解析。

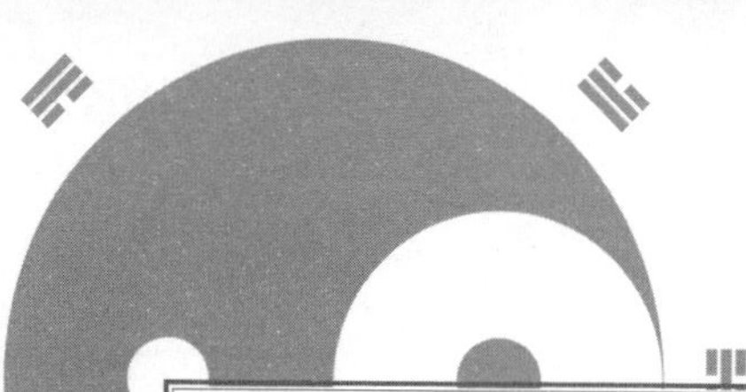

表35　五运太过不及的发病及其选用方药

运的太过不及	病症	主方		辅方	
		方名	药物组成（性味）	方名	药物组成（性味）
木运太过（发生之纪）	飧泄、注下、肠鸣、腹满、四肢重滞、善怒、眩晕、胁痛	痛泻要方	防风（辛苦微温）、白术（苦甘温）、陈皮（辛苦温）、白芍（酸苦微寒）	小柴胡汤去参、芩、枣加桂枝、茯苓、生牡蛎	柴胡（苦平）、茯苓（甘淡平）、桂枝（辛甘温）、半夏（辛温）、生姜（辛微温）、生牡蛎（咸平微寒）、生甘草（甘平）
火运太过（赫曦之纪）	咳喘、咯血、嗌干、痰壅耳聋、胸胁满痛连肩背两臂膊痛、中热、泄泻	麦门冬汤去粳米加竹茹、蜂蜜	麦门冬(甘微苦微寒)、半夏(辛温)、党参(甘平)、炙甘草（甘温）、竹茹(甘微寒)、蜂蜜(甘平)、大枣(甘温)	小柴胡汤加瓜蒌、生山栀葛根	柴胡(苦平)、黄芩(苦寒)、党参(甘平)、生姜(辛微温)、生甘草(甘平)、半夏(辛温)、大枣(甘温)、瓜蒌(甘寒)、山栀、(苦寒)、葛根(甘辛平)
土运太过（敦阜之纪）	腹痛、清厥、体重烦冤、肌萎、足痿、行善瘈、脚下痛、饮发中满、食减、四肢不举、腹满、肠鸣、溏泄	肾着汤加泽泻、猪苓	炙甘草（甘温）、干姜（大辛大热）、白术（苦甘温）、茯苓（甘淡平）、泽泻（甘寒）、猪苓（甘平）		
金运太过（坚成之纪）	两胁满痛引少腹、目赤痛、眦疡、耳无所闻、体重烦冤、胸痛引背、咳喘、肩背痛、尻阴股膝髀腨胻足病痛	小柴胡汤去党参、黄芩、大枣、生姜、半夏加桂枝、瓜蒌、白芍、生牡蛎、干姜、五味子	柴胡(苦平)、桂枝(辛甘温)、全瓜蒌(甘寒)、干姜(大辛大热)、五味子(酸温)、白芍(苦酸微寒)、生牡蛎(咸平微寒)、生甘草(甘平)	六味汤（丸）	附片（大辛大热）、肉桂（辛甘大热）、熟地（甘微温）、山萸肉（酸涩微温）、山药（甘平）、茯苓（甘淡平）、泽泻（甘寒）、丹皮（辛苦微寒）

续表

运的太过不及	病症	主方		辅方	
		方名	药物组成（性味）	方名	药物组成（性味）
水运太过（流衍之纪）	身热、烦心、躁悸、阴厥、上下中寒、腹大胫肿、喘咳、寝汗出憎风、腹满、肠鸣、溏泄	茯苓四逆汤	茯苓（甘淡平）、附片（大辛大热）、干姜（大辛大热）、炙甘草（甘温）、党参（甘平）	真武汤去芍药加干姜、细辛、五味子、防己、木通	生姜(辛微温)、茯苓(甘淡平)、白术(苦甘温)、附片(大辛大热)、干姜(大辛大热)、细辛(辛温)、五味子(酸温)、防己(大苦辛寒)、木通(苦寒)
木运不及（委和之纪）	胠胁小腹痛、中清、肠鸣、溏泻、寒热、疮疡、疿胗、痈痤、嗽嗽	乌梅汤（丸）	乌梅(酸平)、黄柏(苦寒)、党参(甘平)、桂枝(辛温)、附片(大辛大热)、细辛(辛温)、黄连(苦寒)、当归(甘辛苦温)、川椒(辛大热)、干姜(大辛大热)		
火运不及（伏明之纪）	胸中痛、胁支满痛、膺背肩胛间痛、两臂内痛、郁冒朦昧、心痛、胁下引腰背痛屈不能伸、髋髀如别、胸腹大、溏泄、饮食不下、肠鸣、腹痛、痉挛、痿痹、足不任身	桂枝人参汤	桂枝（辛温）、党参（甘平）、干姜（大辛大热）、白术（苦甘温）、炙甘草（甘温）	桂枝加附子汤去芍药加茯苓、白术	桂枝（辛温）、生姜（辛温）、炙甘草（甘温）、附片（大辛大热）、大枣（甘温）、茯苓（甘淡平）、白术（苦甘温）

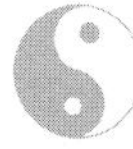

续表

运的太过不及	病症	主方		辅方	
		方名	药物组成（性味）	方名	药物组成（性味）
土运不及（卑监之纪）	飧泄、霍乱、体重、腹痛、筋骨繇复、肌肉瞤酸寒中、善怒、胸胁暴痛下引少腹善太息、食少失味	理中汤（丸）	党参（甘温）、白术（苦甘温）、干姜（大辛大热）、炙甘草（甘温）	真武汤 消遥散	生姜(辛微温)、白芍(苦酸微寒)、茯苓(甘淡平)、白术(苦甘温)、附片（大辛大热)、柴胡(苦平)、白芍(苦酸微寒)、当归(甘辛苦温)、茯苓(甘淡平)、白术(苦甘温)、炙草(甘温)、薄荷(辛凉)、煨姜(苦温)
金运不及（从革之纪）	喘咳、肩背瞀重鼽嚏、血便注下、脑户连囟顶痛发热、口疮心痛	百合固金汤	百合（甘淡微寒)、生地(甘苦寒)、熟地(甘微温)、麦冬(甘微苦微寒)、白芍(苦酸微寒)、当归（甘辛苦温)、元参（苦咸寒)、生甘草（甘平)、川贝（苦甘微寒)、桔梗(苦辛平)	葛根苓连汤甘露饮	葛根(甘辛平)、黄芩(苦寒)、黄连(苦寒)、生甘草(甘平)、麦冬(甘微苦微寒)、天冬(甘苦大寒)、生地(甘苦寒)、熟地(甘微温)、枇杷叶(苦平)、黄芩(苦寒)、炙甘草（甘温)、石斛(甘微寒)、茵陈(苦平微寒)、枳壳(苦微寒)
水运不及（涸流之纪）	燥槁、癃闭、腹满、身重、濡泻寒疡流水、腰骨痛发腘腨股膝不便、足痿清厥、脚下痛、胕肿面色时变、筋骨并辟、肉瞤瘛、目视䀮䀮、肌肉胗发、热病膈中,痛于心腹	附子理中汤	附片（大辛大热)、党参(甘平)、白术(苦甘温)、干姜(大辛大热)、炙甘草(甘温)	真武汤加防己、木通，八味汤（丸）加生牡蛎	生姜(辛微温)、白芍(苦酸微寒)、茯苓(甘淡平)、白术(苦甘温)、附片（大辛大热)、防己(大苦辛寒)、木通(苦寒)、附片(大辛大热)、肉桂(辛甘大热)、熟地(甘微温)、山萸肉(酸涩微温)、山药(甘平)、茯苓（甘淡平)、泽泻(甘寒)、丹皮(辛苦微寒)、生牡蛎(咸平微寒)

表36 六气司天在泉和分步客主加临的发病及其选用方药

纪年	岁气和客主加临			病症	方名	药物组成（性味）
辰戌之纪	太阳司天 太阴在泉			寒湿发、肌萎、足痿不收、濡泻、血溢	理中汤加竹茹赤石脂	党参（甘平）、白术（苦甘温）、干姜（大辛大热）、炙甘草（甘温）、竹茹（甘微寒）、赤石脂（甘酸涩温）
辰戌之纪	分步	初气	少阴相火加临厥阴风木	病温、身热、头痛、呕吐、肌腠疮疡	防风通圣散（汤）	防风（辛甘微温）、荆芥（辛温）、麻黄（辛微苦温）、栀子（苦寒）、白芍（苦酸微寒）、连翘（苦微寒）、生甘草（甘平）、桔梗（苦辛平）、川芎（辛温）、当归（甘辛苦温）、生石膏（甘辛大寒）、滑石（甘寒）、薄荷（辛凉）、黄芩（苦寒）、苍术（苦温辛热）、大黄（苦寒）、芒硝（咸辛苦大寒）
辰戌之纪	分步	二气	阳明燥金加临少阴君火	气郁中满	栀子厚朴汤	栀子（苦寒）、厚朴（苦辛温）、枳实（苦微寒）
辰戌之纪	分步	三气	太阳寒水加临少阳相火	病寒、反热中、痈疽、注下、心热、瞀闷	乌梅汤（丸）	（见表35木运不及的主方）
辰戌之纪	分步	四气	厥阴风木加临太阴湿土	大热、少气、肌足萎、注下赤白	白头翁汤	白头翁（苦寒）、黄柏（苦寒）、黄连（苦寒）、秦皮（苦涩寒）
辰戌之纪	分步	五气	少阴君火加临阳明燥金			
辰戌之纪	分步	终气	太阴湿土加临太阳寒水			

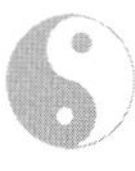

续表

纪年	岁气和客主加临			病症	方名	药物组成（性味）
卯酉之纪	阳明司天 少阴在泉			咳、嗌塞、寒热发、暴振慄、癃閟	猪苓汤	猪苓（甘平）、茯苓（甘淡平）、泽泻（甘寒）、滑石（甘寒）、阿胶（甘平）
	分步	初气	太阴湿土加临厥阴风木	中热胀、面目胕肿、善眠、鼽衄、呕、小便黄赤、甚则淋	同上	同上
		二气	少阳相火加临少阴君火	疫疠	可酌选黄连解毒汤等方	黄连（苦寒）、黄芩（苦寒）、黄柏（苦寒）、栀子（苦寒）
		三气	阳明燥金加临少阳相少	寒热	小柴胡汤	柴胡（苦平）、党参（甘平）、黄芩（苦寒）、半夏（辛温）、生姜（辛微温）、生甘草（甘平）、大枣（甘温）
		四气	太阳寒水加临太阴湿土	暴仆、振慄谵妄、少气、嗌干引饮心痛、痈肿疮疡、寒疟、骨痿血便	乌梅汤（丸）	（见表35木运不及主方）
		五气	厥阴风木加临阳明燥金			
		终气	少阴君火加临太阳寒水	病温	可酌选麻杏石甘汤等方	麻黄（辛微苦温）、杏仁（苦温）、生石膏（辛甘大寒）、炙甘草（甘温）

续表

纪年	岁气和客主加临			病症	方名	药物组成（性味）
寅申之纪	少阳司天 厥阴在泉			寒中、外疮疡、内泄满、寒热疟泻、聋瞑、呕吐、上怫肿色变	小柴胡汤去党参、黄芩，加黄连、茯苓、防风	柴胡（苦平）、黄连（苦寒）、茯苓（甘淡平）、防风（辛甘微温）、半夏（辛温）、生姜（辛微温）、生甘草（甘平）、大枣（甘温）
	分步	初气	少阴君火加临厥阴风木	病温血溢、目赤、咳逆、头痛、血崩、胁满、肤腠疮疡	乌梅汤（丸）	（见表35木运不及主方）
		二气	太阴湿土加临少阴君火	咳逆呕吐、胸嗌不利、头痛、身热昏愦脓疮	防风通圣散	（见辰戌之纪初气方药）
		三气	少阳相火加临少阳相火	热中、聋瞑血溢、脓疮、咳呕、鼽衄、喉痹目赤、渴	小柴胡汤去党参、半夏、生姜、大枣，加栀子、桂枝、花粉、干姜、五味子、桔梗、生牡蛎、连翘	柴胡（苦平）、黄芩（苦寒）、栀子（苦寒）、桂枝（辛温）、连翘（苦微寒）、干姜（大辛大热）、五味子（酸温）、花粉（甘寒）、桔梗（苦辛平）、生牡蛎（咸平微寒）、生干草（甘平）
		四气	阳明燥金加临太阴湿土	病满身重	理中汤（丸）加茯苓、附子	党参（甘平）、白术（苦甘温）、干姜（大辛大热）、炙甘草（甘温）、茯苓（甘淡平）、附片（大辛大热）
		五气	太阳寒水加临阳明燥金			
		终气	厥阴风木加临太阳寒水	关闭不禁、心痛、阳气不藏、咳	参附汤	党参（甘平）、附片（大辛大热）

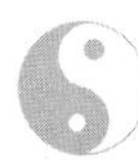

续表

纪年	岁气和客主加临			病症	方名	药物组成（性味）
丑未之纪	太阴司天 太阳在泉			寒湿、腹满、身䐜愤、胕肿、否逆、寒厥拘急	桂枝人参汤加茯苓、附子	桂枝(辛温)、党参(甘平)、白术(苦甘温)、干姜(大辛大热)、炙干草(甘温)、茯苓(甘淡平)、附片(大辛大热)
丑未之纪	分步	初气	厥阴风木加临厥阴风木	血溢、经络拘强、关节不利、身重、筋痿	桂枝汤加瓜蒌根、防风、葛根、竹茹	桂枝(辛温)、白芍(苦酸微寒)、生姜(辛微温)、大枣(甘温)、炙甘草(甘温)、瓜蒌根(甘酸微苦寒)、防风(辛甘微寒)、葛根(甘辛平)、竹茹(甘微寒)
丑未之纪	分步	二气	少阴君火加临少阴君火	温疠大行	酌选黄连解毒汤等方	（见卯酉之纪二气治方）
丑未之纪	分步	三气	太阴湿土加临少阳相火	身重、胕肿、胸腹满	理中汤(丸)加茯苓	党参(甘平)、白术(苦甘温)、干姜(大辛大热)、炙甘草(甘温)、茯苓(甘淡平)
丑未之纪	分步	四气	少阳相火加临太阴湿土	腠理热、血暴溢、疟胸腹满热、胪胀、甚则胕肿	竹叶石膏汤去竹叶加竹茹(偏热者) 胃苓汤(偏寒湿者)	竹茹(甘微寒)、生石膏(辛甘大寒)、党参(甘平)、炙甘草(甘温)、麦冬(甘微苦微寒)、半夏(半温)、粳米(甘微寒)、厚朴(辛苦温)、苍术(辛烈苦温)、陈皮(辛苦温)、炙甘草(甘温)、猪苓(甘平)、泽泻(甘寒)、白术(苦甘温)、茯苓(甘淡平)、肉桂(辛甘大热)
丑未之纪	分步	五气	阳明燥金加临阳明燥金	寒气及体、病皮腠	麻黄汤	麻黄(辛微苦温)、桂枝(辛甘温)、杏仁(苦温)、炙甘草(甘温)
丑未之纪	分步	终气	太阳寒水加临太阳寒水	关节紧固、腰脽痛	麻黄加术汤	麻黄(辛微苦温)、桂枝(辛甘温)、杏仁(苦温)、炙甘草(甘温)、白术(苦甘温)

续表

纪年	岁气和客主加临			病症	方名	药物组成（性味）
子午之纪	少阴司天 阳明在泉			咳喘、血溢血泄、鼽嚏目赤、眦疡、心痛、腰痛、腹大嗌干、肿上	麦门冬汤（偏于上者）、乌梅汤（丸）（偏于中下者）	麦冬（甘微苦微寒）、半夏（辛温）、党参（甘平）、炙甘草（甘温）、粳米（甘微寒）、大枣（甘温） （见表35木运不及主方）
	分步	初气	太阳寒水加临厥阴风木	关节禁固、腰脽痛、中外疮疡	荆防败毒散加黄连	荆芥（辛温）、防风（辛甘微温）、甘草（甘平）、茯苓（甘淡平）、川芎（辛温）、羌活（辛苦温）、独活（辛苦微温）、柴胡（苦平）、前胡（苦辛微寒）、枳壳（苦微寒）、桔梗（苦辛平）、黄连（苦寒）
		二气	厥阴风木加临少阴君火	病淋、目瞑、目赤、气郁于上而热	小柴胡汤去党参、半夏、大枣，加茯苓、桂枝、瓜蒌、生牡蛎	柴胡（苦平）、茯苓（甘淡平）、桂枝（辛甘温）、全瓜蒌（甘寒）、生姜（辛微温）、甘草（甘平）、生牡蛎（咸平微寒）、黄芩（苦寒）
		三气	少阴君火加临少阳相火	气厥、心痛、寒热、更作、咳喘、目赤	小柴胡汤去党参、黄芩、生姜、大枣,加桂枝、白芍、干姜、五味子、生牡蛎	柴胡（苦平）、桂枝（辛甘温）、白芍（酸苦微寒）、干姜（大辛大热）、五味子（酸温）、半夏（辛温）、甘草（甘平）、生牡蛎（咸平微寒）
		四气	太阴湿土加临太阴湿土	寒热、嗌干、黄疸、鼽衄、饮发	理中汤（丸）加茵陈、竹茹、茯苓	党参（甘平）、白术（苦甘温）、干姜（大辛大热）、炙甘草（甘温）、茵陈（苦平微寒）、竹茹（甘微寒）、茯苓（甘淡平）
		五气	少阳相火加临阳明燥金	病温	酌选麻杏石甘汤等方	（见卯酉之纪终气治方）
		终气	阳明燥金加临太阳寒水	肿于上、咳喘、血溢、病生皮腠，内合胁下连少腹而作寒中	麦门冬汤加竹茹、杏仁(偏于上者)，暖肝煎(偏于下者)	（麦门冬汤的药物组成及其性味见子午之纪总治方）竹茹（甘微寒）、杏仁（苦温）、当归（甘辛苦温）、枸杞子（甘平）、小茴香（辛温）、肉桂(辛甘大热)、沉香(辛苦温)、台乌(辛温)、茯苓(甘淡平)、生姜(辛微温)

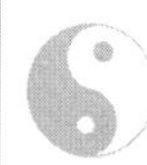

续表

纪年	岁气和客主加临			病症	方名	药物组成（性味）
巳亥之纪	厥阴司天 少阳在泉			热病行于下、风病行于上、风燥胜复形于中	小柴胡汤	（见卯酉之纪的三气治方）
	分步	初气	阳明燥金加临厥阴风木	病寒于右之下	暖肝煎	（见子午之纪的终气治方）
		二气	太阳寒水加临少阴君火	热于中	大青龙汤	麻黄（辛微苦温）、桂枝（辛甘温）、炙甘草（甘温）、杏仁（苦温）、生姜（辛温）、大枣（甘温）、生石膏（辛甘大寒）
		三气	厥阴风木加临少阳相火	泣出、耳鸣、掉眩	小柴胡汤去党参、大枣，加桂枝、牡蛎、栀子、芍药	柴胡（苦平）、黄芩（苦寒）、桂枝（辛甘温）、半夏（辛温）、生姜（辛微温）、甘草（甘平）、生牡蛎（咸平微寒）、栀子（苦寒）、白芍（苦酸微寒）
		四气	少阴君火加临太阴湿土	黄疸、胕肿	茵陈五苓散	茵陈（苦平微寒）、猪苓（甘平）、泽泻（甘寒）、茯苓（甘淡平）、白术（苦甘温）、桂枝（辛甘温）
		五气	太阴湿土加临阳明燥金	寒气及体	麻黄加术汤	（见丑未之纪的终气治方）
		终气	少阳相火加临太阳寒水	温疠	酌选黄连解毒汤等方	（见卯酉之纪的二气治方）

表35包括了五运太过不及的发病及其所选用的方药。表中所列病症即前面表29中的病症，是根据《素问·气交变大论》《素问·五常政大论》中有关五运太过与不及的病症归纳而成。表中所列主方是用治于主症、多症，而辅方则是辅助主方以治兼症少数之症。现就方药的组成、主治、药物分量和煎服法等，一一作解析于下：

(1) 痛泻要方原名白术芍药散，出于《景岳全书》引刘草窗方。原方为泻肝补脾之剂，主治肠鸣、腹痛、泄泻、泻毕腹痛等症，其病机主要是肝木乘脾、脾失运化。所以，这里我们可以借用该方来主治木运太过脾受克制而出现的飧泄、注下、肠鸣、腹满、四肢重滞等，方中的芍药以泻肝木、防风散肝胜湿、陈皮理气和中、白术补脾健运，以其泻肝木以解脾之受制、补脾气以抑肝之横逆，肝木平、脾气健，则诸症消。该方药物性味之配伍也符合《素问·藏气法时论》所提出的“肝苦急，急食甘以缓之”、“肝欲散，急食辛以散之，用辛补之、酸泻之”、“脾苦湿，急食苦以燥之”治则。方中各药物用量及煎服治，可取白芍6克、防风9克、陈皮6克、白术15克，水煎两次兑匀，分两次服。

(2) 小柴胡汤是《伤寒论》方，为少阳病主方。盖少阳属火主胆，与厥阴风木之肝相表里，肝为体而胆为用，肝胆二病可互治，故可借用本方来治疗木运太过所引起的善怒、眩晕、胁痛等症，即治胆火以泻肝木之实，取其“实则泻其子”之意。原方可去党参之甘平加桂枝之辛温，以散风邪；去黄芩之苦寒加茯苓之淡渗，以分清浊而止泄；去大枣之甘腻加牡蛎之咸平，以潜过亢之肝阳而解眩晕、胁痛等。其所用药物性味的配伍也符合《素问·藏气法时论》所提“肝欲散，急食辛以散之，用辛补之”、“肝苦急，急食甘以缓之”的治则。本方应用时，可酌取柴胡24克、茯苓12克、桂枝9克、半夏9克、生姜9克、生甘草9克、生牡蛎12克，水煎去滓，再重煎服。

(3) 麦门冬汤是《金匮要略》中肺痿肺痈咳嗽上气并脉证中的一个治方，原主治火逆上气、咽喉不利，用以止逆下气。这里我们借用本方治疗火运太过肺金受邪之咳喘、咯血、嗌干、痰壅等肺为热迫而肺气上逆之证，方中麦门冬、党参、甘草、大枣养胃润肺益气，胃气得养则能生津，以达"培土生金"、气阴两长，则火邪自敛。此处所以去粳米者，以防逗留热邪；加竹茹、蜂蜜者，一清脉络之热以止血，一润肺补中以图后；方中半夏本为辛燥之品，不宜于火热之症，而此处不去半夏者是取其有降逆之功，盖肺以降为顺，降之即补之之意。方中各药味之分量可酌取麦门冬21克、半夏9克、党参6克、炙甘草6克、大枣4枚、竹茹30克、蜂蜜30克，水煎两次去滓，入蜜搅匀，分两次食后服。

火运太过之病症除用以上麦门冬汤外，我们还选列了小柴胡汤加味。因为小柴胡汤原治少阳证，而少阳属火，在《伤寒论》中谓："胸满胁痛者，与小柴胡汤"，它与此处之症有符合之处。按症中有泄泻，应去黄芩加茯苓，而此处并未去黄芩又加葛根者，以其为中热泄泻，属于挟热下利，在《伤寒论》中谓："太阳与少阳合病，自下利者，与黄芩汤"、"太阳与阳明合病者，必自下利，葛根汤主之"，取其黄芩和葛根均能治热利之意；方中所以不去半夏又加瓜蒌者，取其半夏有除满之功，正如《伤寒论》厚朴生姜半夏甘草人参汤证中用半夏一样；又加瓜蒌，取其开胸中郁热之力；加山栀，以清火邪。本方药物之用量，可酌取柴胡24克、半夏9克、全瓜蒌18克、党参9克、生姜9克、甘草9克、大枣4枚、生山栀6克、葛根24克，煎服法与上面所述的小柴胡汤相同。

(4) 肾着汤原名甘草干姜苓术汤，为《金匮要略》中治肾着之方。其病之发生是由于身劳汗出、衣裹冷湿而久久得之，症见有"身重腰冷如坐水中，形如水状，反不渴，腰以下冷痛，腹重如带五千钱"。这些病症均属于肾受寒湿之邪，着而不去，以致形成肾着之病，所以，这里我们可以借用本方来治疗土运太过致肾经受湿之证。表中所列病症虽与原方主治之症不尽相符，但二者之病因均属寒湿之邪为害，取其“异病同治”之法。方中又加猪苓、泽泻者，以增强利水湿之功，并有分清浊以止溏泻之效。方中药物用量，可取炙甘草6克、白术6克、干姜12克、茯苓12克、猪苓9克、泽泻9克，水煎两次分服。

金运太过，肝木受制不舒，则症见表中所列的胁满痛引少腹、目赤痛、眦疡、耳无所闻等，这些病症宜用小柴胡汤加减治疗。小柴胡汤的原方及其主治等，上面我们已有所述。至于其加减应用，我们仍本着《伤寒论》98条小柴胡汤下的加减法之理。但其中加瓜蒌者，因有胸痛引背，取其“瓜蒌薤白白酒汤”治胸背痛之意，并非“胸中烦而不呕，去半夏人参加瓜蒌”之意；同样，我们于本方中加入桂枝者，因桂枝辛温能散风邪，以治目赤、眦疡等风邪所伤之症，并非“外有微热，去人参加桂枝”之意。以上加减后之方药的性味配伍法则也符合《素问·藏气法时论》中“肝苦急，急食甘以缓之”、“肝欲散，急食辛以散之，用辛补之酸泻之”、“肺苦气上逆，急食苦以泻之”、“肺欲收，急食酸以收之，用酸补之、辛泻之”的治则。方中的药物用量，可取柴胡24克、桂枝9克、白芍9克、干姜6克、五味子9克、甘草9克、全瓜蒌18克、生牡蛎12克，煎服法与前面所述的小柴胡汤相同。

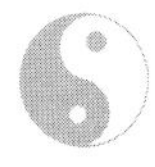

(5) 八味汤（丸）原名金匮肾气丸，出于《金匮要略》。原方主治虚劳腰痛、少腹拘急、小便不利的肾气微弱之证，而肾气微弱之证的临床表现不仅限于上症，而是多方面的，这里我们主要借用本方来治疗金运太过肺金亢而不能敷布津液于下，致使肾气微弱，出现尻阴股膝髀腨骱足病痛，取其症多位下肢，为肾所主之意。方中药物共八味，其分量可取熟地（生地）24克、山萸肉12克、山药12克、茯苓9克、泽泻9克、丹皮9克、附片3克、肉

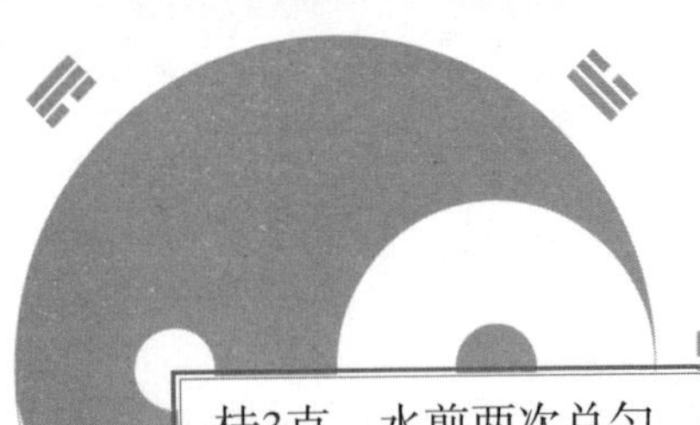

桂3克，水煎两次兑匀，分两次食前服。

(6) 茯苓四逆汤为《伤寒论》方，原方主治“发汗，若下之，病仍不解，烦躁者”，即治疗汗下后阴阳两虚、水火不济之烦躁症。今水运太过，邪害心火，出现身热烦心、躁悸等心肾不相济之证，故可用该方治疗，用附子、干姜、炙甘草以挟阳，茯苓利水，党参益气。方中药物用量可取茯苓18克、党参3克、附片3克、干姜5克、炙甘草6克，水煎两次兑匀，分两次服。

(7) 真武汤出自《伤寒论》，原主治阳虚水泛的心下悸、头眩、身瞤动、振振欲擗地、腹痛、小便不利、四肢沉重疼痛，或咳，或小便利，或下利，或呕等。这里我们借用本方治疗水运太过的腹大胫肿、咳喘、腹满、肠鸣、溏泄等水湿阻滞阳气和水胜侮土之证。方中的药物加减，我们仍遵《伤寒论》原方的加减法，即：气逆而咳者，加干姜细辛五味；下利者，去芍药加干姜。但因水邪过盛，尚有腹大胫肿水气之症，所以我们又于原方中加入防已、木通，以增强利水之功。各药味之性味配伍，符合《素问·藏气法时论》中的“肾苦燥，急食辛以润之”、“脾苦湿，急食苦以燥之”治则。方中各药的用量，可取生姜9克、茯苓9克、白术6克、附片3克、干姜6克、细辛3克、五味子6克、防已9克、木通3克，水煎两次，兑匀后分两次饭前服。

(8) 乌梅汤（丸）方也出自《伤寒论》，原方一般认为主治蛔厥证，后世又有人认为属厥阴病的总方。笔者曾尝试，凡厥阴病提纲中所列出之症，本方均可治之。另外，用本方治疗疮疡，也常获效。据此，我们借用本方来治疗木运不及以致燥（清气）乃盛行火气所复的寒热错杂之症，如中清、胠胁小腹痛、肠鸣、溏泄、寒热疮疡、痤痱痈肿、咳嗽等。本方药物共10味，寒热并用，性味也较多，与《素问·藏气法时论》中所提出的肝、脾、肺、心等病所要求的治药之性味配伍原则基本相符。本方药物之用量，可酌取乌梅15枚（大者）、细辛3克、干姜5克、黄连8克、附片3克、当归2克、蜀椒2克、桂枝3克、党参3克、黄柏3克，水煎两次，兑匀，分两次服（煎前乌梅先醋泡一宿）。

（9）桂枝人参汤方，在《伤寒论》和《金匮要略》中两见，一治表证误下，里虚挟表热而利下不止；一治胸痹，胁下逆抢心（胁下气逆冲胸），此二者，皆属阳虚阴盛之证。故可借用该方来治疗火运不及心虚挟寒的上则胸中痛、胁支满痛、膺背肩胛间痛，中则饮食不进，下则腹痛、溏泄等阳虚阴盛之证，盖本方有补中复阳、温中通阳以散阴邪之功。本方在《伤寒论》中叫桂枝人参汤，即理中汤加桂枝，并加重甘草用量；在《金匮要略》中，叫人参汤，也是理中汤加桂枝。但在现行的《金匮要略讲义》中也叫人参汤，其中却只有理中汤药味而无桂枝，从主治的胁下逆抢心之症来推猜，方药中应加桂枝为妥，此以张仲景治气上冲逆用桂枝之范例可见。方药的分量为桂枝12克、党参9克、白术9克、干姜9克、炙甘草12克，煎服时桂枝应后下，盖后下少煎则气薄，有速行于上之功。

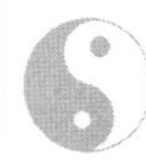

（10）桂枝加附子汤方见于《伤寒论》，原主治汗多于外、津亏于内，阳不足以煦、阴不足以濡的四肢微急而难以屈伸者。今火运不及寒乃盛行，故症见腰背相引而痛、屈不能伸，髋髀如别的阳气虚弱不能濡养筋脉之证和痉挛痿痹、足不任身等土气来复之证，这些病症多属太阳经气为寒湿所侵之阳虚证候，尚无阴津亏损之证。故可借用桂枝加附子汤主治，又去芍药之阴以防助阴邪之弊，再加茯苓、白术渗湿燥湿以利阳气之司化。方中药物之用量，取桂枝9克、生姜9克、炙甘草6克、附片3克、茯苓9克、白术9克、大枣4枚，水煎服。

（11）理中汤（丸）方出于《伤寒论》，原方主治霍乱寒多不用水者，有温中补虚、止呕止利之功。今借用本方可治疗因土运不及，风木来乘，寒水侮之，而发为寒中、飧泄、霍乱、腹痛等中焦虚寒之证。其药物的用量和煎服法为党参、白术、干姜、炙

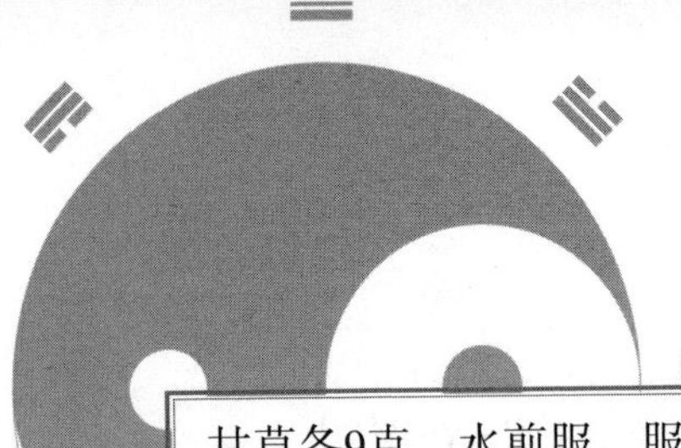

甘草各9克，水煎服，服后倾刻，喝稀粥，以助药力，仿《内经》谓："浆粥入胃，泻乃止"之法。

土运不及之病症除用以上理中汤（丸）主治外，还可用真武汤和逍遥散作为辅方来治疗。真武汤的来处与主治等均如上述，此处可借用该方治岁土不及，寒水之气损伤阳气，致筋肉失去阳气之煦养而出现筋肉瞤酸之症，其药物所用分量和煎服法仍遵上面真武汤中所述，只是用其原方，不再去白芍（9克）。

（12）逍遥散方，出于《和剂局方》，原方主治肝郁胁痛、头痛目眩、食少等症，有疏肝解郁、健脾和营之功。今用本方来治疗土运不及肝气横逆的善怒、胸胁暴痛下引少腹、善太息、食少失味等肝郁脾急之证。该方药物性味的配伍法则也符合《素问·藏气法时论》中"肝苦急，急食甘以缓之"、"肝欲散，急食辛以散之，用辛补之、酸泻之"、"脾苦湿，急食苦以燥之"、"脾欲缓，急食甘以缓之，用苦泻之、甘补之"的治则。方中药味之用量为柴胡12克、当归9克、白芍9克、白术6克、茯苓12克、炙甘草6克、煨姜和薄荷少许，水煎服。

（13）百合固金汤列于《医方集解》，为赵蕺庵之方。原方主治咽喉燥痛、咳嗽、气喘、痰中带血、手足烦热、舌红少苔、脉细数等肺肾阴亏、虚火上炎之证。此处为金运不及，炎火乃行，症见喘咳、肩背瞀重、鼽嚏等肺的阴虚内热之证，故也可用本方主治。方中用百合、麦门冬、元参、二地润肺生津、滋阴清热，当归、芍药益阴养血，桔梗、贝母开提肺气、化痰止咳平喘，生甘草清热、调和，合为养阴清热、润肺化痰之剂。各药之分量可酌情而定。若出现鼻衄等火气上逆之症者，也可选用麦门冬汤加竹茹方，其药物组成和使用分量见上面火运太过之主治方。

（14）葛根黄芩黄连汤系《伤寒论》方。原方主治表证误下，遂挟热下利之证；后世也有用治身热而下注赤痢者。这里，我们选用本方治疗金运不及火邪乘肺，而下迫大肠的血便注下和火邪上行的头脑户囟顶疼痛之症；若下血过多者，可加阿胶9克，取其《金匮要略》中白头翁汤加甘草、阿胶之意。方中各药用量，可取葛根24克，黄芩、黄连、甘草各6克。煎服时，应先煎葛根，去上沫，再入诸药，水煎两次去滓，兑匀，分两次服。

(15) 甘露饮也出于《和剂局方》，原方主治口臭、喉疮和吐衄、齿龈出血等胃中湿热上蒸之证。今选用本方治疗金运不及，火气上炎的口疮等症。盖热与火同气，只是热为火之渐、火为热之极而已。方用茵陈、黄芩清利湿热，二冬、二地、石斛、甘草以补之，枇杷叶、枳壳之降以顺之，盖胃喜润而恶燥、喜降而恶升。各药之分量，可取二冬12克、二地12克、枇杷叶3克、黄花5克、枳壳6克、石斛6克、茵陈9克、炙甘草5克，水煎服。

(16) 附子理中汤（丸）即理中汤加附子，出自《伤寒论》，该方已于上面土运不及中有所叙述。张仲景在理中汤（丸）方的加减法中言："腹满者，去术加附子一枚（3克）。"后世依此法来治疗脾肾阳虚的腹泻症时，常不去白术而仍加附子，故称其谓"附子理中汤"。今用本方治疗水运不及而湿土太过病症中的腹满、身重、濡泄等太阴湿土过盛之症，取其理中汤为太阴病的主方之意，再加附子以治寒疡流水、清厥足痿等阳虚之症。从本方的药物性味配伍上看，也基本符合《素问·藏气法时论》中"脾苦湿，急食苦以燥之"、"脾欲缓，急食甘以缓之，用苦泻之、甘补之"、"肾苦燥，急食辛以润之，开腠理，致津液，通气也"的治则。

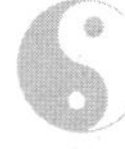

水运不及除用附子理中汤主治外，还可选用真武汤加防己、木通和八味汤（丸）加牡蛎作为辅方。前者用以治疗水运不及、湿土太过而湿阻气机的胕肿之证；但若有瞤瘛者，则为阳气不养筋肉之故，可不加防己、木通。后者用以治疗水运不及，肾阴不足，而阳无以化生的腰骨痛发、腘腨股膝不便、脚下痛、筋骨并辟、目视䀮䀮等阴阳两虚之证。以上两方及其加味，于上面金运

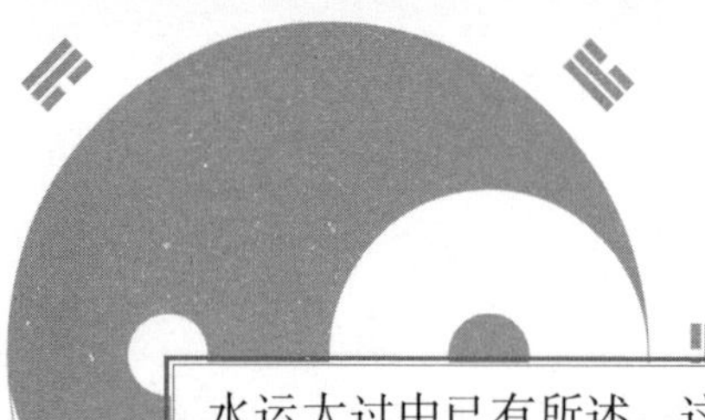

水运太过中已有所述，这里不再重复作解，此处所以加牡蛎（9克）者，取其有益水精之功以治目视䀮䀮等症。若有风木之气来复，则外而肌肉疹发（风疹）者，可用荆防败毒散治疗；内而膈中、痛于心腹者，可用小建中汤治疗。

以上是就表35中所选用的主方与辅方，一一加以解释。下面我们就表36中所选用的治方，按岁气之分段再逐个地加以解释。

表36所列内容为六气司天在泉以及分步的客主加临的发病及其治方。表中每对地支纪年代表十年，如辰戌之纪则包括了壬辰、壬戌、戊辰、戊戌、甲辰、甲戌、庚辰、庚戌、丙辰、丙戌共十年。岁气是代表司天之气和在泉之气，如太阳司天，则太阴在泉；太阴司天，则太阳在泉。客主加临是指每年因岁气而定的六步之客气加临于主气。表中之方药有总的治方，又有分步的治方，总治方为十年总症之治方，分步治方用于因分步不同而症异之加减用方，如辰戌之岁的总治方是理中汤加赤石脂，而初气之病症与十年之总病症有所不同，故可改用防风通圣散主治，等等。

辰戌之纪，太阳司天太阴在泉。太阳寒水之气与太阴湿土之气相合，故病发寒湿、肌萎、足萎不收、濡泻、血溢等。诸症多属太阴病症，盖太阴脾主肌肉和四肢、主运化、主统血，所以，用太阴病主方理中汤（丸）来主治。该方的药物组成及其分量等，均于上面土运不及病症的治方中已有所述，若有溢于下者，可于本方加竹茹9~15克，以清脉络之热；若血溢于下者，可加赤石脂12~24克以固之。如此，从原方和所加的药物性味的配伍上看，基础上符合《素问·至真要大论》中所提出的“寒淫所胜，平以辛热，佐以甘苦”、“湿淫于内，治以苦热，佐以酸淡，以苦燥之”治则。

辰戌之纪的初气为少阳相火加临厥阴风木，风火同气，故其所发病症为病温，身热、头痛、呕吐、肌腠疮疡，皆属风热之症，所以用防风通圣散以解表通里、疏风清热。该方曾主治憎寒壮热、头目昏眩、目赤睛痛、口苦口干、咽喉不利、胸膈痞闷、咳呕喘满、大便秘结、小便赤涩，以及疮疡肿毒、肠风痔漏、惊狂谵语、斑疹等，故此处选用本方来治疗风热肿毒之证。方中用防风、荆芥、薄荷、麻黄疏风解表，大黄、芒硝泻热于后阴，栀子、滑石泻热于前阴，桔梗、石膏、黄芩、连翘以清肺胃之热，当归、川芎、芍药和血以祛风，白术、甘草健脾益气，从而达到表解里清，则身热、头痛、肌腠疮疡等症自消。方中药物性味的配伍法则尚符合《素问·至真要大论》中“火淫所胜，平以酸冷，佐以苦甘，以酸收之，以苦发之，以酸复之”、“风淫于内，治以辛凉，佐以苦甘，以甘缓之，以辛散之”的风火淫胜病症治则。方中各药分量可取防风、荆芥、连翘、麻黄、薄荷、川芎、当归、芍药、苍术、栀子、大黄、芒硝各1.5克，桔梗、黄芩、石膏各3克，甘草6克，滑石9克，水煎服。

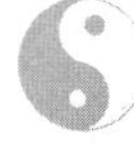

二气为阳明燥金加临少阴君火，火热为清凉之气所遏，则病发为气郁中满，故可用栀子豉汤主治。栀子豉汤出自《伤寒论》，原主治热扰胸中的心中懊侬症。二者表现虽不尽相同，但其病机皆属热郁所致，故可用同一方来治疗。方中药物用量，可取生山栀6克、淡豆豉12克，煎服时应先煎栀子，后入豆豉。

三气为太阳寒水加临少阳相火，也是火为寒水之气所遏，故有病寒、反热中、痈疽、注下、心热瞀闷等，属上热下寒、寒热错杂之证。因此，可用寒热并用的乌梅汤（丸）来主治，其药物性味的配伍法则也基本符合《素问·至真要大论》中“寒淫所胜，平以辛热，佐以甘苦”、“火淫于内，治以咸冷，佐以苦辛，以酸收之，以苦发之”的寒火淫胜病症之治则。方中各药之分量已如前述。

四气为厥阴风木加太阴湿土，木可克土，故病发大热少气、注下赤白等风热和湿热之症。所以，可借用治疗热痢、下重的白头翁汤主治，以清热平肝止痢，况且该方在《伤寒论》中本属厥阴病方，方中的白头翁清热凉血、黄连与黄柏清热燥湿、秦皮清热燥湿凉肝以止痢。各药味之分量，可取白头翁6克，黄连、黄柏、秦皮各9克，用一般煎服法。若偏湿，以致太阴脾为湿困，不能转输水谷之精气而发为肌足萎者，则改用理中汤（丸）主治，取其理中汤（丸）为太阴病主方之意，该方已如前述。五气与六气，在经文中未提出具体病症，故均未选方。

卯酉之纪，阳明司天少阴在泉。阳明燥气与少阴热气相合，则灼阴耗津，故病发为咳、嗌塞、寒热发、振栗、癃闷等燥热之证。而猪苓汤在《伤寒论》中一治阳明病的“肪浮发热，渴欲饮水，小便不利者”的津伤和水热内蓄之证；一治少阴病的“咳而呕渴，心烦不眠者”的阴虚兼水热互结之证；二者皆属津伤阴亏之燥热证。因此，这里可借用本方来治疗。方中的阿胶育阴利水，二苓和泽泻淡渗利水，滑石去热，水利热清则诸症可消，盖本病为水热互结于里，致使小便癃闭，水上犯肺则咳，燥热上逆则嗌塞，水热互结于里致膀胱三焦腠理毫毛之气化不行而发为寒热振栗。方中各药味之分量可按等分取用，即各取9克，用一般煎服法，阿胶烊化。

卯酉之纪的初气客气太阴湿土加临主气厥阴风木，主克客（木克土）。风为阳邪，湿为阴邪，故病发为热与湿结之症，如中热胀、面目浮肿、善眠、鼽衄、呕、小便黄赤，甚则淋等脾肾湿热之证。所以，本证也可用猪苓汤主治，以育阴利水、清利湿热。但本证中的鼽衄一症非猪苓汤所能治者，可另选麦门冬汤加竹茹治之。用猪苓汤治疗本证时的药物用量及煎服法仍同上。

二气为二火相加，火热淫胜，则病多疫疠，可酌选黄连解毒汤主治。黄连解毒汤出于《外台秘要》引崔氏方，由黄连、黄芩、黄柏、栀子四味药物所组成，其药性皆属苦寒之品，能清上中下三焦之火邪，有泻火解毒之功。各药物之应用分量为黄连9

克，黄芩、黄柏、栀子各6克，水煎服。

三气为阳明燥金加临少阳相火，阳明清凉之气与少阳火气相合，则病发寒热。寒热往来原为少阳之主症，而少阳病之主方为小柴胡汤，故此处可借用小柴胡汤主治。小柴胡汤原方出处、药物组成及其应用分量、功用主治和煎服法等均于上面火运太过治方中已有所述。

四气为太阳寒水加临太阴湿土，四气又属岁半之后，而岁半后之主气（在泉之气）为少阴君火，故形成火热之气被寒湿之阴邪遏郁于内，因而发为暴仆、振栗、谵妄、少气、嗌干、引饮、心痛、痈肿、疮疡、疟寒、骨痿、血便等寒热错杂之证，所以这里也可选用寒热药物并用的乌梅汤（丸）主治，盖乌梅汤（丸）为厥阴病之总方，而厥阴病证也属寒热错杂之证。该方具体药物组成等，也于上面木运不及治方中已有所述。

五气为厥阴风木加临阳明燥金，秋行春令，则气和。

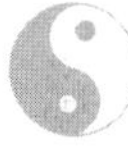

六气（终气）为少阴热气加临太阳寒水，冬令反得温热之气，故病温，可酌选麻杏石甘汤等方。该方出于《伤寒论》，主治表无大热，邪热壅肺，汗出而喘之证。后世人又用此方治温病初起，以其药物之组成为辛凉解表之剂。方中麻黄与石膏相合以清宣肺中之郁热，杏仁降肺气以定喘，甘草和中，合而为清热宣肺定喘之方。各药味之用量为麻黄12克、杏仁5克、甘草6克、生石膏24克，先煎麻黄去上沫，入诸药再煎，一次温服。如有其他温病之症者，可选用其他温病治方。

寅申之纪，少阳司天厥阴在泉，少阳为火气，厥阴为风气，风火同气。火气淫胜，则寒水来复，风热之气在外，寒水之气在内，故病发外有疮疡，内有寒中、泄满；寒热相争，则发寒热疟泻、聋瞑、呕吐；寒湿之气上乘，则上怫肿色变，此可用小柴胡汤去党参、黄芩加防风、黄连、茯苓主治。小柴胡汤方于上面木运太过治方中已有所述，这里所以去党参、黄芩者，因其有寒中、泄满之症；加防风9克、黄连5克者，以治疮疡，一取荆防败毒散中用防风之意，一取“诸痛痛疮，皆属于心”之意，加茯苓12克者，取其淡渗利水、分别清浊以止泄之意。其药物性味之配伍法则与《素问·至真要大论》中“风淫于内，治以辛凉，佐以苦甘，以甘缓之，以辛散之”、“火淫所胜，平以酸冷，佐以苦甘，……以苦发之”的风火淫胜病症之治则基本相符合。

寅申之纪的初气为客气少阴君火加临主气厥阴风木，也属木火同气，故发为病温的血溢、目赤、咳逆、头痛、血崩、胁满、肤腠疮疡等风火淫胜之证，可用厥阴病总方乌梅汤（丸）主治。该方于上面木运不及治方中已有所述，其组成药物性味之配伍基本符合《素问·至真要大论》中风热淫胜的治则“风淫所胜。平以辛凉，佐以苦甘，以甘缓之，以酸泻之”、“热淫于内，治以咸寒，佐以甘苦，以酸收之，以苦发之”。

二气为太阴湿土加临少阴君火，二者虽属母子关系，但非同气，故病发咳逆、呕吐、疮发于中、胸嗌不利、头痛、身热、昏愦脓疮等火热之邪为阴湿所遏而郁于内之证，可用防风通圣散主治。该方于辰戌之纪的初气治方中已有所述，其药物性味之配伍也符合《素问·至真要大论》中湿热淫胜病症之治则“湿淫所胜，平以苦热，佐以酸辛，以苦燥之”、“热淫于内，治以咸寒，佐以甘苦，以酸收之，以苦发之”。

三气的客主皆少阳相火，故病发热中、聋瞑、血溢、脓疮、咳呕、鼽衄、喉痹、目赤、渴等，可用少阳病主方小柴胡汤主治。该方于上面木运太过治方中已有所述，这里所以加栀子6克、连翘9克者，因其有热中、血溢、脓疡、鼽衄之故；去党参加桂枝9克者，盖耳聋、目赤，为少阳中风之证，故加桂枝以散风邪；因其口渴，故去半夏之燥加花粉12克以清热生津；去党参、生姜、大枣加干姜6克、五味子9克者，是根据《伤寒论》中该方的加减法，以治其咳；加桔梗9克者，开提肺气以治喉痹；加牡蛎

12克者，以其少阳病多为火邪致病，用牡蛎以益阴潜阳，取其牡蛎为海水之精之意。其方药之性味配伍尚符合《素问·至真要大论》中火气淫胜之治则“火淫所胜，平以酸冷，佐以苦甘，以酸收之，以苦发之，以酸复之”、“火淫于内，治以咸冷，佐以苦辛，以酸收之，以苦发之”。

四气为阳明燥金加临太阴湿土，阳明清凉之气与太阴湿气相合，均属阴邪，故有病满身重，可用太阴病的主方理中汤主治。其中又加辛热的附子3克者，以辛散温、以热胜寒；加淡渗之茯苓12克及渗湿。理中汤原方于上面土运不及治方中已有所述。

五气为太阳寒水加临阳明燥金，秋冬之交行闭藏之冬令，气门乃闭，宜周密以避寒邪，调养适度，则可不发病。

六气（终气）为厥阴风木加临太阳寒水，厥阴为春木之气，太阳为冬寒之气，今冬令遇春发之气，则发而不藏，故病发关闭不禁、阳气不藏，肾气不藏而上乘，则心痛、咳，可用参附汤主治。参附汤出于《正体内要》，原方主治阳气暴脱之证，常用治于肾阳暴脱，有回阳益气救脱之功。今用本方治疗阳气不藏而关闭不禁，以其二阴为肾所主，肾阳虚则开合无力而出现关闭不禁之症；肾阳虚则肾阴上乘于心肺，出现心痛、咳逆之症。该方药物之用量，可取党参30克、附片9克，开水煎服。

丑未之纪，太阴司天太阳在泉。太阴湿土之气与太阳寒水之气相合，故病发寒湿、腹满、身䐜愤、胕肿、否逆、寒厥、拘急等症，可有太阴病主方理中汤（丸）加桂枝即桂枝人参汤（见《伤寒论》168条）主治。桂枝人参汤温中上焦之阳，以散中上焦之阴邪；再加附子温下焦之阳，以散下焦之阴邪；加茯苓，以增强渗湿利水之功。如此，上中下三焦之阳气复，则寒湿之阴邪自散，诸症自消。桂枝人参汤的组成药物及其应用分量等，于火运不及治方中已有所述，另加附片3克、茯苓12克。此药物性味之配伍法则也基本符合《素问·至真要大论》中“湿淫所胜，平以

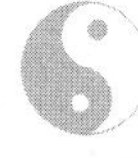

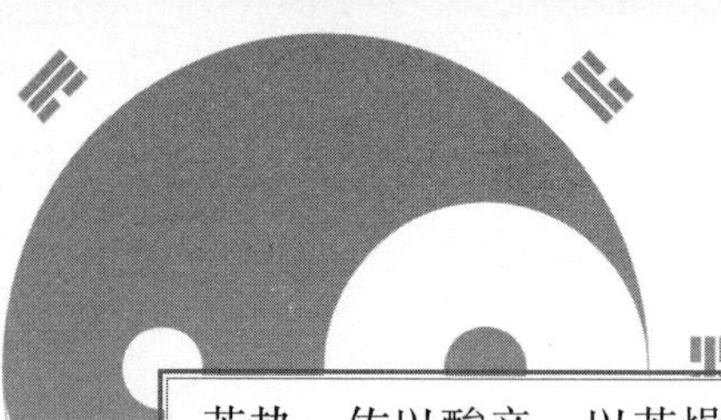

苦热，佐以酸辛，以苦燥之，以淡泄之”、“寒淫于内，治以甘热，佐以苦辛”的寒湿淫胜之治则。

丑未之纪的初气为厥阴风木相加，风为阳邪，风胜则燥，故病发为血溢、筋络拘强、关节不利、身重筋痿等筋络失养之证，可用治疗“中风”的主方桂枝汤主治。桂枝汤原方于火运不及治方中已有所述，这里又加防风9克者，以增强祛风之力；加瓜蒌根9克、葛根12克者，以清热生津而濡养筋脉、舒通经络；加竹茹30克者，清脉络之热以止血溢。其药物性味之配伍，符合《素问·至真要大论》中有关风气淫胜病症的治则“风淫所胜，平以辛凉，佐以苦甘，以甘缓之，以酸泻之”、“风淫于内，治以辛凉，佐以苦甘，以甘缓之，以辛散之”。

二气为少阴热气相加，故有湿疠大行，可酌选黄连解毒汤（见卯酉之纪的二气治方）等方主治。

三气为太阴湿土加临少阳相火，又遇太阴湿土之气司天，湿气过盛则火熄，故病发为身重、胕肿、胸腹满等太阴湿病。所以，此处可用太阴病之主方理中汤（见土运不及病症主方）加茯苓12克主治。

四气为少阳相火加临太阴湿土，而后半年又有在泉之太阳寒水主气，故病发有腠理热、血暴溢、疟、胸腹满热、肿胀、胕肿等寒湿热症和寒热交争之证。其所用治方，若偏于热者，可用竹叶石膏汤去竹叶加竹茹，以清热止血；若偏于寒湿者，则用胃苓汤，以除湿消满胀。竹叶石膏汤原出《伤寒论》，主治病后元气受伤、津液不足、兼有余热之证，有生津益气、清热养阴之功，我们也常用本方治疗阴虚高热之证，故此处可借用本方治疗本气病症之偏热者，其药物分量，可取竹茹30克、生石膏48克、半夏9克、麦门冬18克、党参9克、炙甘草6克、粳米9克，先煮前六味，去滓后纳粳米，米熟汤成，去米内服。胃苓汤即平胃散与五苓散全方，原出《丹溪心法》，原方主治中暑伤湿、停饮挟食、腹痛泄泻等症，有消胀行水之功，故此处借用本方治疗本气病症之偏寒湿者，其药量可取厚朴9克、苍术12克、陈皮6克、炙甘草3克、猪苓6克、泽泻6克、白术6克、茯苓12克、肉桂3克，水煎服。

五气为阳明燥金相加，阳明燥金为清凉之气，阳明又主肌肉，故有寒气及体、病发皮腠之症，可用伤寒病表证之主方麻黄汤主治。麻黄汤原出《伤寒论》，主治恶寒、无汗、脉浮紧之伤寒表证，其药物分量可取麻黄9克、桂枝6克、杏仁6克、炙甘草3克，先煎麻黄去沫，再纳诸药水煎去滓温服。该方药物性味之配伍，基本上符合《素问·至真要大论》中"燥淫所胜，平以苦温，佐以酸辛"、"燥淫于内，治以苦温，佐以甘辛"的燥气淫胜的治则。

六气（终气）为太阳寒水相加，寒水之气过盛，则病发关节禁固、腰脽痛等寒凝经脉之证，故可用治疗寒湿淫胜之方麻黄加术汤主治。麻黄汤于上面已有所述，再加白术12克以燥内湿。

子午之纪，少阴司天阳明在泉。少阴为热气在上，故上发为咳喘、血溢、鼽嚏、目赤、眦疡、嗌干、肿上；阳明清气在下，故下发为血泄、寒厥；寒热交争于中，故发为心痛、腰痛、腹大。所以，在治疗上若病在上者，可选用治火逆上气之方麦门冬汤（见火运太过）主治；若病在中下者，可选用寒热并用、中下兼顾的乌梅汤（丸）（见木运不及）主治，盖乌梅汤（丸）为厥阴主方，而厥阴风木与少阴君火为母子关系，属于同气，故子病也可以从母来治。该方药物性味的配伍法则也基本符合《素问·至真要大论》中"热淫所胜，平以咸寒，佐以苦甘，以酸收之"、"燥淫于内，治以苦温，佐以甘辛，以苦下之"的燥湿淫胜之治则。

子午之纪的初气为太阳寒水加临厥阴风木，上半年又为少阴热气司天所主，故病发有关节禁固、腰脽痛等寒邪所致的太阳之症，又有中外疮疡等少阴热气所致之症，均可选用荆防败毒散加黄连主治。荆防败毒散出于《摄生众妙方》，原方主治疮疡初起。方中荆芥、防风、羌活、独活祛风散风胜湿，柴胡疏散热邪，前

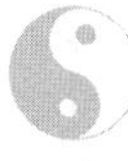

胡降气行痰，桔梗、茯苓宣肺化痰，枳壳与川芎以行气血，生姜与薄荷以散寒热；加入清心火之黄连，以增强治疮疡之效，取其“诸痛痒疮，皆属于心”之意。该方中之药味多属辛温解表之品，可兼治太阳寒邪为病之关节禁固、腰脽痛等。其药物性味之配伍也基本符合《素问·至真要大论》中“风淫于内，治以辛凉，佐以苦甘，以甘缓之，以辛散之”、“寒淫所胜，平以辛热，佐以甘苦”的风寒淫胜病症之治则。各药味之用量，可取荆芥、防风、羌活、独活、柴胡、前胡、枳壳、茯苓、桔梗、川芎各5克，甘草2克，黄连3克，生姜、薄荷少许，水煎服。

二气为厥阴风木加临少阴君火，风火同气，风火上炎则目瞑、目赤、气郁于上而热，热气下注则病淋，可选用清泻少阳三焦相火郁而为病的主方小柴胡汤主治，以清风火之淫胜。小柴胡汤原方已于上面木运太过和火运太过治方中均有所述，这里又去党参加桂枝9克者，以其风火不宜补而宜以辛散之；去半夏加全瓜蒌18克者，因其热郁于上，宜去半夏之燥而加瓜蒌之甘寒以清散郁热；去大枣加生牡蛎12克者，因风火之病不宜甘腻，故去大枣之甘而加益阴潜阳之牡蛎以镇之；加茯苓12克者，以利水通淋。如此加减，在方药性味的配伍上符合《素问·至真要大论》中“风淫所胜，平以辛凉，佐以苦甘，以甘缓之”、“热淫于内，治以咸寒，佐以甘苦，……以苦发之”的风热淫胜病症之治则。

三气为少阴君火加临少阳相火，二火相加，故病发气厥心痛、寒热更作、咳喘、目赤等，可选用清泻少阳三焦之火邪为病的主方小柴胡汤（见木运太过和火运太过病症之治方）主治。这里所以去党参加桂枝9克者，因其目赤为风邪，加桂枝以散之；去黄芩加芍药9克者，盖气厥心痛为寒气凝结所致，故去黄芩之苦寒，加芍药以开阴结；去党参、生姜、大枣加干姜6克、五味子9克，以止咳逆，取其张仲景治咳之加减惯例；去大枣加生牡蛎12克者，以益阴潜阳以制火邪。方中的药物及其加减后的药物性味的配伍也符合《素问·至真要大论》中有关火热淫胜之治则。

四气为太阴湿土相加，太阴湿土之气于时为长夏，长夏多湿热交蒸，故病发有寒热、嗌干、黄疸、鼽衄、饮发等湿热之证。太阴为至阴，阴极阳生、阳极阴生，阳热阴寒，故病有寒热；湿热内蕴致津液不能上输，则嗌干；热气上蒸，热为血迫，则发鼽衄；湿停于中，则饮发，故用太阴病主方理中汤（见土运不及治方）主治。这里又加茵陈9克者，以除湿清热退黄，也属我们常用以治阴黄之方；加竹茹15~30克，清脉络之热，以止衄；加茯苓12克健脾渗湿，以治饮发。其药物性味之配伍也基本符合《素问·至真要大论》中湿气淫胜之治则。

五气为少阳相火加临阳明燥金，若火气与清凉之气相济则可无病；若火气偏盛则发病温，此时可酌选麻杏石甘汤（见卯酉之纪的六气治方）等方主治。

六气（终气）为阳明燥气加临太阳寒水，阳明燥气与太阳寒气，皆属阴邪，火为阴寒所遏而郁于内，则上而为肿、喘咳，甚则血溢；寒邪侵于外，则病生皮腠，内合于胁下连少腹而作寒中。故本证可用治疗火逆上气之麦门冬汤加竹茹（见火运太过病症之主方）主治，以止逆下气，兼清脉络之热以止血溢；这里又加杏仁6克，可降逆气以治上肿。其中病生皮腠，内合于胁下连少腹而作寒中，为阳明清气乘于肝木的肝经有寒之症，应另选暖肝煎（见《景岳全书》）主治，以温肝散寒，方中各药味之用量可取当归9克、枸杞子9克、小茴香6克、肉桂6克、沉香3克、台乌6克、茯苓9克、生姜6克，水煎服。

巳亥之纪，厥阴司天少阳在泉。厥阴风木司天为在上，故风病行于上；少阳火气在泉为在下，故热病行于下；风火相交，故胜复形于中。因此，上中下三焦皆病，故可选清泻少阳三焦火邪之小柴胡汤（见木运太过和火运太过之治方）主治。

巳亥之纪的初气为阳明燥金加临厥阴风木，金旺则伤肝木，

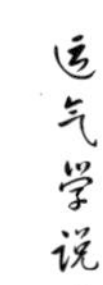

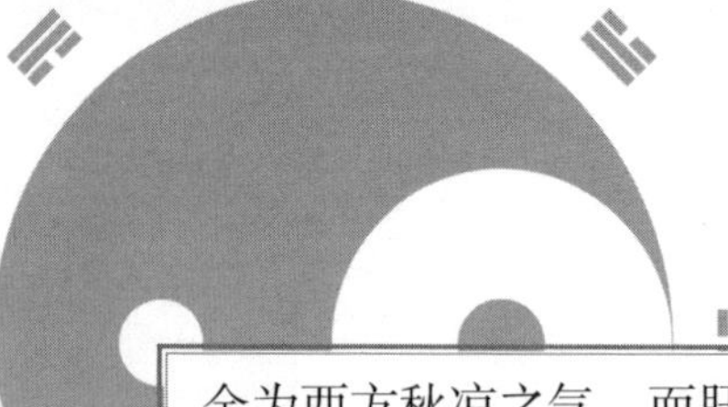

金为西方秋凉之气，而肝木位人体的右侧，故病发右胁下寒，可用上述暖肝煎（见上面子午之纪终气治方）主治，以温肝散寒。

二气为太阳寒水加临少阴君火，太阳寒水之客气属外，少阴君火之主气属内，故病发热中，可用外解寒邪、内清烦躁的大青龙汤主治。该方出于《伤寒论》太阳篇第三十八条，原主治“太阳中风，脉浮紧，发热恶寒，身疼痛，不汗出而烦躁者”的寒邪实于表、热郁于里的烦躁证。此证与本气所发病症之病机和病症皆有相似之处，故可用同一方主治。方中各药用量，可取麻黄18克、桂枝6克、甘草6克、杏仁6克、生姜9克、大枣4枚、生石膏24克，先煎麻黄去上沫，纳诸药水煎去滓，一次服。

三气为厥阴风木加临少阳相火，风火同气，但由于是客生主，故病发为泣出、耳鸣、掉眩等母病。母实则泻其子，所以仍选用少阳病的主方小柴胡汤（见木运太过和火运太过之治方）主治。这里所以去党参加桂枝9克者，因实证不宜补，而风邪又宜辛散；去大枣加牡蛎12克者，因风性宜疏不宜甘腻，风为阳邪善行数变又宜镇潜；又另加栀子6克者，以其有清火之效；加白芍9克者，以收敛上亢之风邪。这样，加减后各药物性味之配伍符合《素问·至真要大论》中“风淫所胜，平以辛凉，佐以苦甘，以甘缓之，以酸泻之”、“火淫于内，治以咸冷，佐以苦辛，以酸收之，以苦发之”的风火淫胜之治则。

四气为少阴君火加临太阴湿土，少阴君火之热与太阴湿土之湿相合，郁而为黄疸、胕肿等症，故可用治黄疸之方茵陈五苓散主治。该方出于《金匮要略》黄疸病证篇，方中茵陈清热利湿以退黄，用五苓散方行水利湿以消肿。其药味之分量，可取茵陈9克、猪苓6克、泽泻9克、茯苓6克、白术6克、桂枝3克，水煎服。

五气为太阴湿土加临阳明燥金，太阴为湿邪，阳明为清凉之气，二者为寒湿之阴邪，故病发寒气及体，可选用治疗寒湿之邪的麻黄加术汤（见上面丑未之纪的五气、六气治方）主治。

六气（终气）为少阳相火加临太阳寒水，少阳火气主夏令，太阳寒水主冬令，今冬行夏令之气，致阳气不藏而津液外泄，故发湿疠，可酌选泻火解毒的黄连解毒汤（见上面卯酉之纪的二气治方）等方主治。

关于运气相合所致病症之治方，可参考以上表中所列运病和气病的治方，酌加选用，此外不再另列选方。

上面我们就五运六气分述了五行、干支、五运、六气、运气相合和运气的临证应用六个部分的内容。鉴于目前这方面的书籍很少，其所见者或引经据典进行归纳作解，由于文字和涵义较为古奥，使读者仍难理解；或内容和叙述虽较浅显，但仍不甚详解，特别是实际应用方面还显不足。为此，本书在论述过程中尽量采用现代语词和一些新的表达形式进行阐述，并对运气相合的气候分析、运气发病的临证治方、五行和运气的生克关系等方面作了较多的补缺。总之，在书写过程中，我们主观上力求资料详尽而浅显易懂，以达到学以致用的目的。

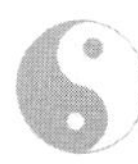

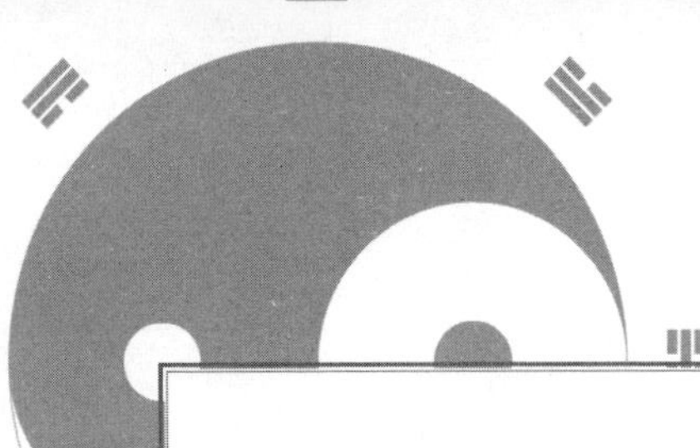

附： 六十年运气加临交司时刻表

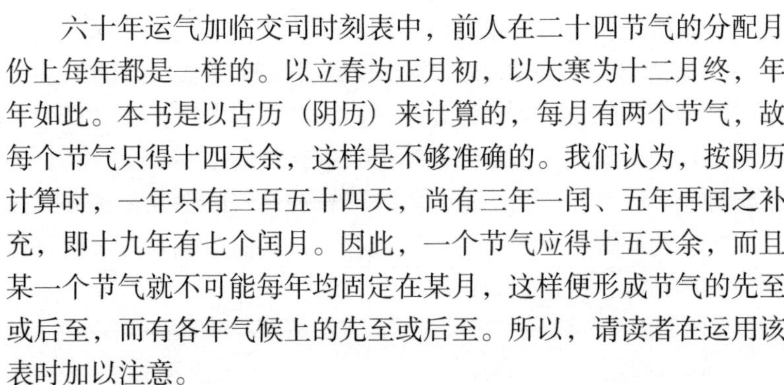

六十年运气加临交司时刻表中，前人在二十四节气的分配月份上每年都是一样的。以立春为正月初，以大寒为十二月终，年年如此。本书是以古历（阴历）来计算的，每月有两个节气，故每个节气只得十四天余，这样是不够准确的。我们认为，按阴历计算时，一年只有三百五十四天，尚有三年一闰、五年再闰之补充，即十九年有七个闰月。因此，一个节气应得十五天余，而且某一个节气就不可能每年均固定在某月，这样便形成节气的先至或后至，而有各年气候上的先至或后至。所以，请读者在运用该表时加以注意。

甲　子　年

四季	月建	日干支	二十四节气
孟春	正月大丙寅	初一日丙寅	初三日立春 十八日雨水
仲春	二月小丁卯	初一日丙申	初三日惊蛰 十八日春分
季春	三月大戊辰	初一日乙丑	初四日清明 二十日谷雨
孟夏	四月大己巳	初一日乙未	初五日立夏 廿一日小满
仲夏	五月小庚午	初一日乙丑	初六日芒种 廿二日夏至
季夏	六月小辛未	初一日甲午	初九日小暑 廿四日大暑
孟秋	七月大壬申	初一日癸亥	十一日立秋 廿七日处暑
仲秋	八月小癸酉	初一日癸巳	十二日白露 廿八日秋分
季秋	九月小甲戌	初一日壬戌	十四日寒露 廿九日霜降
孟冬	十月大乙亥	初一日辛卯	十五日立冬 三十日小雪
闰	十月小	初一日辛酉	十五日大雪
仲冬	十一月大丙子	初一日庚寅	初一日冬至 十五日小寒 三十日大寒
季冬	十二月大丁丑	初一日庚申	十五日立春 三十日雨水

五运				
中运	客运	主运	客主加临	交司时刻
土运太过	太宫	太角	太宫 太角	癸亥年大寒日寅时初初刻起
	少商	少徵	少商 少徵	春风后十三日寅正一刻起
	太羽	太宫	太羽 太宫	芒种后十日卯初二刻起
	少角	少商	少角 少商	处暑后七日卯正三刻起
	太徵	太羽	太徵 太羽	立冬后四日辰初四刻起

六气			
客气	主气	客主加临	交司时刻
司天	初气		
少阴君火	厥阴风木	客气太阳寒水主气厥阴风木	始于癸亥年大寒日寅初，终于春分日子初
左间	二气		
太阴湿土	少阴君火	客气厥阴风木主气少阴君火	始于春风日子正，终于小满日戌正
右间	三气		
厥阴风木	少阳相火	客气少阴君火主气少阳相火	始于小满日亥初，终于大暑酉初
在泉	四气		
阳明燥金	太阴湿土	客气太阴湿土主气太阴湿土	始于大暑日酉正，终于秋分日未正
左间	五气		
太阳寒水	阳明燥金	客气少阳相火主气阳明燥金	始于秋分日申初，终于小雪日午初
右间	六气		
少阳相火	太阳寒水	客气阳明燥金主气太阳寒水	始于小雪日午正，终于大寒日辰正

运气相合	
太宫	太阳寒水
太角	厥阴风木
少商	厥阴风木
少徵	少阴君火
太羽	少阴君火 少阳相火
太宫	太阴湿土
少角	太阴湿土
少商	少阳相火
太徵	阳明燥金 阳明燥金
太羽	太阳寒水

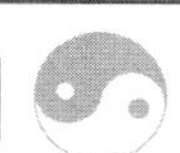

乙　丑　年

四季	月建	日干支	二十四节气
孟春	正月小戊寅	初一日庚寅	十四日惊蛰
仲春	二月大己卯	初一日己未	初一日春分 十六日清明
季春	三月大庚辰	初一日己丑	初一日谷雨 十六日立夏
孟夏	四月小辛巳	初一日己未	初二日小满 十八日芒种
仲夏	五月大壬午	初一日戊子	初四日夏至 二十日小暑
季夏	六月小癸未	初一日戊午	初六日大暑 廿一日立秋
孟秋	七月大甲申	初一日丁亥	初八日处暑 廿四日白露
仲秋	八月小乙酉	初一日丁巳	初九日秋分 廿四日寒露
季秋	九月小丙戌	初一日丙戌	初十日霜降 廿五日立冬
孟冬	十月大丁亥	初一日乙卯	十一日小雪 廿六日大雪
仲冬	十一月小戊子	初一日乙酉	十一日冬至 廿五日小寒
季冬	十二月大己丑	初一日甲寅	十一日大寒 廿六日立春

五运（中运：金运不及）

客运	主运	客主加临	交司时刻
少商	太角	少商 太角	甲子年大寒日巳时初初刻起
太羽	少徵	太羽 少徵	春分后十三日巳正一刻起
少角	太宫	少角 太宫	芒种后十日午时初二刻起
太徵	少商	太徵 少商	处暑后七日午正三刻起
少宫	太羽	少宫 太羽	立冬后四日未时初四刻起

六气

气	客气	主气	客主加临	交司时刻
初气（司天）	太阴湿土	厥阴风木	客气厥阴风木主气厥阴风木	始于甲子年大寒日巳初，终于乙丑年春分日卯初
二气（左间）	少阳相火	少阴君火	客气少阴君火主气少阴君火	始于春分日卯正，终于小满日丑正
三气（右间）	少阴君火	少阳相火	客气太阴湿土主气少阳相火	始于小满日寅初，终于大暑日子初
四气（在泉）	太阳寒水	太阴湿土	客气少阳相火主气太阴湿土	始于大暑日子正，终于秋分日戌正
五气（左间）	厥阴风木	阳明燥金	客气阳明燥金主气阳明燥金	始于秋分日亥初，终于小雪日酉初
六气（右间）	阳明燥金	太阳寒水	客气太阳寒水主气太阳寒水	始于小雪日酉正，终于大寒日未正

运气相合

少商　厥阴风木
太角　厥阴风木
少阴君火
太羽
少徵　少阴君火
太阴湿土
少角　少阳相火
少阳相火
太宫
太徵　太阴湿土
阳明燥金
少商
少宫　阳明燥金
太阳寒水
太羽　太阳寒水

丙　寅　年

四季	月　建	日干支	二十四节气	五运：中运	五运：客运	五运：主运	五运：客主加临	五运：交司时刻	六气	六气：客气	六气：主气	六气：客主加临	六气：交司时刻
孟春	正月小庚寅	初一日甲申	十一日雨水 廿六日惊蛰	水运 太过	太羽	太角	太羽 太角	乙丑年大寒日申时初初刻起	初气	司天 少阳相火	厥阴风木	客气少阴君火主气厥阴风木	自乙丑年大寒日申初至本年春分日午初
仲春	二月大辛卯	初一日癸丑	十二日春分 廿七日清明										
季春	三月大壬辰	初一日癸年	十二日谷雨 廿八日立夏		少角	少徵	少角 少徵	春分后十三日申正一刻起	二气	左间 阳明燥金	少阴君火	客气太阴湿土主气少阴君火	自春分日午正至小满日辰正
孟夏	四月小癸巳	初一日癸丑	十三日小满 廿九日芒种										
仲夏	五月大甲午	初一日壬午	十六日夏至		太徵	太宫	太徵 太宫	芒种后十日酉时初二刻起	三气	右间 太阴湿土	少阳相火	客气少阳相火主气少阳相火	自小满日巳初，至大暑日卯初
季夏	六月大乙未	初一日壬子	初一日小暑 十七日大暑										
孟秋	七月小丙申	初一日壬年	初三日立秋 十八日处暑						四气	在泉 厥阴风木	太阴湿土	客气阳明燥金主气太阴湿土	自大暑日卯正，至秋分日丑正
仲秋	八月大丁酉	初一日辛亥	初五日白露 二十日秋分		少宫	少商	少宫 少商	处暑后七日酉时止三刻起					
季秋	九月小戊戌	初一日辛巳	初五日寒露 廿一日霜降						五气	左间 少阴君火	阳明燥金	客气太阳寒水主气阳明燥金	自秋分日寅初，至小雪日子初
孟冬	十月大己亥	初一日庚戌	初七日立冬 廿一日小雪		太商	太羽	太商 太羽	立冬后四日戌时初四刻起					
仲冬	十一月小庚子	初一日庚辰	初六日大雪 廿一日冬至						六气	右间 太阳寒水	太阳寒水	客气厥阴风木主气太阳寒水	自小雪日子正，至大寒日戌正
季冬	十二月小辛丑	初一日己酉	初七日小寒 廿一日大寒										

运气相合	
太羽	少阴君火
太角	厥阴风木 太阴湿土
少角	少阴君火
少徵	少阳相火
太徵	少阳相火 阳明燥金
太宫	太阴湿土
少宫	太阳寒水
少商	阳明燥金 厥阴风木
太商	太阳寒水
太羽	

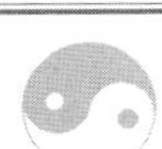

丁　卯　年

四季	月建	日干支	二十四节气	五运 中运	五运 客运	五运 主运	五运 客主加临	五运 交司时刻	六气 客气	六气 主气	六气 客主加临	六气 交司时刻	运气相合
孟春	正月大壬寅	初一日戊寅	初七日立春 廿二日雨水	木运不及（岁会）	少角	少角	少角 少角	起于丙寅年大寒日亥时初初刻	司天	初气			少角　太阴湿土
仲春	二月小癸卯	初一日戊申	初七日惊蛰 廿二日春分						阳明燥金	厥阴风木	客气太阴湿土主气厥阴风木	自丙寅年大寒日亥初至本年春分日酉初	少角　厥阴风木
季春	三月大甲辰	初一日丁丑	初八日清明 廿三日谷雨		太徵	太徵	太徵 太徵	春风后十三日亥正一刻起	左间	二气			
孟夏	四月小乙巳	初一日丁未	初九日立夏 廿四日小满						太阳寒水	少阴君火	客气少阳相火主气少阴君火	自春风日酉正，至小满日未正	太徵　少阳相火
仲夏	五月大丙午	初一日丙子	十一日芒种 廿七日夏至						右间	三气			太徵　少阳君火 阳明燥金
季夏	六月大丁未	初一日丙午	十二日小暑 廿八日大暑		少宫	少宫	少宫 少宫	芒种后十日子时初二刻起	少阳相火	少阳相火	客气阳明燥金主气少阳相火	自小满日申初，至大暑日午初	
闰	六月小	初一日丙子	十四日立秋						在泉	四气			少宫　少阳相火 太阳寒水
孟秋	七月大戊申	初一日乙巳	初一日处暑 十六日白露						少阴君火	太阴湿土	客气太阳寒水主气太阴湿土	自大暑日午正，至秋分日辰正	少宫　太阳湿土
仲秋	八月大己酉	初一日乙亥	初一日秋分 十七日寒露		太商	太商	太商 太商	处暑后七日子时正三刻起	左间	五气			太商　厥阴风木
季秋	九月小庚戌	初一日乙巳	初二日霜降 十七日立冬						太阴湿土	阳明燥金	客气厥阴风木主气阳明燥金	自秋分日巳初，至小雪日卯初	
孟冬	十月大辛亥	初一日甲戌	初三日小雪 十七日大雪		少羽	少羽	少羽 少羽	立冬后四日丑时初四刻起					太商　阳明燥金
仲冬	十一月小壬子	初一日甲辰	初二日冬至 十七日小寒						右间	六气			少羽　少阴君火
季冬	十二月小癸丑	初一日癸酉	初三日大寒 十七日立春						厥阴风木	太阳寒水	客气少阴君火主气太阳寒水	自小雪日卯正，至大寒日丑正	少羽　太阳寒水

戊　辰　年

四季	月建	日干支	二十四节气	五运·中运	五运·客运	五运·主运	五运·客主加临	五运·交司时刻	六气·客气	六气·主气	六气·客主加临	六气·交司时刻	运气相合
孟春	正月大甲寅	初一日壬寅	初三日雨水 十八日惊蛰	火运太过	太徵	少角	太徵 少角	丁卯年大寒日室内时初初刻起	司天 太阳寒水	厥阴风木	初气 客气少阳相火主气厥阴风木	自丁卯年大寒日寅初至本年春分日子初	太徵 少阳相火 少角 厥阴风木
仲春	二月小乙卯	初一日壬申	初三日春分 十八日清明										
季春	三月大丙辰	初一日辛丑	初五日谷雨 二十日立夏		少宫	太徵	少宫 太徵	春分后十三日寅正一刻起	左间 厥阴风木	少阴君火	二气 客气阳明燥金主气少阴君火	自春分日子正，至小满日戌正	少宫 阳明燥金
孟夏	四月小丁巳	初一日辛未	初一日小满 廿一日芒种										太徵 少阴君火
仲夏	五月大戊午	初一日庚子	初八日夏至 廿四日小暑						右间 阳明燥金	少阳相火	三气 客气太阳寒水主气少阳相火	自小满日亥初，至大暑日酉初	太商 太阳寒水
季夏	六月小己未	初一日庚午	初九日大暑 廿五日立秋		太商	少宫	太商 少宫	芒种后十日卯初二刻起					少阳相火
孟秋	七月大庚申	初一日己亥	十二日处暑 廿七日白露						在泉 太阴湿土	太阴湿土	四气 客气厥阴风木主气太阴湿土	自大暑日酉正，至秋分日未正	少宫 厥阴风木
仲秋	八大大辛酉	初一日己巳	十三日秋分 廿八日寒露		少羽	太商	少羽 太商	处暑后七日卯正三刻起					少羽 太阴湿土
季秋	九月小壬戌	初一日己亥	十三日霜降 廿八日立冬						左间 少阳相火	阳明燥金	五气 客气少阴君火主气阳明燥金	自秋分日申初，至小雪日午初	太商 少阴君火 阳明燥金
孟冬	十月大癸亥	初一日戊辰	十四日小雪 廿九日大雪		太角	少羽	太角 少羽	立冬后四日辰初四刻起					太角
仲冬	十一月大甲子	初一日戊戌	十三日冬至 廿八日小寒						右间 少阴君火	太阳寒水	六气 客气太阴湿土主气太阳寒水	自小雪日午正，至大寒日辰正	少羽 太阴湿土
季冬	十二月小乙丑	初一日戊辰	十三日大寒 廿八日立春										太阳寒水

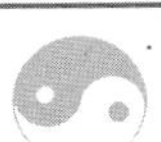

己巳年

四季	月建	日干支	二十四节气	五运					六气				运气相合	
				中运	客运	主运	客主加临	交司时刻	客气	主气	客主加临	交司时刻		
孟春	正月大丙寅	初一日丁酉	十四日雨水 廿八日惊蛰	土运不及	少宫	少角	少宫 少角	戊辰年大寒日巳时初初起	司天	初气			少宫	阳明燥金
仲春	二月小丁卯	初一日丁卯	十三日春分 廿九日清明						厥阴风木	厥阴风木	客气阳明燥金主气厥阴风木	自戊辰年大寒日巳初至本年春分日卯初	少角	厥阴风木
季春	三月小戊辰	初一日丙申	十五日谷雨						左间	二气				太阳寒水
孟夏	四月大己巳	初一日乙丑	初一日立夏 十七日小满		太商	太徵	太商 太徵	春分后十三日巳正一刻起	少阴君火	少阴君火	客气太阳寒水主气少阳君火	自春分日卯正，至小满日丑正	太商	少阴君火
仲夏	五月小庚午	初一日乙未	初三日芒种 十八日夏至						右间	三气			太徵	厥阴风木
季夏	六月大辛未	初一日甲子	初五日小暑 廿一日大暑		少羽	少宫	少羽 少宫	芒种后十日午初二刻起	太阳寒水	少阳相火	客气厥阴风木主气少阳相火	自小满日寅初，至大暑日子初	少羽	少阳相火
孟秋	七月小壬申	初一日甲午	初六日立秋 廿二日处暑						在泉	四气			少宫	少阴君火
仲秋	八月大癸酉	初一日癸亥	初八日白露 廿四日秋分		太商	太商	太角 太商	处暑后七日午正三刻起	少阳相火	太阴湿土	客气少阴君火主气太阴湿土	自大暑日子正至秋分日戌正	太角	太阴湿土
季秋	九月小甲戌	初一日癸巳	初九日寒露 廿四日霜降						左间	五气				太阴湿土
孟冬	十月大乙亥	初一日壬戌	初十日立冬 廿五日小雪						阳明燥金	阳明燥金	客气太阴湿土主气阳明燥金	自秋分日刻初，至小雪日酉初	太商	阳明燥金
仲冬	十一月大丙子	初一日壬辰	初十日大雪 廿五日冬至		少徵	少羽	少徵 少羽	立冬后四日未初四刻起	右间	六气			少徵	少阳相火
季冬	十二月大丁丑	初一日壬戌	初九日小寒 廿四日大寒						太阴湿土	太阳寒水	客气少阳相火主气太阳寒水	自小雪日酉正，至大寒日未正	少羽	太阳寒水

庚　午　年

四季	月建	日干支	二十四节气	五运·中运	五运·客运	五运·主运	五运·客主加临	五运·交司时刻
孟春	正月小戊寅	初一日壬辰	初九日立春 廿四日雨水	金运太过（同天符）	太商	少角	太商 少角	己巳年大寒日申时初初刻起
仲春	二月大己卯	初一日辛酉	初十日惊蛰 廿五日春分					
季春	三月小庚辰	初一日辛卯	初十日清明 廿五日谷雨					
孟夏	四月小辛巳	初一日庚申	十二日立夏 廿七日小满		少羽	太徵	少羽 太徵	春分后十三日申时正一刻起
仲夏	五月大壬午	初一日己丑	十四日芒种 廿九日夏至					
闰	五月小	初一日己未	十五日小暑		太角	少宫	太角 少宫	芒种后十日酉时初二刻起
季夏	六月小癸未	初一日戊子	初二日大暑 十八日立秋					
孟秋	七月大甲申	初一日丁巳	初四日处暑 二十日白露					
仲秋	八月小乙酉	初一日丁亥	初五日秋分 二十日寒露		少徵	太商	少徵 太商	处暑后七日酉时正三刻起
季秋	九月大丙戌	初一日丙辰	初七日霜降 廿二日立冬					
孟冬	十月大丁亥	初一日丙戌	初六日小雪 廿一日大雪					
仲冬	十一月大戊子	初一日丙辰	初六日冬至 廿一日小寒		少宫	少羽	少宫 少羽	立冬后四日戌时初四刻起
季冬	十二月大己丑	初一日丙戌	初五日大寒 二十日立春					

六气·客气	六气·主气	六气·客主加临	六气·交司时刻
司天	初气		
少阴君火	厥阴风木	客气太阳寒水主气厥阴风木	自己巳年大寒申初至本年春分日午初
左间	二气		
太阴湿土	少阴君火	客气厥阴风木主气少阴君火	自春风日午正，至小满日辰正
右间	三气		
厥阴风木	少阳相火	客气少阴君火主气少阳相火	自小满日巳初，至大暑日卯初
在泉	四气		
阳明燥金	太阴湿土	客气太阴湿土主气太阴湿土	自大暑日卯正，至秋分日丑正
左间	五气		
太阳寒水	阳明燥金	客气少阳相火主气阳明燥金	自秋分日寅初，至小雪日子初
右间	六气		
少阳相火	太阳寒水	客气阳明燥金主气太阳寒水	自小雪日子正，至大寒日戌正

运气相合	
太商	太阳寒水
少角	厥阴风木
少羽	厥阴风木
	少阴君火
太徵	少阴君火
太角	少阳相火
少宫	太阴湿土
	太阴湿土
少徵	少阳相火
太商	阳明燥金
少宫	阳明燥金
少羽	太阳寒水

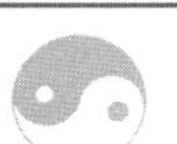

辛未年

四季	月建	日干支	二十四节气	五运：中运	五运：客运	五运：主运	五运：客主加临	五运：交司时刻	六气：客气	六气：主气	六气：客主加临	六气：交司时刻	运气相合
孟春	正月小庚寅	初一日丙辰	初五日雨水 二十日惊蛰	水运不及（同岁会）	少羽	少角	少羽 少角	庚午年大寒日亥时初初刻起	司天 太阴湿土	初气 厥阴风木	客气厥阴风木主气厥阴风木	自庚午年大寒日亥初至本年春分日酉初	少羽　厥阴风木
仲春	二月大辛卯	初一日乙酉	初六日春分 廿一日清明										少角　厥阴风木
季春	三月小壬辰	初一日乙卯	初六日谷雨 廿二日立夏		太角	太徵	太角 太徵	春分后十三日亥正一刻起	左间 少阳相火	二气 少阴君火	客气少阴君火主气少阴君火	自春分日酉正，至小满日未正	少角　少阴君火
孟夏	四月小癸巳	初一日甲申	初八日小满 廿四日芒种										太角　少阴君火
仲夏	五月大甲午	初一日癸丑	十一日夏至 廿六日小暑						右间 少阴君火	三气 少阳相火	客气太阴湿土主气少阳相火	自小满日申初，至大暑日午初	太徵　太阴湿土
季夏	六月小乙未	初一日癸未	十二日大暑 廿八日立秋		少徵	少宫	少徵 少宫	芒种后十日子时初二刻起					少徵　少阳相火
孟秋	七月小丙申	初一日壬子	十四日处暑						在泉 太阳寒水	四气 太阴湿土	客气少阳相火主气太阴湿土	自大暑日午正，至秋分日辰正	少宫　少阳相火
仲秋	八月大丁酉	初一日辛巳	初一日白露 十六日秋分		太宫	太商	太宫 太商	处暑后七日子时正三刻起					少宫　太阴湿土 太宫　阳明燥金
季秋	九月小戊戌	初一日辛亥	初二日寒露 十七日霜降						左间 厥阴风木	五气 阳明燥金	客气阳明燥金主气阳明燥金	自秋分日巳初，至小雪日卯初	
孟冬	十月大己亥	初一日庚辰	初三日立冬 十八日小雪		少商	少羽	少商 少羽	立冬后四日丑时初四刻起					太商　阳明燥金
仲冬	十一月大庚子	初一日庚戌	初二日大雪 十七日冬至						右间 阳明燥金	六气 太阳寒水	客气太阳寒水主气太阳寒水	自小雪日卯正，至大寒日丑正	少商　太阳寒水
季冬	十二月大辛丑	初一日庚辰	初二日小寒 十七日大寒										少羽　太阳寒水

壬申年

四季	月建	日干支	二十四节气	五运：中运	五运：客运	五运：主运	五运：客主加临	五运：交司时刻	六气：客气	六气：主气	六气：客主加临	六气：交司时刻
孟春	正月小壬寅	初一日庚戌	初一日立春 十六日雨水	木运太过（同天符）	太角	太角	太角 太角	辛未年大寒日寅时初初刻起	初气 司天 少阳相火	厥阴风木	客气少阴君火主气厥阴风木	自辛未年大寒日寅初至本年春分日子初
仲春	二月大癸卯	初一日己卯	初二日惊蛰 十七日春分									
季春	三月大甲辰	初一日己酉	初二日清明 十八日谷雨		少徵	少徵	少徵 少徵	春分后十三日寅时正一刻起	二气 左间 阳明燥金	少阴君火	客气太阴湿土主气少阴君火	自春分日子正，至小满日戌正
孟夏	四月小乙巳	初一日己卯	初三日立夏 十九日小满									
仲夏	五月小丙午	初一日戊申	初五日芒种 廿一日夏至		太宫	太宫	太宫 太宫	芒种后十日卯时初二刻起	三气 右间 太阴湿土	少阳相火	客气少阳相火主气少阳相火	自小满日亥初，至大暑日初
季夏	六月大丁未	初一日丁丑	初八日小暑 廿三日大暑									
孟秋	七月小戊申	初一日丁未	初九日立秋 廿五日处暑						四气 在泉 厥阴风木	太阴湿土	客气阳明燥金主气太阴湿土	自大暑日酉正，至秋分日未正
仲秋	八月小己酉	初一日丙子	十一日白露 廿七日秋分		少商	少商	少商 少商	处暑后七日卯时正三刻起				
季秋	九月大庚戌	初一日乙巳	十三日寒露 廿八日霜降						五气 左间 少阴君火	阳明燥金	客气太阳寒水主气阳明燥金	自秋分日申初，至小雪日午初
孟冬	十月小辛亥	初一日乙亥	十三日立冬 廿八日小雪		太羽	太羽	太羽 太羽	立冬后四日辰时初四刻起				
仲冬	十一月大壬子	初一日甲辰	十四日大雪 廿八日冬至						六气 右间 太阳寒水	太阳寒水	客气厥阴风木主气太阳寒水	自小雪日午正，至大寒日辰正
季冬	十二月大癸丑	初一日甲戌	十三日小寒 廿八日大寒									

运气相合	
太角	少阳君火
	厥阴风木
太角	太阴湿土
少徵	少阴君火
少徵	少阳相火
太宫	少阳相火
	阳明燥金
太宫	太阴湿土
少商	太阳寒水
少商	阳明燥金
太羽	厥阴风木
太羽	太阳寒水

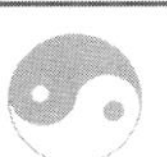

癸酉年

四季	月建	日干支	二十四节气
孟春	正月小甲庚	初一日甲辰	十三日立春 廿七日雨水
仲春	二月大乙卯	初一日癸酉	十三日惊蛰 廿八日春分
季春	三月大丙辰	初一日癸卯	十四日清明 廿九日谷雨
闰	三月小	初一日癸酉	十四日立夏
孟夏	四月大丁巳	初一日壬寅	初一日小满 十七日芒种
仲夏	五月小戊午	初一日壬申	初二日夏至 十八日小暑
季夏	六月大己未	初一日辛丑	初五日大暑 二十日立秋
孟秋	七月小庚申	初一日辛未	初六日处暑 廿一日白露
仲秋	八月小辛酉	初一日庚子	初八日秋分 廿三日寒霜
季秋	九月大壬戌	初一日己巳	初九日霜降 廿四日立冬
孟冬	十月小癸亥	初一日己亥	初九日小雪 廿四日大雪
仲冬	十一月大甲子	初一日戊辰	初十日冬至 廿四日小寒
季冬	十二月小乙丑	初一日戊戌	初九日大寒 廿四日立春

五运				
中运	客运	主运	客主加临	交司时刻
火运不及（同岁会）	少徵	太角	少徵 太角	壬申年大寒日巳时初初刻起
	太宫	少徵	太宫 少徵	春分后十三日巳正一刻起
	少商	太宫	少商 太宫	芒种后十日午时初二刻起
	太羽	少商	太羽 少商	处暑后七日午时正三刻起
	少角	太羽	少角 太羽	立冬后四日未时初四刻起

六气				
客气	主气	客主加临	交司时刻	
司天	初气			
阳明燥金	厥阴风木	客气太阴湿土主气厥阴风木	自壬申年大寒日巳初至本年春分日犯初	
左间	二气			
太阳寒水	少阴君火	客气少阳相火主气少阴君火	自春分日卯正，至小满日丑正	
右间	三气			
少阳相火	少阳相火	客气阳明燥金主气少阳相火	自小满日寅初，至大暑日子初	
在泉	四气			
少阴君火	太阴湿土	客气太阳寒水主气太阴湿土	自大暑日子正，至秋分日戌正	
左间	五气			
太阴湿土	阳明燥金	客气厥阴风木主所阳明燥金	自秋分日亥初，至小雪日酉初	
右间	六气			
厥阴风木	太阳寒水	客气少阴君火主气太阳寒水	自小雪日酉正，至大寒日未正	

运气相合	
少徵	太阴湿土
太角	厥阴风木
太宫	少阳相火
	少阴君火
少徵	阳明燥金
少商	少阳相火
太宫	太阳寒水
	太阴湿土
太羽	
少商	厥阴风木
少角	阳明燥金
	少阴君火
太羽	太阳寒水

甲　戌　年

四季	月　建	日干支	二十四节气
孟春	正月大丙寅	初一日丁卯	初十日雨水 廿五日惊蛰
仲春	二月大丁卯	初一日丁酉	初十日春分 廿五日清明
季春	三月大戊辰	初一日丁卯	初十日谷雨 廿六日立夏
孟夏	四月小己巳	初一日丁酉	十一日小满 廿七日芒种
仲夏	五月大庚午	初一日丙寅	十三日夏至 廿九日小暑
季夏	六月小辛未	初一日丙申	十五日大暑
孟秋	七月大壬申	初一日乙丑	初二日立秋 十七日处暑
仲秋	八月小癸酉	初一日乙未	初三日白露 十八日秋分
季秋	九月小甲戌	初一日甲子	初四日寒露 十九日霜降
孟冬	十月大乙亥	初一日癸巳	初五日立冬 二十日小雪
仲冬	十一月小丙子	初一日癸亥	初五日大雪 二十日冬至
季冬	十二月大丁丑	初一日壬辰	初六日小寒 二十日大寒

五运

中运	客运	主运	客主加临	交司时刻
土运太过（岁会、同天符）	太宫	太角	太宫 太角	癸酉年大寒日申时初初刻起
	少商	少徵	少商 少徵	春分后十三日申时正一刻起
	太羽	太宫	太羽 太宫	芒种后十日酉时初二刻起
	少角	少商	少角 少商	处暑后七日酉时正三刻起
	太徵	太羽	太徵 太羽	立冬后四日戌时初四刻起

六气

客气	主气	客主加临	交司时刻
司天	初　气		
太阳寒水	厥阴风木	客气少阳相火主气厥阴风木	自癸酉年大寒日申初至本年春分日午初
左间	二　气		
厥阴风木	少阴君火	客气阳明燥金主气少阴君火	自春分日午正，至小满日辰正
右间	三　气		
阳明燥金	少阳相火	客气太阳寒水主气少阳相火	自小满日巳初，至大暑日卯初
在泉	四　气		
太阴湿土	太阴湿土	客气厥阴风木主气太阴湿土	自大暑日卯正，至秋分日丑正
左间	五　气		
少阳相火	阳明燥金	客所少阴君火主气阳明燥金	自秋分日寅初，至小雪日子初
右间	六　气		
少阴君火	太阳寒水	客气太阴湿土主气太阳寒水	自小雪日子正，至大寒日戌正

运气相合

运	气
太宫	少阴相火
太角	厥阴风木
	阳明燥金
少商	少阴君火
少徵	太阳寒水
太羽	少阳相火
太宫	厥阴风木
少角	太阴湿土
	少阴君火
少商	阳明燥金
太徵	太阴湿土
太羽	太阳寒水

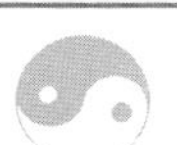

乙 亥 年

四季	月建	日干支	二十四节气	五运					六气				运气相合	
				中运	客运	主运	客主加临	交司时刻	客气	主气	客主加临	交司时刻		
孟春	正月小戊寅	初一日壬戌	初五日立春 二十日雨水	金运不及	少商	太角	少商 太角	甲戌年大寒日亥时初初刻起	司天	初气			少商	阳明燥金
仲春	二月大己卯	初一日辛卯	初六日惊蛰 廿一日春分						厥阴风木	厥阴风木	客气阳明燥金主气厥阴风木	自甲戌年大寒日亥初至本年春分日酉初	太角	厥阴风木
季春	三月大庚辰	初一日辛酉	初六日清明 廿一日谷雨		太羽	少徵	太羽 少徵	春分后十三日亥时正一刻起	左间	二气			太羽	太阳寒水
孟夏	四月小辛巳	初一日辛卯	初七日立夏 廿二日小满						少阴君火	少阴君火	客气太阳寒水主气少阴君火	自春分日酉正，至小满日未正		少阴君火
仲夏	五月大壬午	初一日庚申	初九日芒种 廿五日夏至						右间	三气			少徵	厥阴风木
季夏	六月小癸未	初一日庚寅	初十日小暑 廿六日大暑		少角	太宫	少角 太宫	芒种后十日子时初二刻起	太阳寒水	少阳相火	客气厥阴风木主气少阳相火	自小满日申初，至小暑日午初	少角	少阳相火
孟秋	七月大甲申	初一日己未	十三日立秋 廿八日处暑						在泉	四气			太宫	少阴君火
仲秋	八月大乙酉	初一日己丑	十四日白露 廿九日秋分		太徵	少商	少徵 少商	处暑后七日子时正三刻起	少阳相火	太阴湿土	客气少阴君火主气太阴湿土	自大暑日午正，至秋分日辰正		
闰	八月小	初一日己未	十五日寒露						左间	五气			太徵	太阴湿土
季秋	九月小丙戌	初一日戊子	初一日霜降 十六日立冬						阳明燥金	阳明燥金	客气太阴湿土主气阳明燥金	自秋分日巳初，至小雪日卯初		太阴湿土
孟冬	十月大丁亥	初一日丁巳	初二日小雪 十六日大雪		少宫	太羽	少宫 太羽	立冬后四日丑时初四刻起	右间	六气			少商	阳明燥金
仲冬	十一月小戊子	初一日丁亥	初一日冬至 十六日小寒						太阴湿土	太阳寒水	客气少阳相火主气太阳寒水	自小雪日卯正至大寒日丑正	少宫	少阳相火
季冬	十二月大己丑	初一日丙辰	初二日大寒 十六日立春										太羽	太阳寒水

丙　子　年

四季	月建	日干支	二十四节气
孟春	正月小庚寅	初一日丙戌	初一日雨水 十六日惊蛰
仲春	二月大辛卯	初一日乙卯	初二日春分 十七日清明
季春	三月小壬辰	初一日乙酉	初三日谷雨 十八日立夏
孟夏	四月大癸巳	初一日甲寅	初五日小满 二十日芒种
仲夏	五月大甲午	初一日甲申	初六日夏至 十二日小暑
季夏	六月小乙未	初一日甲寅	初七日大暑 廿三日立秋
孟秋	七月大丙申	初一日癸未	初十日处暑 廿五日白露
仲秋	八月小丁酉	初一日癸丑	十一日秋分 廿六日寒露
季秋	九月大戊戌	初一日壬午	十二日霜降 廿七日立冬
孟冬	十月大巳亥	初一日壬子	十二日小雪 廿七日大雪
仲冬	十一月小庚子	初一日壬午	十一日冬至 廿六日小寒
季冬	十二月小辛丑	初一日辛亥	十二日大寒 廿七日立春

五运

中运	客运	主运	客主加临	交司时刻
水运太过（岁会）	太羽	太角	太羽 太角	乙亥年大寒日寅时初初刻起
	少角	少徵	少角 少徵	春分后十三日寅时正一刻起
	太徵	太宫	太徵 太宫	芒种后十日卯时初二刻起
	少宫	少商	少宫 少商	处暑后七日卯时正三刻起
	太商	太羽	太商 太羽	立冬后四日辰时初四刻起

六气

客气	主气	客主加临	交司时刻
司天	初气		
少阴君火	厥阴风木	客气太阳寒水主气厥阴风木	自乙亥年大寒日寅初至本年春分日子初
左间	二气		
太阴湿土	少阴君火	客气厥阴风木主气少阴君火	自春分日子正，至小满日戌正
右间	三气		
厥阴风木	少阳相火	客气少阴君火主气少阳相火	自小满日亥初，至大暑日酉初
在泉	四气		
阳明燥金	太阴湿土	客气太阴湿土主气太阴湿土	自大暑日酉正，至秋分日未正
左间	五气		
太阳寒水	阳明燥金	客气少阳相火主气阳明燥金	自秋分日申初至小雪日午初
右间	六气		
少阳相火	太阳寒水	客气阳明燥金主气太阳寒水	自小雪日午正，至大寒日辰正

运气相合

运	气
太羽	太阳寒水
太角	厥阴风木
	厥阴风木
少角	少阴君火
少徵	少阴君火
太徵	少阳相火
太宫	太阴湿土
少宫	太阴湿土
少商	少阳相火 阳明燥金
太商	阳明燥金
太羽	太阳寒水

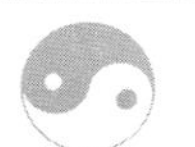

丁 丑 年

四季	月建	日干支	二十四节气	五运 中运	五运 客运	五运 主运	五运 客主加临	五运 交司时刻	六气 客气	六气 主气	六气 客主加临	六气 交司时刻	运气相合	
孟春	正月大壬寅	初一日庚辰	十二日雨水 廿七日惊蛰	木运不及	少角	少角	少角 少角	丙子年大寒日巳时初初刻起	司天 太阴湿土	初 气 厥阴风木	客气厥阴风木主气厥阴风木	自丙子年大寒日巳初至本年春分日卯初	少角	厥阴风木
仲春	二月小癸卯	初一日庚戌	十二日春分 廿八日清明										少角	厥阴风木
季春	三月大甲辰	初一日己卯	十四日谷雨 廿九日立夏		太徵	太徵	太徵 太徵	春分后十三日巳正一刻起	左间 少阳相火	二 气 少阴君火	客气少阴君火主气少阴君火	自春分日卯正，至小满日丑正	太徵	少阴君火
孟春	四月小乙巳	初一日己酉	十五日小满											少阴君火
仲夏	五月大丙午	初一日戊寅	初一日芒种 十七日夏至						右间 少阴君火	三 气 少阳相火	客气太阴湿土主气少阳相火	自小满日寅初，至大暑日子初	太徵	太阴湿土
季夏	六月小丁未	初一日戊申	初三日小暑 十九日大暑		少宫	少宫	少宫 少宫	芒种后十日午初二刻起					少宫	少阳相火
孟秋	七月大戊申	初一日丁丑	初五日立秋 廿一日处暑						在泉 太阳寒水	四 气 太阴湿土	客气少阳相火主气太阴湿土	自大暑日子正，至秋分日戌正	少宫	少阳相火
仲秋	八月大己酉	初一日丁未	初六日白露 廿二日秋分		太商	太商	太商 太商	处暑后七日午正三刻起					太商	太阴湿土
季秋	九月小庚戌	初一日丁丑	初七日寒露 廿二日霜降						左间 厥阴风木	五 气 阳明燥金	客气阳明燥金主气阳明燥金	自秋分日亥初，至小雪日酉初		阳明燥金
孟冬	十月大辛亥	初一日丙午	初八日立冬 廿三日小雪										太商	阳明燥金
仲冬	十一月大壬子	初一日丙子	初八日大雪 廿三日冬至		少羽	少羽	少羽 少羽	立冬后四日未初四刻起	右间 阳明燥金	六 气 太阳寒水	客气太阳寒水主气太阳寒水	自小雪日酉正，至大寒日未正	少羽	太阳寒水
季冬	十二月小癸丑	初一日丙午	初七日小寒 廿二日大寒										少羽	太阳寒水

戊　寅　年

四季	月建	日干支	二十四节气
孟春	正月大甲寅	初一日乙亥	初八日六春 廿三日雨水
仲春	二月小乙卯	初一日乙巳	初八日惊蛰 廿三日春分
季春	三月小丙辰	初一日甲戌	初九日清明 廿四日谷雨
孟夏	四月大丁巳	初一日癸卯	十一日立夏 廿六日小满
仲夏	五月小戊午	初一日癸酉	十二日芒种 廿七日夏至
闰	五月小	初一日壬寅	十四日小暑
季夏	六月大己未	初一日辛未	初一日大暑 十七日立秋
孟秋	七月大庚申	初一日辛丑	初二日处暑 十八日白露
仲秋	八月小辛酉	初一日辛未	初三日秋分 十八日寒露
季秋	九月大壬戌	初一日庚子	初四日霜降 十九日立冬
孟冬	十月大癸亥	初一日庚午	初四日小雪 十九日大雪
仲冬	十一月小甲子	初一日庚子	初四日冬至 十九日小寒
季冬	十二月大乙丑	初一日己巳	初四日大寒 十九日立春

五运				
中运	客运	主运	客主加临	交司时刻
火运太过（天符）	太徵	少角	太徵 少角	丁丑年大寒日申时初初刻起
	少宫	太徵	少宫 太徵	春分后十三日申时正一刻起
	太商	少宫	太商 少宫	芒种后十日酉时初二刻起
	少角	太商	少角 太商	处暑后七日酉时正三刻起
	太羽	少羽	太羽 少羽	立冬后四日戌时初四刻起

六气			
客气	主气	客主加临	交司时刻
司天	初气		
少阳相火	厥阴风木	客气少阴君火主气厥阴风木	自丁丑年大寒日申初至本年春分日午初
左间	二气		
阳明燥金	少阴君火	客气太阴湿土主气少阴君火	自春分日午正，至小满日辰正
右间	三气		
太阴湿土	少阳相火	宫气少阳相火主气少阳相火	自小满日巳初，至大暑日卯初
在泉	四气		
厥阴风木	太阴湿土	客气阳明燥金主气太阴湿土	自大暑日卯正，至秋分日丑正
左间	五气		
少阴君火	阳明燥金	客气太阳寒水主气阳明燥金	自秋分日寅初，至小雪日子初
右间	六气		
太阳寒水	太阳寒水	客气厥阴风木主气太阳寒水	自小雪日子正至大寒日戌正

运气相合	
太徵	少阴君火
少角	厥阴风木
	太阴湿土
少宫	少阴君火
太徵	少阳相火
太商	少阳相火
少宫	阳明燥金
少角	太阴湿土
	太阳寒水
太商	阳明燥金
太羽	厥阴风木
少羽	太阳寒水

己　卯　年

四季	月建	日干支	二十四节气	五运：中运	五运：客运	五运：主运	五运：客主加临	五运：交司时刻	六气：客气	六气：主气	六气：客主加临	六气：交司时刻	运气相合	
孟春	正月大丙寅	初一日己亥	初四日雨水 十九日惊蛰	土运不及	少宫	少角	少宫 少角	戊寅年大寒日亥时初初刻起	司天 阳明燥金	初气 厥阴风木	客气太阴湿土主气厥阴风木	自戊寅年大寒日亥初至本年春分日酉初	少宫	太阴湿土
仲春	二月小丁卯	初一日己巳	初四日春分 十九日清明										少角	厥阴风木
季春	三月小戊辰	初一日戊戌	初五日谷雨 廿一日立夏		太商	太徵	太商 太徵	春分后十三日亥正一刻起	左间 太阳寒水	二气 少阴君火	客气少阳相火主气少阴君火	自春分日酉正，至小满日未正	太商	少阳相火
孟夏	四月大己巳	初一日丁卯	初七日小满 廿三日芒种											少阴君火
仲夏	五月小庚午	初一日丁酉	初九日夏至 廿四日小暑		少羽	少宫	少羽 少宫	芒种后十日子时初二刻起	右间 少阳相火	三气 少阳相火	客气阳明燥金主气少阳相火	自小满日申初至大暑日午初	太徵	阳明燥金
季夏	六月小辛未	初一日丙寅	十一日大暑 廿七日立秋										少羽	少阳相火
孟秋	七月大壬申	初一日乙未	十三日处暑 廿九日白露						在泉 少阴君火	四气 太阴湿土	客气太阳寒水主气太阴湿土	自大暑日午正，至秋分日辰正	少宫	太阳寒水
仲秋	八月小癸酉	初一日乙丑	十四日秋分		太角	太商	太角 太商	处暑后七日子时正三刻起					太角	太阴湿土
季秋	九月大甲戌	初一日甲午	初一日寒露 十六日霜降						左间 太阴湿土	五气 阳明燥金	客气厥阴风木主气阳明燥金	自秋分日巳初，至小雪日卯初		厥阴风木
孟冬	十月大乙亥	初一日甲子	初一日立冬 十六日小雪 三十日大雪		少徵	少羽	少徵 少羽	立冬后四日丑时初四刻起					太商	阳明燥金
仲冬	十一月大丙子	初一日甲午	十五日冬至 三十日小寒						右间 厥阴风木	六气 太阳寒水	客气少阴君火主气太阳寒水	自小雪日卯正，至大寒日丑正	少徵	少阴君火
季冬	十二月小丁丑	初一日甲子	十五日大寒 廿九日立春										少羽	太阳寒水

庚 辰 年

四季	月建	日干支	二十四节气	五运 中运	五运 客运	五运 主运	五运 客主加临	五运 交司时刻	六气 客气	六气 主气	六气 客主加临	六气 交司时刻	运气相合	
孟春	正月大戊寅	初一日癸巳	十五日雨水 三十日惊蛰	金运太过	太商	少角	太商 少角	己卯年大寒日寅时初初刻起	司天 太阳寒水	厥阴风木	初气 客气少阳相火主气厥阴风木	自己卯年大寒日寅初至本年春分日子初	太商	少阳相火
仲春	二月大己卯	初一日癸亥	十五日春分 三十日清明										少角	厥阴风木
季春	三月小庚辰	初一日癸巳	十六日谷雨		少羽	太徵	少羽 太徵	春分后十三日寅正一刻起	左间 厥阴风木	少阴君火	二气 客气阳明燥金主气少阴君火	自春分日子正，至小满日戌正	少羽	阳明燥金
孟夏	四月小辛巳	初一日壬戌	初一日立夏 十八日小满											少阴君火
仲夏	五月小壬午	初一日辛卯	初四日芒种 二十日夏至						右间 阳明燥金	少阳相火	三气 客气太阳寒水主气少阳相火	自小满日亥初，至大暑日酉初	太徵	太阳寒水
季夏	六月小癸未	初一日辛酉	初六日小暑 廿一日大暑		太角	少宫	太角 少宫	芒种后十日卯初二刻起					太角	少阳相火
孟秋	七月小甲申	初一日庚寅	初八日立秋 廿四日处暑						在泉 太阴湿土	太阴湿土	四气 客气厥阴风木主气太阴湿土	自大暑日酉正，至秋分日未正	少宫	厥阴风木
仲秋	八月大乙酉	初一日己未	初十日白露 廿六日秋分		少徵	太商	少徵 太商	处暑后七日卯正三刻起					少徵	太阴湿土
季秋	九月小丙戌	初一日己丑	十一日寒露 廿六日霜降						左间 少阳相火	阳明燥金	五气 客气少阴君火主气阳明燥金	自秋分日申初，至小雪日午初	太商	少阴君火
孟冬	十月大丁亥	初一日戊午	十二日立冬 廿七日小雪		太宫	少羽	太宫 少羽	立冬后四日辰时初四刻起						阳明燥金
仲冬	十一月大戊子	初一日戊子	十二日大雪 廿六日冬至						右间 少阴君火	太阳寒水	六气 客气太阴湿土主气太阳寒水	自小雪日午正，至大寒日辰正	太宫	太阴湿土
季冬	十二月小己丑	初一日戊午	十一日小雪 廿六日大寒										少羽	太阳寒水

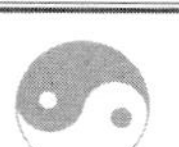

辛　巳　年

四季	月　建	日干支	二十四节气
孟春	正月大庚寅	初一日丁亥	十二日立春 廿六日雨水
仲春	二月大辛卯	初一日丁巳	十一日惊蛰 廿六日春分
季春	三月小壬辰	初一日丁亥	十二日清明 廿七日谷雨
孟夏	四月大癸巳	初一日丙辰	十三日立夏 廿九日小满
闰	四月小	初一日丙戌	十四日芒种
仲夏	五月大甲午	初一日乙卯	初一日夏至 十七日小暑
季夏	六月小乙未	初一日乙酉	初三日大暑 十八日立秋
孟秋	七月小丙申	初一日甲寅	初五日处暑 二十日白露
仲秋	八月大丁酉	初一日癸未	初七日秋分 廿二日寒露
季秋	九月小戊戌	初一日癸丑	初七日霜降 廿二日立冬
孟冬	十月大己亥	初一日壬午	初八日小雪 廿三日大雪
仲冬	十一月小庚子	初一日壬子	初八日冬至 廿二日小寒
季冬	十二月大辛丑	初一日辛巳	初八日大寒 廿三日立春

五运

中运	客运	主运	客主加临	交司时刻
水运不及	少羽	少角	少羽 少角	庚辰年大寒日巳时初初刻起
	太角	太徵	太角 太徵	春分后十三日巳正一刻起
	少徵	少宫	少徵 少宫	芒种后十日午时初二刻起
	太宫	太商	太宫 太商	处暑后七日午时正三刻起
	少商	少羽	少商 少羽	立冬后四日未时初四刻起

六气

客气	主气	客主加临	交司时刻
司天	初　气		
厥阴风木	厥阴风木	客气阳明燥金主气厥阴风木	自庚辰年大寒日巳初至本年春分日卯初
左间	二　气		
少阴君火	少阴君火	客气太阳寒水主气少阴君火	自春分日卯正，至小满日丑正
右间	三　气		
太阳寒水	少阳相火	客气厥阴风木主气少阳相火	自小满日寅初至大暑日子初
在泉	四　气		
少阳相火	太阴湿土	客气少阴君火主气太阴湿土	自大暑日子正，至秋分日戌正
左间	五　气		
阳明燥金	阳明燥金	客气太阴湿土主气阳明燥金	自秋分日亥初，至小雪日酉初
右间	六　气		
太阴湿土	太阳寒水	客气少阳相火主气太阳寒水	自小雪日酉正，至大寒日未正

运气相合

运	气
少羽	阳明燥金
少角	厥阴风木
太角	太阳寒水 少阴君火
太徵	厥阴风木
少徵	少阳相火
少宫	少阴君火
太宫	太阴湿土
太商	太阴湿土 阳明燥金
少商	少阳相火
少羽	太阳寒水

壬 午 年

四季	月建	日干支	二十四节气	五运·中运	五运·客运	五运·主运	五运·客主加临	五运·交司时刻	六气·客气	六气·主气	六气·客主加临	六气·交司时刻	运气相合	
孟春	正月大壬寅	初一日辛亥	初八日雨水 廿三日惊蛰	木运 太过	太角	太角	太角 太角	辛巳年大寒日申时初初刻起	司天 少阴君火	初 厥阴风木	气 客气太阳寒水主气厥阴风木	自辛巳年大寒日申初至本年春分日午初	太角	太阳寒水
仲春	二月大癸卯	初一日辛巳	初八日春分 廿三日清明										太角	厥阴风木
季春	三月小甲辰	初一日辛亥	初八日谷雨 廿四日立夏		少徵	少徵	少徵 少徵	春分后十三日申时正一刻起	左间 太阴湿土	二 少阴君火	气 客气厥阴风木主气少阴君火	自春分日午正，至小满日辰正	少徵	厥阴风木
孟夏	四月大乙巳	初一日庚辰	初十日小满 廿六日芒种										少徵	少阴君火
仲夏	五月小丙午	初一日庚戌	十一日夏至 廿七日小暑						右间 厥阴风木	三 少阳相火	气 客气少阴君火主气少阳相火	自小满日巳初，至大暑日卯初	少徵	少阴君火
季夏	六月大丁未	初一日己卯	十四日大暑 三十日立秋		太宫	太宫	太宫 太宫	芒种后十日酉时初二刻起					太宫	少阳相火
孟秋	七月小戊申	初一日己酉	十五日处暑						在泉 阳明燥金	四 太阳湿土	气 客气太阴湿土主气太阴湿土	自大暑日卯正，至秋分日丑正	太宫	太阴湿土
仲秋	八月小己酉	初一日戊寅	初二日白露 十七日秋分		少商	少商	少商 少商	处暑后七日酉时正三刻起					少商	太阴湿土
季秋	九月大庚戌	初一日丁未	初三日寒露 十八日霜降						左间 太阳寒水	五 阳明燥金	气 客气少阳相火主气阳明燥金	自秋分日寅初，至小雪日子初	少商	少阳相火
孟冬	十月小辛亥	初一日丁丑	初三日立冬 十八日小雪										少商	阳明燥金
仲冬	十一月大壬子	初一日丙午	初四日大雪 十九日冬至		太羽	太羽	太羽 太羽	立冬后四日戌时初四刻起	右间 少阳相火	六 太阳寒水	气 客气阳明燥金主气太阳寒水	自小雪日子正，至大寒日戌正	太羽	阳明燥金
季冬	十二月小癸丑	初一日丙子	初四日小寒 十八日大寒										太羽	太阳寒水

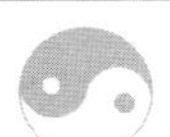

癸未年

四季	月建	日干支	二十四节气
孟春	正月大甲寅	初一日乙巳	初四日立春 十九日雨水
仲春	二月大乙卯	初一日乙亥	初四日惊蛰 十九日春分
季春	三月小丙辰	初一日乙巳	初四日清明 十九日谷雨
孟夏	四月大丁巳	初一日甲戌	初六日立夏 廿一日小满
仲夏	五月大戊午	初一日甲辰	初七日芒种 廿三日夏至
季夏	六月小己未	初一日甲戌	初八日小暑 廿四日大暑
孟秋	七月大庚申	初一日癸卯	十一日立秋 廿六日处暑
仲秋	八月小辛酉	初一日癸酉	十二日白露 廿七日秋分
季秋	九月小壬戌	初一日壬寅	十四日寒露 廿九日霜降
孟冬	十月大癸亥	初一日辛未	十五日立冬 三十日小雪
仲冬	十一月小甲子	初一日辛丑	十四日大雪 廿九日冬至
季冬	十二月大乙丑	初一日庚午	十五日小寒 三十日大寒

五运				
中运	客运	主运	客主加临	交司时刻
火运不及	少徵	太角	少徵 太角	壬午年大寒日亥时初初刻起
	太宫	少徵	太宫 少徵	春分后十三日亥时正一刻起
	少商	太宫	少商 太宫	芒种后十日子时初二刻起
	太羽	少商	太羽 少商	处暑后七日子时正三刻起
	少角	太羽	少角 太羽	立冬后四日丑时初四刻起

六气				
客气	主气	客主加临	交司时刻	
司天	初气			
太阴湿土	厥阴风木	客气厥阴风木主气厥阴风木	自壬午年大寒日亥初至本年春分日酉初	
左间	二气			
少阳相火	少阴君火	客气少阴君火主气少阴君火	自春分日酉正，至小满日未正	
右间	三气			
少阴君火	少阳相火	客气太阴湿土主气少阳相火	自小满日申初至大暑日午初	
在泉	四气			
太阳寒水	太阴湿土	客气少阳相火主气太阴湿土	自大暑日午正，至秋分日辰正	
左间	五气			
厥阴风木	阳明燥金	客气阳明燥金主气阳明燥金	自秋分日巳初至小雪日卯初	
右间	六气			
阳明燥金	太阳寒水	客气太阳寒水主气太阳寒水	自小雪日卯正至大寒日丑正	

运气相合	
少徵	厥阴风木
太角	厥阴风木
太宫	少阴君火
	少阴君火
少徵	太阴湿土
少商	少阳相火
太宫	少阳相火
	太阴湿土
太羽	阳明燥金
少商	阳明燥金
少角	太阳寒水
太羽	太阳寒水

甲申年

四季	月建	日干支	二十四节气	中运
孟春	正月小丙寅	初一日庚子	十四日立春 廿九日雨水	土运太过
仲春	二月大丁卯	初一日己巳	十五日惊蛰 三十日春分	
闰	二月小	初一日己亥	十五日清明	
季春	三月大戊辰	初一日戊辰	初一日谷雨 十七日立夏	
孟夏	四月大己巳	初一日戊戌	初三日小满 十八日芒种	
仲夏	五月小庚午	初一日戊辰	初四日夏至 二十日小暑	
季夏	六月大辛未	初一日丁酉	初六日大暑 廿三日立秋	
孟秋	七月小壬申	初一日丁卯	初八日处暑 廿三日白露	
仲秋	八月太癸酉	初一日丙申	初十日秋分 廿五日寒露	
季秋	九月小甲戌	初一日丙寅	初十日霜降 廿五日立冬	
孟冬	十月大乙亥	初一日乙未	十一日小雪 廿六日大雪	
仲冬	十一月小丙子	初一日乙丑	初十日冬至 廿五日小寒	
季冬	十二月大丁丑	初一日甲午	十一日大寒 廿六日立春	

五运

客运	主运	客主加临	交司时刻
太宫	太角	太宫 太角	癸未年大寒日寅时初初刻起
少商	少徵	少商 少徵	春分后十三日寅正一刻起
太羽	太宫	太羽 太宫	芒种后十日卯初二刻起
少角	少商	少角 少商	处暑后七日卯正三刻起
太徵	太羽	太徵 太羽	立冬后四日辰初四刻起

六气

客气	主气	客主加临	交司时刻
司天	初气		
少阳相火	厥阴风木	客气少阴君火主气厥阴风木	癸未年大寒日寅初至本年春分日子初
左间	二气		
阳明燥金	少阴君火	客气太阴湿土主气少阴君火	自春分日子正，至小满日戌正
右间	三气		
太阴湿土	少阳相火	客气少阳相火主气少阳相火	自小满日亥初，至大暑日酉初
在泉	四气		
厥阴风木	太阴湿土	客气阳明燥金主气太阴湿土	自大暑日酉正，至秋分日未正
左间	五气		
少阴君火	阳明燥金	客气太阳寒水主气阳明燥金	自秋分日申初，至小雪日午初
右间	六气		
太阳寒水	太阳寒水	客气厥阴风木主气太阳寒水	自小雪日午正，至大寒日辰正

运气相合

运	气
太宫	少阴君火
	厥阴风木
太角	
	太阴湿土
少商	少阴君火
少徵	少阳相火
太羽	少阳相火
	阳明燥金
太宫	
少角	太阴湿土
	太阳寒水
少商	阳明燥金
太徵	厥阴风木
太羽	太阳寒水

乙　酉　年

四季	月建	日干支	二十四节气	五运：中运	五运：客运	五运：主运	五运：客主加临	五运：交司时刻
孟春	正月小戊寅	初一日甲子	初十日雨水 廿五日惊蛰	金运不及（太乙天符、岁会）	少商	太角	少商 太角	甲申年大寒日巳时初初刻起
仲春	二月大己卯	初一日癸巳	十一日春分 廿七日清明					
季春	三月小庚辰	初一日癸亥	十二日谷雨 廿七日立夏		太羽	少徵	太羽 少徵	春分后十三日巳正一刻起
孟夏	四月大辛巳	初一日壬辰	十四日小满 廿九日芒种					
仲夏	五月小壬午	初一日壬戌	十五日夏至					
季夏	六月大癸未	初一日辛卯	初二日小暑 廿八日大暑		少角	太宫	少角 太宫	芒种后十日午初二刻起
孟秋	七月大甲申	初一日辛酉	初三日立秋 十九日处暑					
仲秋	八月小乙酉	初一日辛卯	初四日白露 十十日秋分		太徵	少商	太徵 少商	处暑后七日午正三刻起
季秋	九月大丙戌	初一日庚申	初六日寒露 廿一日霜降					
孟冬	十月小丁亥	初一日庚寅	初六日立冬 廿一日小雪		少宫	太羽	少宫 太羽	立冬后四日未初四刻起
仲冬	十一月大戊子	初一日己未	初七日大雪 廿二日冬至					
季冬	十二月小己丑	初一日己丑	初六日小寒 廿一日大寒					

六气		客气	主气	客主加临	交司时刻
司天	初气	阳明燥金	厥阴风木	客气太阴湿土主气厥阴风木	自甲申年大寒日巳初至本年春分日卯初
左间	二气	太阳寒水	少阴君火	客气少阳相火主气少阴君火	自春分日卯正，至小满日丑正
右间	三气	少阳相火	少阳相火	客气阳明燥金主气少阳相火	自小满日寅初，至大暑日子初
在泉	四气	少阴君火	太阴湿土	客气太阳寒水主气太阴湿土	自大暑日子正，至秋分日戌正
左间	五气	太阴湿土	阳明燥金	客气厥阴风木主气阳明燥金	自秋分日亥初，至小雪日酉初
右间	六气	厥阴风木	太阳寒水	客气少阴君火主气太阳寒水	自小雪日酉正，至大雪日未正

运气相合	
少商	太阴湿土
太角	厥阴风木
太羽	少阳相火 少阴君火
少徵	阳明燥金
少角	少阳相火
太宫	太阳寒水
太徵	太阴湿土
少商	厥阴风木 阳明燥金
少宫	少阴君火
太羽	太阳寒水

丙 戌 年

四季	月建	日干支	二十四节气
孟春	正月大庚寅	初一日戊午	初七日立春 廿二日雨水
仲春	二月小辛卯	初一日戊子	初七日惊蛰 廿二日春分
季春	三月大壬辰	初一日丁巳	初八日清明 廿三日谷雨
孟夏	四月小癸巳	初一日丁亥	初八日立夏 廿四日小满
仲夏	五月大甲午	初一日丙辰	十一日芒种 廿六日夏至
季夏	六月小乙未	初一日丙戌	十二日小暑 廿八日大暑
孟秋	七月大丙申	初一日乙卯	十四日立秋 三十日处暑
闰	七月小	初一日乙酉	十六日白露
仲秋	八月大丁酉	初一日甲寅	初二日秋分 十七日寒露
季秋	九月大戊戌	初一日甲申	初二日霜降 十七日立冬
孟冬	十月小己亥	初一日甲寅	初二日小雪 十七日大雪
仲冬	十一月大庚子	初一日癸未	初三日冬至 十八日小寒
季冬	十二月大辛丑	初一日癸丑	初二日大寒 十七日立春

五运：中运	客运	主运	客主加临	交司时刻
水运太过（天符）	太羽	太角	太羽 太角	乙酉年大寒日申时初初刻起
	少角	少徵	少角 少徵	春分后十三日申时正一刻起
	太徵	太宫	太徵 太宫	芒种后十日酉时初二刻起
	少宫	少商	少宫 少商	处暑后七日酉时正三刻起
	太商	太羽	太商 太羽	立冬后四日戌时初四刻起

六气：客气	主气	客主加临	交司时刻
司天	初气		
太阳寒水	厥阴风木	客气少阳相火主气厥阴风木	自乙酉年大寒日甲初至本年春分日午初
左间	二气		
厥阴风木	少阴君火	客气阳明燥金主气少阴君火	自春分日午正，至小满日辰正
右间	三气		
阳明燥金	少阳相火	客气太阳寒水主气少阳相火	自小满日巳初，至大暑日卯初
在泉	四气		
太阴湿土	太阴湿土	客气厥阴风木主气太阴湿土	自大暑日卯正，至秋分日丑正
左间	五气		
少阳相火	阳明燥金	客气少阴君火主气阳明燥金	自秋分日寅初，至小雪日子初
右间	六气		
少阴君火	太阳寒水	客气太阴湿土主气太阳寒水	自小雪日子正，至大寒日戌正

运气相合	
太羽	少阳相火
	厥阴风木
太角	阳明燥金
少角	少阴君火
少徵	太阳寒水
太徵	少阳相火
太宫	厥阴风木
	太阴湿土
少宫	少阴君火
少商	阳明燥金
太商	太阴湿土
太羽	太阳寒水

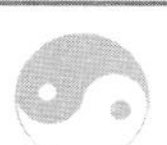

丁 亥 年

四季	月建	日干支	二十四节气	五运					六气				运气相合	
				中运	客运	主运	客主加临	交司时刻	客气	主气	客主加临	交司时刻		
孟春	正月小壬寅	初一日癸未	初二日雨水 十七日惊蛰	木运不及（天符）	少角	少角	少角 少角	丙戌年大寒日亥时初初刻起	司天 厥阴风木	初气 厥阴风木	客气阳明燥金主气厥阴风木	自丙戌年大寒日亥初至本年春分日酉初	少角	阳明燥金
仲春	二月小癸卯	初一日壬子	初三日春分 十八日清明										少角	厥阴风木
季春	三月大甲辰	初一日辛巳	初四日谷雨 二十日立夏		太徵	太徵	太徵 太徵	春分后十三日亥时正一刻起	左间 少阴君火	二气 少阴君火	客气太阳寒水主气少阴君火	自春分日酉正，至小满日未正	太徵	太阳寒水
孟夏	四月小乙巳	初一日辛亥	初五日小满 廿一日芒种											少阴君火
仲夏	五月小丙午	初一日庚辰	初八日夏至 廿三日小暑		少宫	少宫	少宫 少宫	芒种后十日子时初二刻起	右间 太阳寒水	三气 少阳相火	客气厥阴风木主气少阳相火	自小满日申初，至大暑日午初	太徵	厥阴风木
季夏	六月大丁未	初一日己酉	初十日大暑 廿六日立秋										少宫	少阳相火
孟秋	七月小戊申	初一日己卯	十一日处暑 廿七日白露						在泉 少阳相火	四气 太阴湿土	客气少阴君火主气太阴湿土	自大暑日午正，至秋分日辰正	少宫	少阴君火
仲秋	八月大己酉	初一日戊申	十三日秋分 廿九日寒露		太商	太商	太商 太商	处暑后七日子时正三刻起					太商	太阴湿土
季秋	九月大庚戌	初一日戊寅	十四日霜降 廿九日立冬						左间 阳明燥金	五气 阳明燥金	客气太阴湿土主气阳明燥金	自秋分日巳初至小雪日卯初	太商	太阴湿土
孟冬	十月大辛亥	初一日戊申	十四日小雪 廿八日大雪		少羽	少羽	少羽 少羽	立冬后四日丑时初四刻起						阳明燥金
仲冬	十一月小壬子	初一日戊寅	十三日冬至 廿八日小寒						右间 太阴湿土	六气 太阳寒水	客气少阳相火主气太阳寒水	自小雪日卯正，至大寒日丑正	少羽	少阳相火
季冬	十二月大癸丑	初一日丁未	十四日大寒 廿八日立春										少羽	太阳寒水

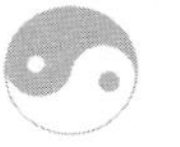

戊　子　年

四季	月建	日干支	二十四节气	中运
孟春	正月大甲寅	初一日丁丑	十三日雨水 廿八日惊蛰	火运太过（天符）
仲春	二月小乙卯	初一日丁未	十三日春分 廿八日清明	
季春	三月小丙辰	初一日丙子	十五日谷雨	
孟夏	四月大丁巳	初一日乙巳	初一日立夏 十六日小满	
仲夏	五月小戊午	初一日乙亥	初二日芒种 十八日夏至	
季夏	六月小己未	初一日甲辰	初五日小暑 二十日大暑	
孟秋	七月大庚申	初一日癸酉	初七日立秋 廿三日处暑	
仲秋	八月小辛酉	初一日癸卯	初八日白露 廿三日秋分	
季秋	九月大壬戌	初一日壬申	初十日寒露 廿五日霜降	
孟冬	十月大癸亥	初一日壬寅	初十日立冬 廿五日小雪	
仲冬	十一月小甲子	初一日壬申	初十日大雪 廿四日冬至	
季冬	十二月大乙丑	初一日辛丑	初十日小寒 廿五日大寒	

五运			
客运	主运	客主加临	交司时刻
太徵	少角	太徵 少角	丁亥年大寒日寅时初初刻起
少宫	太徵	少宫 太徵	春分后十三日寅正一刻起
太商	少宫	太商 少宫	芒种后十日卯初二刻起
少羽	太商	少羽 太商	处暑后七日卯正三刻起
太角	少羽	太角 少羽	立冬后四日辰初四刻起

六气			
客气	主气	客主加临	交司时刻
司天	初气		
少阴君火	厥阴风木	客气太阳寒水主气厥阴风木	自丁亥年大守日寅初至本年春分日子初
左间	二气		
太阴湿土	少阴君火	客气厥阴风木主气少阴君火	自春分日子正至小满日戌正
右间	三气		
厥阴风木	少阳相火	客气少阴君火主气少阳相火	自小满日亥初至大暑日酉初
在泉	四气		
阳明燥金	太阴湿土	客气太阴湿土主气太阴湿土	自大暑日酉正至秋分日未正
左间	五气		
太阳寒水	阳明燥金	客气少阳相火主气阳明燥金	自秋分日申初至小雪日午初
右间	六气		
少阳相火	太阳寒水	客气阳明燥金主气太阳寒水	自小雪日午正至大寒日辰正

运气相合	
太徵	太阳寒水
少角	厥阴风木
少宫	厥阴风木 少阴君火
太徵	少阴君火
太商	少阳相火
少宫	太阴湿土
少羽	太阴湿土
太商	少阳相火 阳明燥金
太角	阳明燥金
少羽	太阳寒水

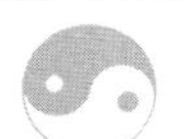

己　丑　年

四季	月　建	日干支	二十四节气
孟春	正月大丙寅	初一日辛未	初十日立春 廿四日雨水
仲春	二月大丁卯	初一日辛丑	初九日惊蛰 廿四日春分
季春	三月小戊辰	初一日辛未	初九日清明 廿五日谷雨
孟夏	四月小己巳	初一日庚子	十一日立夏 廿七日小满
仲夏	五月大庚午	初一日己巳	十三日芒种 廿九日夏至
闰	五月小	初一日己亥	十五日小暑
季夏	六月小辛未	初一日戊辰	初二日大暑 十七日立秋
孟秋	七月大壬申	初一日丁酉	初四日处暑 十九日白露
仲秋	八月小癸酉	初一日丁卯	初五月秋分 二十日寒露
季秋	九月大甲戌	初一日丙申	初六日霜降 廿一日立冬
孟冬	十月小乙亥	初一日丙寅	初六日小雪 廿一日大雪
仲冬	十一月大丙子	初一日乙未	初七日冬至 廿一日小寒
季冬	十二月大丁丑	初一日乙丑	初六日大寒 廿一日立春

五运：中运	客运	主运	客主加临	交司时刻
土运不及（太乙天符、岁会）	少宫	少角	少宫 少角	戊子年大寒日巳初初刻起
	太商	太徵	太商 太徵	春分后十三日巳正一刻起
	少羽	少宫	少羽 少宫	芒种后十日午初二刻起
	太角	太商	太角 太商	处暑后七日午后三刻起
	少徵	少羽	少徵 少羽	立冬后四日未初四刻起

六气：客气	主气	客主加临	交司时刻
司天	初		气
太阴湿土	厥阴风木	客气厥阴风木主气厥阴风木	自戊子年大寒日巳初至本年春分日卯初
左间	二		气
少阳相火	少阴君火	客气少阴君火主气少阴君火	自春分日卯正至小满日丑正
右间	三		气
少阴君火	少阳相火	客气太阴湿土主气少阳相火	自小满日寅初至大暑日子初
在泉	四		气
太阳寒水	太阴湿土	客气少阳相火主气太阴湿土	自大暑日子正至秋分日戌正
左间	五		气
厥阴风木	阳明燥金	客气阳明燥金主气阳明燥金	自秋分日亥初至小雪日酉初
右间	六		气
阳明燥金	太阳寒水	客气太阳寒水主气太阳寒水	自小雪日酉正至大寒日未正

运气相合（运）	运气相合（气）
少宫	厥阴风木
少角	厥阴风木
太商	少阴君火
太徵	少阴君火
少羽	太阴湿土
少宫	少阳相火
太角	少阳相火
太商	太阴湿土
少徵	阳明燥金
少羽	阳明燥金
	太阳寒水
	太阳寒水

庚　寅　年

四季	月　建	日干支	二十四节气	五运					六气				运气相合	
				中运	客运	主运	客主加临	交司时刻	客气	主气	客主加临	交司时刻		
孟春	正月大戊寅	初一日乙未	初六日雨水 廿一日惊蛰	金运太过	太商	少角	太商 少角	己丑年大寒日申时初初刻起	司天 少阳相火	厥阴风木	初 客气少阴君火主气厥阴风木	气 自己丑年大寒日申初至本年春分日午初	太商	少阴君火
仲春	二月小己卯	初一日乙丑	初六日春分 廿一日清明										少角	厥阴风木
季春	三月大庚辰	初一日甲午	初七日谷雨 廿二日立夏		少羽	太徵	少羽 太徵	春分后十三日申时正一刻起	左间 阳明燥金	少阴君火	二 客气太阴湿土主气少阴君火	气 自春分日午正至小满日辰正	少羽	太阳湿土
孟夏	四月小辛巳	初一日甲子	初八日小满 廿四日芒种											少阴君火
仲夏	五月大壬午	初一日癸巳	初十日夏至 廿六日小暑		太角	少宫	太角 少宫	芒种后十日酉时初二刻起	右间 太阴湿土	少阳相火	三 客气少阳相火主气少阳相火	气 自小满日巳初至大暑日卯初	太徵	少阳相火
季夏	六月小癸未	初一日癸亥	十二日大暑 廿七日立秋										太角	少阳相火
孟秋	七月小甲申	初一日壬辰	十四日处暑						在泉 厥阴风木	太阴湿土	四 客气阳明燥金主气太阴湿土	气 自大暑日卯正至秋分日丑正	少宫	阳明燥金
仲秋	八月大乙酉	初一日辛酉	初一日白露 十六日秋分		少徵	太商	少徵 太商	处暑后七日酉时正三刻起					少徵	太阴湿土
季秋	九月小丙戌	初一日辛卯	初一日寒露 十六日霜降						左间 少阴君火	阳明燥金	五 客气太阳寒水主气阳明燥金	气 自秋分日寅初至小雪日子初	太商	太阳寒水
孟冬	十月大丁亥	初一日庚申	初二日立冬 十七日小雪		太宫	少羽	太宫 少羽	立冬后四日戌对初四刻起						阳明燥金
仲冬	十一月小戊子	初一日庚寅	初二日大雪 十七日冬至						右间 太阳寒水	太阳寒水	六 客气厥阴风木主气太阳寒水	气 自小雪日子正至大寒日戌正	太宫	厥阴风木
季冬	十二月大己丑	初一日己未	初三日小寒 十七日大寒										少羽	太阳寒水

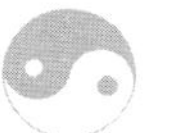

辛卯年

四季	月建	日干支	二十四节气	五运·中运	五运·客运	五运·主运	五运·客主加临	五运·交司时刻	六气·客气	六气·主气	六气·客主加临	六气·交司时刻	运气相合	
孟春	正月大庚寅	初一日己丑	初二日立春 十七日雨水	水运 不及	少羽	少角	少羽 少角	庚寅年大寒日亥时初初刻起	司天 初气 阳明燥金	厥阴风木	客气太阴湿土主气厥阴风木	自庚寅年大寒日亥初至本年春分日酉初	少羽	太阴湿土
仲春	二月小辛卯	初一日己未	初二日惊蛰 十七日春分										少角	厥阴风木
季春	三月大壬辰	初一日戊子	初三日清明 十八日谷雨		太角	太徵	太角 太徵	春分后十三日亥正一刻起	左间 二气 太阳寒水	少阴君火	客气少阳相火主气少阴君火	自春分日酉正至小满日未正	太角	少阳相火 少阴君火
孟夏	四月大癸巳	初一日戊午	初四日立夏 十九日小满											
仲夏	五月小甲午	初一日戊子	初五日芒种 廿一日夏至		少徵	少宫	少徵 少宫	芒种后十日子初二刻起	右间 三气 少阳相火	少阳相火	客气阳明燥金主气少阳相火	自小满日申初至大暑日午初	太徵	阳明燥金
季夏	六月大乙未	初一日丁巳	初七日小暑 廿三日大暑										少徵	少阳相火
孟秋	七月小丙申	初一日丁亥	初九日立秋 廿四日处暑						在泉 四气 少阴君火	太阴湿土	客气太阳寒水主气太阴湿土	自大暑日午正至秋分日辰正	少宫	太阳寒水 太阴湿土
仲秋	八月小丁酉	初一日丙辰	十一日白露 廿六日秋分		太宫	太商	太宫 太商	处暑后七日子正三刻起					太宫	厥阴风木
季秋	九月大戊戌	初一日乙酉	十二日寒露 廿六日霜降						左间 五气 太阴湿土	阳明燥金	客气厥阴风木主气阳明燥金	自秋分日巳初至小雪日卯初	太商	阳明燥金
孟冬	十月小己亥	初一日乙卯	十三日立冬 廿八日小雪		少商	少羽	少商 少羽	立冬后四日丑初四刻起					少商	少阴君火
仲冬	十一月大庚子	初一日甲申	十三日大雪 廿八日冬至						右间 六气 厥阴风木	太阳寒水	客气少阴君火主气太阳寒水	自小雪日卯正至大寒日丑正		
季冬	十二月小辛丑	初一日甲寅	十三日小寒 廿八日大寒										少羽	太阳寒水

壬　辰　年

四季	月建	日干支	二十四节气	五运 中运	五运 客运	五运 主运	五运 客主加临	五运 交司时刻	六气 客气	六气 主气	六气 客主加临	六气 交司时刻	运气相合	
孟春	正月大壬寅	初一日癸未	十三日立春 廿八日雨水	木运太过	太角	太角	太角 太角	辛卯年大寒日寅时初初刻起	司天 太阳寒水	厥阴风木	初气 客气少阳相火主气厥阴风木	自辛卯年大寒日寅初至本年春分日子初	太角	少阳相火
仲春	二月小癸卯	初一日癸丑	十三日惊蛰 廿八日春分										太角	厥阴风木
季春	三月大甲辰	初一日壬午	十四日清明 三十日谷雨		少徵	少徵	少徵 少徵	春分后十三日寅正一刻起	左间 厥阴风木	少阴君火	二气 客气阳明燥金主气少阴君火	自春分日子正至小满日戌正	少徵	阳明燥金
孟夏	四月大乙巳	初一日壬子	十五日立夏 三十日小满											少阴君火
闰	四月小	初一日壬午	十六日芒种		太宫	太宫	太宫 太宫	芒种后十日卯初二刻起	右间 阳明燥金	少阳相火	三气 客气太阳寒水主气少阳相火	自小满日亥初至大暑日酉初	少徵	太阳寒水
仲夏	五月大丙午	初一日辛亥	初三日夏至 十九日小暑										太宫	少阳相火
季夏	六月小丁未	初一日辛巳	初四日大暑 二十日立秋						在泉 太阴湿土	太阴湿土	四气 客气厥阴风木主气太阴湿土	自大暑日酉正至秋分日未正	太宫	厥阴风木
孟秋	七月大戊申	初一日庚戌	初七日处暑 廿二日白露		少商	少商	少商 少商	处暑后七日卯正三刻起						
仲秋	八月小己酉	初一日庚辰	初七日秋分 廿三日寒露						左间 少阳相火	阳明燥金	五气 客气少阴君火主气阳明燥金	自秋分日申初至小雪日午初	少商	太阴湿土
季秋	九月大庚戌	初一日己酉	初九日霜降 廿四日立冬											少阴君火
孟冬	十月小辛亥	初一日己卯	初九日小雪 廿四日大雪		太羽	太羽	太羽 太羽	立冬后四日辰初四刻起	右间 少阴君火	太阳寒水	六气 客气太阴湿土主气太阳寒水	自小满日午正至大寒日辰正	少商	阳明燥金
仲冬	十一月大壬子	初一日戊申	初九日冬至 廿四日小寒										太羽	太阴湿土
季冬	十二月小癸丑	初一日戊寅	初九日大寒 十四日立春										太羽	太阳寒水

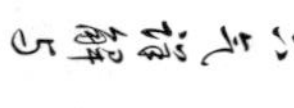

癸巳年

四季	月建	日干支	二十四节气	五运 中运	客运	主运	客主加临	交司时刻	六气 客气	主气	客主加临	交司时刻	运气相合	
孟春	正月大甲寅	初一日丁未	初九日雨水 廿四日惊蛰	火运不及（类岁会）	少徵	太角	少徵 太角	壬辰年大寒日巳初初刻起	司天 厥阴风木	初气 厥阴风木	客气阳明燥金主气厥阴风木	自壬辰年大寒日巳初至本年春分日卯初	少徵	阳明燥金
仲春	二月小乙卯	初一日丁丑	初九日春分 廿四日清明										太角	厥阴风木
季春	三月大丙辰	初一日丙午	十一日谷雨 廿六日立夏		太宫	少徵	太宫 少徵	春分后十三日巳正一刻起	左间 少阴君火	二气 少阴君火	客气太阳寒水主气少阴君火	自春分日卯正至小满日丑正	太宫	太阳寒水
孟夏	四月小丁巳	初一日丙子	十二日小满 廿七日芒种											少阴君火
仲夏	五月大戊午	初一日乙巳	十四日夏至 三十日小暑		少商	太宫	少商 太宫	芒种后十日午初二刻起	右间 太阳寒水	三气 少阳相火	客气厥阴风木主气少阳相火	自小满日寅初至大暑日子初	少徵	厥阴风木
季夏	六月大己未	初一日乙亥	十五日大暑										少商	少阳相火
孟秋	七月小庚申	初一日乙巳	初一日立秋 十七日处暑						在泉 少阳相火	四气 太阴湿土	客气少阴君火主气太阴湿土	自大暑日子正至秋分日戌正	太宫	少阴君火
仲秋	八月大辛酉	初一日甲戌	初三日白露 十九日秋分		太羽	少商	太羽 少商	处暑后七日午正三刻起					太羽	太阴湿土
季秋	九月小壬戌	初一日甲辰	初四日寒露 十九日霜降						左间 阳明燥金	五气 阳明燥金	客气太阴湿土坟气阳明燥金	自秋分日亥初至小雪日酉初	少商	太阴湿土
孟冬	十月大癸亥	初一日癸酉	初五日立冬 二十日小雪		少角	太羽	少角 太羽	立冬后四日朱初四刻起					少角	阳明燥金
仲冬	十一月小甲子	初一日癸卯	初五日大雪 二十日立冬						右间 太阴湿土	六气 太阳寒水	客气少阳相火主气太阳寒水	自小雪日酉正至大寒日未正		少阳相火
季冬	十二月大乙丑	初一日壬申	初五日小寒 二十日大寒										太羽	太阳寒水

甲午年

四季	月建	日干支	二十四节气	五运 中运	五运 客运	五运 主运	五运 客主加临	五运 交司时刻	六气 客气	六气 主气	六气 客主加临	六气 交司时刻	运气相合	
孟春	正月小丙寅	初一日壬寅	初五日立春 二十日雨水	土运太过	太宫	太角	太宫 太角	癸巳年大寒日申初初刻起	司天 少阴君火	厥阴风木	初气 客气太阳寒水主气厥阴风木	自癸巳年大寒日申初至本年春分日午初	太宫	太阳寒水
仲春	二月大丁卯	初一日辛未	初六日惊蛰 廿一日春分										太角	厥阴风木
季春	三月小戊辰	初一日辛丑	初六日清明 廿一日谷雨		少商	少徵	少商 少徵	春分后十三日申正一刻起	左间 太阴湿土	少阴君火	二气 客气厥阴风木主气少阴君火	自春分日午正至小满日辰正	少商	厥阴风木
孟夏	四月大己巳	初一日庚午	初七日立夏 廿三日小满											少阴君火
仲夏	五月小庚午	初一日庚子	初九日芒种 廿四日夏至		太羽	太宫	太羽 太宫	芒种后十日酉初二刻起	右间 厥阴风木	少阳相火	三气 客气少阴君火主气少阳相火	自小满日巳初至大暑日卯初	少徵	少阴君火
季夏	六月大辛未	初一日己巳	十一日小暑 廿七日大暑										太羽	少阳相火
孟秋	七月小壬申	初一日己亥	十二日立秋 廿八日处暑						在泉 阳明燥金	太阴湿土	四气 客气太阴湿土主气太阴湿土	自大暑日卯正至秋分日丑正		太阴湿土
仲秋	八月大癸酉	初一日戊辰	十五日白露 三十日秋分		少角	少商	少角 少商	处暑后七日酉正三刻起					太宫	
季秋	九月大甲戌	初一日戊戌	十五日寒露 三十日霜降						左间 太阳寒水	阳明燥金	五气 客气少阳相火主气阳明燥金	自秋分日寅初至小雪日子初	少角	太阴湿土 太阴湿土
闰	九月小	初一日戊辰	十五日立冬										少商	
孟冬	十月大乙亥	初一日丁酉	初一日小雪 十六日大雪		太徵	太羽	太徵 太羽	立冬后四日戌初四刻起	右间 少阳相火	太阳寒水	六气 客气阳明燥金主气太阳寒水	自小雪日子正至大寒日戌正	太徵	阳明燥金
仲冬	十一月小丙子	初一日丁卯	初一日冬至 十六日小寒											阳明燥金
季冬	十二月大丁丑	初一日丙申	初一日大寒 十六日立春										太羽	太阳寒水

乙 未 年

四季	月建	日干支	二十四节气	五运·中运	五运·客运	五运·主运	五运·客主加临	五运·交司时刻	六气·客气	六气·主气	六气·客主加临	六气·交司时刻	运气相合	
孟春	正月小戊寅	初一日丙寅	初一日雨水 十六日惊蛰	金运不及	少商	太角	少商 太角	甲午年大寒日刻初初刻起	司天 太阴湿土	厥阴风木	客气厥阴风木主气厥阴风木	初气 自甲午年大寒日亥初至本年春分日酉初	少商	厥阴风木
仲春	二月大己卯	初一日乙未	初二日春分 十七日清明										太角	厥阴风木
季春	三月小庚辰	初一日乙丑	初二日谷雨 十八日立夏		太羽	少徵	太羽 少徵	春分后十三日亥时正一刻起	左间 少阳相火	少阴君火	客气少阴君火主气少阴君火	二气 自春分日酉正至小满日未正	太羽	少阴君火
孟夏	四月小辛巳	初一日甲午	初四日小满 二十日芒种											少阴君火
仲夏	五月大壬午	初一日癸亥	初七日夏至 廿二日小暑		少角	太宫	少角 太宫	芒种后十日子时初二刻起	右间 少阴君火	少阳相火	客气太阴湿土主气少阳相火	三气 自小满日申初至大暑日午初	少徵	太阴湿土
季夏	六月小癸未	初一日癸巳	初八日大暑 廿四日立秋										少角	少阳相火
孟秋	七月大甲申	初一日壬戌	初十日处暑 廿六日白露						在泉 太阳寒水	太阴湿土	客气少阳相火主气太阴湿土	四气 自大暑日午正至秋分日辰正	太宫	少阳相火
仲秋	八月大乙酉	初一日壬辰	十一日秋分 廿六日寒露		太徵	少商	太徵 少商	处暑后七日子时正三刻起					太徵	太阴湿土
季秋	九月大丙戌	初一日壬戌	十二日霜降 廿七日立冬						左间 厥阴风木	阳明燥金	客气阳明燥金主气阳明燥金	五气 自秋分日巳初至小雪日卯初	少商	阳明燥金
孟冬	十月小丁亥	初一日壬辰	十一日小雪 廿六日大雪		少宫	太羽	少宫 太羽	立冬后四日丑时初四刻起						阳明燥金
仲冬	十一月大戊子	初日辛酉	十二日冬至 廿七日小寒						右间 阳明燥金	太阳寒水	客气太阳寒水主气太阳寒水	六气 自小雪日卯正至大寒日丑正	少宫	太阳寒水
季冬	十二月小己丑	初一日辛卯	十一日大寒 廿六日立春										太羽	太阳寒水

丙申年

四季	月建	日干支	二十四节气	五运·中运	五运·客运	五运·主运	五运·客主加临	五运·交司时刻	六气·客气	六气·主气	六气·客主加临	六气·交司时刻	运气相合	
孟春	正月大庚寅	初一日庚申	十二日雨水 廿七日惊蛰	木运太过	太羽	太角	太羽 太角	乙未年大寒日寅初初刻起	司天（初气） 少阳相火	厥阴风木	客气少阴君火主气厥阴风木	自乙未年大寒日寅初至本年春分日子初	太羽	少阴君火
仲春	二月小辛卯	初一日庚寅	十二日春分 廿七日清明										太角	厥阴风木
季春	三月大壬辰	初一日己未	十三日谷雨 廿九日立夏		少角	少徵	少角 少徵	春分后十三日寅正一刻起	左间（二气） 阳明燥金	少阴君火	客气太阴湿土主气少阴君火	自春分日子正至小满日戌正	少角	太阴湿土
孟夏	四月小癸巳	初一日己丑	十四日小满											少阴君火
仲夏	五月小甲午	初一日戊午	初一日芒种 十七日夏至						右间（三气） 太阴湿土	少阳相火	客气少阳相火主气少阳相火	自小满日亥初至大暑日酉初	少徵	少阳相火
季夏	六月大乙未	初一日丁亥	初四日小暑 十九日大暑		太徵	太宫	太徵 太宫	芒种后十日卯初二刻起					太徵	少阳相火
孟秋	七月小丙申	初一日丁巳	初五日立秋 廿一日处暑						在泉（四气） 厥阴风木	太阴湿土	客气阳明燥金主敢太阴湿土	自大暑日酉正至秋分日未正	太宫	阳明燥金
仲秋	八月大丁酉	初一日丙戌	初七日白露 廿二日秋分		少宫	少商	少宫 少商	处暑后七日卯正三刻起						太阴湿土
季秋	九月大戊戌	初一日丙辰	初八日寒露 廿三日霜降						左间（五气） 少阴君火	阳明燥金	客气太阳寒水主气阳明燥金	自秋分日申初至小雪日午初	少宫	太阳寒水
孟冬	十月小己亥	初一日丙戌	初八日立冬 廿三日小雪		太商	太羽	太商 太羽	立冬后四日辰初四刻起					少商	
仲冬	十一月大庚子	初一日乙卯	初九日大雪 廿三日冬至						右间（六气） 太阳寒水	太阳寒水	客气厥阴风木主气太阳寒水	自小雪日午正至大寒日辰正	太商	阳明燥金 厥阴风木
季冬	十二月大辛丑	初一日乙酉	初八日小寒 廿三日大寒										太羽	太阳寒水

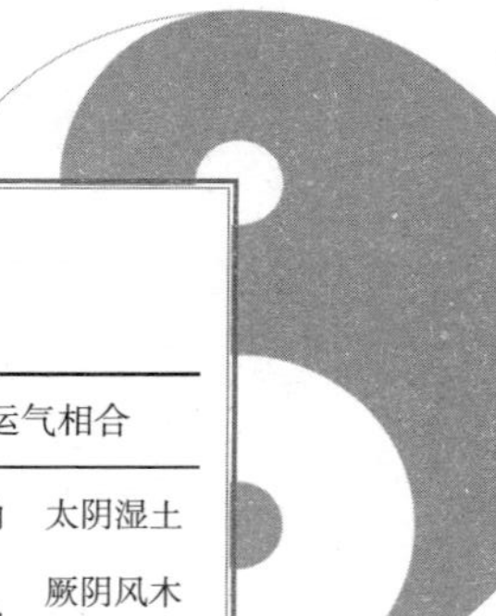

丁　酉　年

四季	月　建	日干支	二十四节气
孟春	正月小壬寅	初一日乙卯	初七日立春 廿二日雨水
仲春	二月大癸卯	初一日甲申	初八日惊蛰 廿三日春分
季春	三月小甲辰	初一日甲寅	初八日清明 廿四日谷雨
孟夏	四月大乙巳	初一日癸未	初十日立夏 廿六日小满
仲夏	五月小丙午	初一日癸丑	十一日芒种 廿七日夏至
季夏	六月小丁未	初一日壬午	十四日小暑 廿九日大暑
闰	六月大	初一日辛亥	十六日立秋
孟秋	七月小戊申	初一日辛巳	初二日处暑 十七日白露
仲秋	八月大己酉	初一日庚戌	初四日秋分 十九日寒露
季秋	九月小庚戌	初一日庚辰	初四日霜降 十九日立冬
孟冬	十月大辛亥	初一日己酉	初五日小雪 二十日大雪
仲冬	十一月大壬子	初一日己卯	初五日冬至 十九日小寒
季冬	十二月大癸丑	初一日己酉	初四日大寒 十九日立春

五运				
中运	客运	主运	客主加临	交司时刻
木运不及	少角	少角	少角 少角	丙申年大寒日已初初刻起
	太徵	太徵	太徵 太徵	春分后十三日巳正一刻起
	少宫	少宫	少宫 少宫	芒种后十日午初二刻起
	太商	太商	太商 太商	处暑后七日午正三刻起
	少羽	少羽	少羽 少羽	立冬后四日未初四刻起

六气			
客气	主气	客主加临	交司时刻
司天	初气		
阳明燥金	厥阴风木	客气太阴湿土主气厥阴风木	自丙申年大寒日巳初至本年春分日卯初
左间	二气		
太阳寒水	少阴君火	客气少阳相火主气少阴君火	自春分日卯正至小满日丑正
右间	三气		
少阳相火	少阳相火	客气阳明燥金主气少阳相火	自小满日寅初至大暑日子初
在泉	四气		
少阴君火	太阴湿土	客气太阳寒水主气太阴湿土	自大暑日子正至秋分日戌正
左间	五气		
太阴湿土	阳明燥金	客气厥阴风木主气阳明燥金	自秋分日亥初至小雪日酉初
右间	六气		
厥阴风木	太阳寒水	客气少阴君火主气太阳寒水	自小雪日酉正至大寒日未正

运气相合	
少角	太阴湿土
少角	厥阴风木
太徵	少阳相火 少阴君火
太徵	阳明燥金
少宫	少阳相火 太阳寒水
少宫	
太商	太阴湿土 厥阴风木
太商	阳明燥金
少羽	少阴君火
少羽	太阳寒水

戊　戌　年

四季	月建	日干支	二十四节气	五运·中运	五运·客运	五运·主运	五运·客主加临	五运·交司时刻	六气·客气	六气·主气	六气·客主加临	六气·交司时刻
孟春	正月小甲寅	初一日己卯	初四日雨水 十八日惊蛰	火运太过	太徵	少角	太徵 少角	丁酉年大寒日申初初刻起	司天（初气） 太阳寒水	厥阴风木	客气少阳相火主气厥阴风木	自丁酉年大寒日申初至本年春分日午初
仲春	二月大乙卯	初一日戊申	初五日春分 二十日清明									
季春	三月小丙辰	初一日戊寅	初五日谷雨 二十日立夏		少宫	太徵	太宫 太徵	春分后十三日申正一刻起	左间（二气） 厥阴风木	少阴君火	客气阳明燥金主气少阴君火	自春分日午正至小满日辰正
孟夏	四月大丁巳	初一日丁未	初七日小满 廿三日芒种									
仲夏	五月小戊午	初一日丁丑	初八日夏至 廿四日小暑		太商	少宫	太商 少宫	芒种后十日酉二刻起	右间（三气） 阳明燥金	少阳相火	客气太阳寒水主气少阳相火	自小满日巳初至大暑日卯初
季夏	六月小己未	初一日丙午	十一日大暑 廿六日立秋									
孟秋	七月大庚申	初一日乙亥	十三日处暑 廿九日白露						在泉（四气） 太阴湿土	太阴湿土	客气厥阴风木主气太阴湿土	自大暑日卯正至秋分日丑正
仲秋	八月小辛酉	初一日乙巳	十四日秋分 廿九日寒露		少羽	太商	少羽 太商	处暑后七日酉正三刻起				
季秋	九月大壬戌	初一日甲戌	十五日霜降 三十日立冬						左间（五气） 少阳相火	阳明燥金	客气少阴君火主气阳明燥金	自秋分日寅初至小雪日子初
孟冬	十月小癸亥	初一日甲辰	十五日小雪		太角	少羽	太角 少羽	立冬后四日戌初四刻起				
仲冬	十一月大甲子	初一日癸酉	初一日大雪 十六日冬至 三十日小寒						右间（六气） 少阴君火	太阳寒水	客气太阴湿土主气太阳寒水	自小雪日子正至大寒日戌正
季冬	十二月大乙丑	初一日癸卯	十五日大寒 三十日立春									

运气相合	
太徵 少角	少阳相火 厥阴风木
少宫 太徵	阳明燥金 少阴君火 太阳寒水
太商 少宫	少阳相火 厥阴风木 太阴湿土
少羽 太商	少阴君火 阳明燥金
太角 少羽	太阴湿土 太阳寒水

己　亥　年

四季	月　建	日干支	二十四节气	五运					六气				运气相合	
				中运	客运	主运	客主加临	交司时刻	客气	主气	客主加临	交司时刻		
孟春	正月大丙寅	初一日癸酉	十五日雨水 三十日惊蛰	土运不及	少宫	少角	少宫 少角	戊戌年大寒日亥时初初刻起	司天　初气 厥阴风木	厥阴风木	客气阳明燥金主气厥阴风木	自戊戌年大寒日亥初至本年春分日酉初	少宫	阳明燥金
仲春	二月小丁卯	初一日癸卯	十五日春分										少角	厥阴风木
季春	三月大戊辰	初一日壬申	初一日清明 十六日谷雨		太商	少徵	太商 太徵	春分后十三日亥正一刻起	左间　二气 少阴君火	少阴君火	客气太阳寒水主气少阴君火	自春分日酉正至小满日未正	太商	太阳寒水
孟夏	四月小己巳	初一日壬寅	初二日立夏 十七日小满											少阴君火
仲夏	五月大庚午	初一日辛未	初四日芒种 十九日夏至						右间　三气 太阳寒水	少阳相火	客气厥阴风木主气少阳相火	自小满日申初至大暑日午初	太徵	厥阴风木
季夏	六月小辛未	初一日辛丑	初五日小暑 廿一日大暑		少羽	少宫	少羽 少宫	芒种后十日子初二刻起					少羽	少阳相火
孟秋	七月小壬申	初一日戊午	初八日立秋 廿三日处暑						在泉　四气 少阳相火	太阴湿土	客气少阴君火主气太阴湿土	自大暑日午正至秋分日辰正	少宫	少阴君火
仲秋	八月大癸酉	初一日己亥	初十日白露 廿五日秋分		太角	太商	太角 太商	处暑后七日子正三刻起					太角	太阴湿土
季秋	九月小甲戌	初一日己巳	初十日寒露 廿六日霜降						左间　五气 阳明燥金	阳明燥金	客气太阴湿土主气阳明燥金	自秋分日巳初至小雪日卯初	太商	太阴湿土
孟冬	十月小乙亥	初一日戊戌	十二日立冬 廿六日小雪											阳明燥金
仲冬	十一月大丙子	初一日丁卯	十二日大雪 廿七日冬至		少徵	少羽	少徵 少羽	立冬后四日丑初四刻起	右间　六气 太阴湿土	太阳寒水	客气少阳相火主气太阳寒水	自小雪日卯正至大寒日丑正	少徵	少阳相火
季冬	十二月大丁丑	初一日丁酉	十二日小寒 廿六日大寒										少羽	太阳寒水

庚　子　年

四季	月建	日干支	二十四节气	五运：中运	五运：客运	五运：主运	五运：客主加临	五运：交司时刻	六气：客气	六气：主气	六气：客主加临	六气：交司时刻	运气相合
孟春	正月小戊寅	初一日丁卯	十一日立春 廿六日雨水	金运太过（同天符）	太商	少角	太商 少角	己亥年大寒日寅时初初刻起	初气 司天 少阴君火	厥阴风木	客气太阳寒水主气厥阴风木	自己亥年大寒日寅初至本年春分日子初	太商　太阳寒水
仲春	二月大己卯	初一日丙申	十二日惊蛰 廿七日春分										少角　厥阴风木
季春	三月大庚辰	初一日丙寅	十二日清明 廿七日谷雨		少羽	太徵	太羽 太徵	春分后十三日寅正一刻起	二气 左间 太阴湿土	少阴君火	客气厥阴风木主气少阴君火	自春分日子正至小满日戌正	少羽　厥阴风木
孟夏	四月大辛巳	初一日丙申	十三日立夏 廿八日小满										少阴君火
闰	四月小	初一日丙寅	十四日芒种						三气 右间				太徵　少阴君火
仲夏	五月大壬午	初一日乙未	初一日夏至 十六日小暑		太角	少宫	太角 少宫	芒种后十日卯初二刻起	厥阴风木	少阳相火	客气少阴君火主气少阳相火	自小满日亥初至大暑日酉初	太角
季夏	六月小癸未	初一日乙丑	初二日大暑 十八日立秋						四气 在泉				少阳相火
孟秋	七月小甲申	初一日甲午	初四日处暑 二十日白露		少徵	太商	少徵 太商	处暑后七日卯正三刻起	阳明燥金	太阴湿土	客气太阴湿土主气太阴湿土	自大暑日酉正至秋分日未正	少宫　太阴湿土
仲秋	八月大乙酉	初一日癸亥	初六日秋分 廿二日寒露						五气 左间				少徵　太阴湿土
季秋	九月小丙戌	初一日癸巳	初七日霜降 廿二日立冬						太阳寒水	阳明燥金	客气少阳相火主气阳明燥金	自秋分日申初至小雪日午初	少阳相火
孟冬	十月大丁亥	初一日壬戌	初八日小雪 廿三日大雪		太宫	少羽	太宫 少羽	立冬后四日辰初四刻起	六气 右间				太商　阳明燥金
仲冬	十一月小戊子	初一日壬辰	初七日冬至 廿二日小寒						少阳相火	太阳寒水	客气阳明燥金主气太阳寒水	自小雪日午正至大寒日辰正	太宫　阳明燥金
季冬	十二月大己丑	初一日辛酉	初八日大寒 廿二日立春										少羽　太阳寒水

辛丑年

四季	月建	日干支	二十四节气	五运·中运	五运·客运	五运·主运	五运·客主加临	五运·交司时刻	六气·客气	六气·主气	六气·客主加临	六气·交司时刻	运气相合	
孟春	正月大庚寅	初一日己卯	初五日雨水 二十日惊蛰	水运不及（同岁会）	少羽	少角	少羽 少角	庚子年大寒日巳初初刻起	司天 初气 太阴湿土	厥阴风木	客气厥阴风木主气厥阴风木	自庚子年大寒日巳初至本年春分日卯初	少羽	厥阴风木
仲春	二月小辛卯	初一日己酉	初五日春分 二十日清明										少角	厥阴风木
季春	三月大壬辰	初一日戊寅	初六日谷雨 廿二日立夏		太角	太徵	太角 太徵	春分后十三日巳正一刻起	左间 二气 少阳相火	少阴君火	客气少阴君火主气少阴君火	自春分日卯正至小满日丑正	太角	少阴君火
孟夏	四月小癸巳	初一日戊申	初七日小满 廿三日芒种										太徵	少阴君火
仲夏	五月大甲午	初一日丁丑	初九日夏至 廿五日小暑		少徵	少宫	少徵 少宫	芒种后十日午初二刻起	右间 三气 少阴君火	少阳相火	客气太阴湿土主气少阳相火	自小满日寅初至大暑日子初	少徵	太阴湿土
季夏	六月小乙未	初一日丁未	十一日大暑 廿七日立秋											少阳相火
孟秋	七月大丙申	初一日丙子	十三日处暑 廿九日白露						在泉 四气 太阳寒水	太阴湿土	客气少阳相火主气太阴湿土	自大暑日子正至秋分日戌正	少宫	少阳相火
仲秋	八月大丁酉	初一日丙午	十四日秋分 廿九日寒露		太宫	太商	太宫 太商	处暑后七日午正三刻起					太宫	太阴湿土
季秋	九月小戊戌	初一日丙子	十四日霜降 廿九日立冬						左间 五气 厥阴风木	阳明燥金	客气阳明燥金主气阳明燥金	自秋分日亥初至小雪日酉初	太商	阳明燥金
孟冬	十月大己亥	初一日乙巳	十五日小雪 三十日大雪		少商	少羽	少商 少羽	立冬后四日未初四刻起					少商	阳明燥金
仲冬	十一月小庚子	初一日乙亥	十五日冬至						右间 六气 阳胆燥金	太阳寒水	客气太阳寒水主气太阳寒水	自小雪日酉正至大寒日未正		太阳寒水
季冬	十二月大辛丑	初一日甲辰	初一日小寒 十五日大寒 三十日立春										少羽	太阳寒水

壬 寅 年

四季	月建	日干支	二十四节气	五运 中运	五运 客运	五运 主运	五运 客主加临	五运 交司时刻	六气 客气	六气 主气	六气 客主加临	六气 交司时刻	运气相合	
孟春	正月小壬寅	初一日甲戌	十五日雨水	木运太过（同天符类岁会）	太角	太角	太角 太角	辛丑年大寒日申初初刻起	司天	初	气		太角	少阴君火
仲春	二月大癸卯	初一日癸卯	初一日惊蛰 十六日春分						少阳相火	厥阴风木	客气少阴君火主气厥阴风木	自辛丑年大寒日申初至本年春分日午初	太角	厥阴风木
季春	三月小甲辰	初一日癸酉	初一日清明 十六日谷雨		少徵	少徵	少徵 少徵	春分后十三日申正一刻起	左间	二	气		少徵	太阴湿土
孟夏	四月小乙巳	初一日壬寅	初三日立夏 十八日小满						阳明燥金	少阴君火	客气太阴湿土主气少阴君火	自春分日午正至小满日辰正	少徵	少阴君火
仲夏	五月大丙午	初一日辛未	初五日芒种 廿一日夏至		太宫	太宫	太宫 太宫	芒种后十日酉初二刻起	右间	三	气		少徵	少阳相火
季夏	六月小丁未	初一日辛丑	初六日小暑 廿二日大暑						太阴湿土	少阳相火	客气少阳相火主气少阳相火	自小满日巳初至大暑日卯初	太宫	少阳相火
孟秋	七月大戊申	初一日庚午	初九日立秋 廿四日处暑						在泉	四	气		太宫	阳明燥金
仲秋	八月大己酉	初一日庚子	初十日白露 廿五日秋分		少商	少商	少商 少商	处暑后七日酉正三刻起	厥阴风木	太阴湿土	客气阳明燥金主气太阴湿土	自大暑日卯正至秋分日丑正	少商	太阴湿土
季秋	九月小庚戌	初一日庚午	初十日白露 廿五日秋分						左间	五	气		少商	太阳寒水
孟冬	十月大辛亥	初一日己亥	十二日立冬 廿七日小雪		太羽	太羽	太羽 太羽	立冬后四日戌初四刻起	少阴君火	阳明燥金	客气太阳寒水主气阳明燥金	自秋分日寅初至小雪日子初	少商	阳明燥金
仲冬	十一月大壬子	初一日己巳	十一日大雪 廿六日冬至						右间	六	气		太羽	厥阴风木
季冬	十二月小癸丑	初一日己亥	十一日小寒 廿六日大寒						太阳寒水	太阳寒水	客气厥阴风木主气太阳寒水	自小雪日子正至大寒日戌正	太羽	太阳寒水

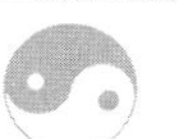

癸　卯　年

四季	月　建	日干支	二十四节气	五运 中运	五运 客运	五运 主运	五运 客主加临	五运 交司时刻	六气 客气	六气 主气	六气 客主加临	六气 交司时刻	运气相合	
孟春	正月大甲寅	初一日戊辰	十一日立春 廿六日雨水	火运不及（同岁会）	少徵	太角	少徵 太角	壬寅年大寒日亥初初刻起	司天 阳明燥金	初气 厥阴风木	客气太阴湿土主气厥阴风木	自壬寅年大寒日亥初至本年春分日酉初	少徵	太阴湿土
仲春	二月小乙卯	初一日戊戌	十一日惊蛰 廿六日春分										太角	厥阴风木
季春	三月大丙辰	初一日丁卯	十二日清明 廿八日谷雨		太宫	少徵	太宫 少徵	春分后十三日亥正一刻起	左间 太阳寒水	二气 少阴君火	客气少阳相火主气少阴君火	自春分日酉正至小满日未正	太宫	少阳相火
孟夏	四月小丁巳	初一日丁酉	十三日立夏 廿九日小满										少徵	少阴君火
闰	四月小	初一日丙寅	十五日芒种						右间 少阳相火	三气 少阳相火	客气阳明燥金主气少阳相火	自小满日申初至大暑日午初		阳明燥金
仲夏	五月大戊午	初一日乙未	初二日夏至 十八日小暑		少商	太宫	少商 太宫	芒种后十日子初二刻起					少商	少阳相火
季夏	六月小己未	初一日乙丑	初三日大暑 十九日立秋						在泉 少阴君火	四气 太阴湿土	客气太阳寒水主气太阴湿土	自大暑日午正至秋分日辰正	太宫	太阳寒水
孟秋	七月大庚申	初一日甲午	初六日处暑 廿一日白露		太羽	少商	太羽 少商	处暑后七日子正三刻起						
仲秋	八月小辛酉	初一日甲子	初七日秋分 廿二日寒露						左间 太阴湿土	五气 阳明燥金	客气厥阴风木主气阳明燥金	自秋分日巳初至小雪日卯初	太羽	太阴湿土
季秋	九月大壬戌	初一日癸巳	初八日霜降 廿三日立冬											厥阴风木
孟冬	十月大癸亥	初一日癸亥	初八日小雪 廿三日大雪		少角	太羽	少角 太羽	立冬后四日丑初四刻起	右间 厥阴风木	六气 太阳寒水	客气少阴君火主气太阳寒水	自小雪日卯正至大寒日丑正	少商	阳明燥金
仲冬	十一月大甲子	初一日癸巳	初七日冬至 廿二日小寒										少角	少阴君火
季冬	十二月小乙丑	初一日癸亥	初七日大寒 廿二日立春										太羽	太阳寒水

甲 辰 年

四季	月建	日干支	二十四节气	五运：中运	五运：客运	五运：主运	五运：客主加临	五运：交司时刻
孟春	正月大丙寅	初一日壬辰	初七日雨水 廿二日惊蛰	土运太过（岁会、同天符）	太宫	太角	太宫 太角	癸卯年大寒日寅时初初刻起
仲春	二月小丁卯	初一日壬戌	初七日春分 廿三日清明					
季春	三月大戊辰	初一日辛卯	初九日谷雨 廿四日立夏					
孟夏	四月小己巳	初一日辛酉	初十日小满 廿六日芒种		少商	少徵	少商 少徵	春分后十三日寅正一刻起
仲夏	五月小庚午	初一日庚寅	十二日夏至 廿八日小暑					
季夏	六月大辛未	初一日己未	十五日大暑 三十日立秋		太羽	太宫	太羽 太宫	芒种后十日卯初二刻起
孟秋	七月小壬申	初一日己丑	十六日处暑					
仲秋	八月大癸酉	初一日戊午	初二日白露 十八日秋分		少角	少商	少角 少商	处暑后七日卯正三刻起
季秋	九月小甲戌	初一日戊子	初三日寒露 十八日霜降					
孟冬	十月大乙亥	初一日丁巳	初四日立冬 十九日小雪					
仲冬	十一月大丙子	初一日丁亥	初四日大雪 十九日冬至		太徵	太羽	太徵 太羽	立冬后四日辰初四刻起
季冬	十二月大丁丑	初一日丁巳	初三日小寒 十八日大寒					

六气	客气	主气	客主加临	交司时刻
初气	司天 太阳寒水	厥阴风木	客气少阳相火主气厥阴风木	自癸卯年大寒日寅初至本年春分日子初
二气	左间 厥阴风木	少阴君火	客气阳明燥金主气少阴君火	自春分日子正至小满日戌正
三气	右间 阳明燥金	少阳相火	客气太阳寒水主气少阳相火	自小满日亥初至大暑日酉初
四气	在泉 太阴湿土	太阴湿土	客气厥阴风木主气太阴湿土	自大暑日酉正至秋分日未正
五气	左间 少阳相火	阳明燥金	客气少阴君火主气阳明燥金	自秋分日申初至小雪日午初
六气	右间 少阴君火	太阳寒水	客气太阴湿土主气太阳寒水	自小雪日午正至大寒日辰正

运气相合	
太宫	少阳相火
太角	厥阴风木
少商	阳明燥金
	少阴君火
少徵	太阳寒水
太羽	少阳相火
太宫	厥阴风木
少角	太阴湿土
少商	少阴君火
	阳明燥金
太徵	太阴湿土
太羽	太阳寒水

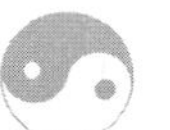

乙　巳　年

四季	月建	日干支	二十四节气	五运：中运	五运：客运	五运：主运	五运：客主加临	五运：交司时刻	六气：客气	六气：主气	六气：客主加临	六气：交司时刻	运气相合（运）	运气相合（气）
孟春	正月小戊寅	初一日丁亥	初三日立春 十八日雨水	金运不及	少商	太角	少商 太角	甲辰年大寒日巳初初刻起	司天 厥阴风木	初气 厥阴风木	客气阳明燥金主气厥阴风木	自甲辰年大寒日巳初至本年春分日卯初	少商	阳明燥金
仲春	二月大己卯	初一日丙辰	初四日惊蛰 十九日春分										太角	厥阴风木
季春	三月小庚辰	初一日丙戌	初四日清明 十九日谷雨		太羽	少徵	太羽 少徵	春分后十三日巳正一刻起	左间 少阴君火	二气 少阴君火	客气太阳寒水主气少阴君火	自春分日卯正至小满日丑正	太羽	太阳寒水
孟夏	四月大辛巳	初一日乙卯	初六日立夏 廿一日小满											少阴君火
仲夏	五月小壬午	初一日乙酉	初七日芒种 廿二日夏至		少角	太宫	少角 太宫	芒种后十日午初二刻起	右间 太阳寒水	三气 少阳相火	客气厥阴风木主气少阳相火	自小满日寅初至大暑日子初	少徵	厥阴风木
季夏	六月小癸未	初一日甲寅	初九日小暑 廿五日大暑										少角	少阳相火
孟秋	七月大甲申	初一日癸未	十二日立秋 廿七日处暑						在泉 少阳相火	四气 太阴湿土	客气少阴君火主气太阴湿土	自大暑日子正至秋分日戌正	太宫	少阴君火
仲秋	八月小乙酉	初一日癸丑	十三日白露 廿八日秋分		太徵	少商	太徵 少商	处暑后七日午正三刻起					太徵	太阴湿土
季秋	九月小丙戌	初一日壬午	十四日寒露 廿九日霜降						左间 阳明燥金	五气 阳明燥金	客气太阴湿土主气阳明燥金	自秋分日亥初至小雪日酉初	少商	太阴湿土
孟冬	十月大丁亥	初一日辛亥	十五日立冬 三十日小雪		少宫	太羽	少宫 太羽	立冬后四日未初四刻起						阳明燥金
仲冬	十一月大戊子	初一日辛巳	十五日大雪 三十日冬至						右间 太阴湿土	六气 太阳寒水	客气少阳相火主气太阳寒水	自小雪日酉正至大寒日未正	少宫	少阳相火
季冬	十二月小己丑	初一日辛亥	十五日小寒 廿九日大寒										太羽	太阳寒水

丙 午 年

四季	月 建	日干支	二十四节气	五运：中运	五运：客运	五运：主运	五运：客主加临	五运：交司时刻	六气：客气	六气：主气	六气：客主加临	六气：交司时刻	运气相合	运气相合
孟春	正月大庚寅	初一日庚辰	十五日立春 三十日雨水	水运太过	太羽	太角	太羽 太角	乙巳年大寒日申初初刻起	司天 少阴君火	初气 厥阴风木	客气太阳寒水主气厥阴风木	自乙巳年大寒日申初至本年春分日午初	太羽	太阳寒水
仲春	二月小辛卯	初一日庚戌	十五日惊蛰 三十日春分										太角	厥阴风木
季春	三月大壬辰	初一日庚辰	十五日清明 三十日谷雨						左间	二气				厥阴风木
闰	三月小	初一日庚戌	十六日立夏		少角	少徵	少角 少徵	春分后十三日申正一刻起	太阴湿土	少阴君火	客气厥阴风木主气少阴君火	自春分日午正至小满日辰正	少角	少阴君火
孟夏	四月大癸巳	初一日己卯	初二日小满 十八日芒种						右间	三气			少徵	
仲夏	五月小甲午	初一日己酉	初四日夏至 十九日小暑		太徵	太宫	太徵 太宫	芒种后十日酉初二刻起	厥阴风木	少阳相火	客气太阴湿土主气太阴湿土	自小满日巳初至大暑日卯初		少阴君火
季夏	六月小乙未	初一日戊寅	初六日大暑 廿二日立秋						在泉	四气			太徵	少阳相火
孟秋	七月大丙申	初一日丁未	初八日处暑 廿四日白露						阳明燥金	太阴湿土	客气太阴湿土主气太阴湿土	自大暑日卯正至秋分日丑正	太宫	太阴湿土
仲秋	八月小丁酉	初一日丁丑	初九日秋分 廿五日寒露		少宫	少商	少宫 少商	处暑后七日酉正三刻起	左间 太阳寒水	五气 阳明燥金	客气少阳相火主气阳明燥金	自秋分日寅初至小雪日子初	少宫	太阴湿土
季秋	九月小戊戌	初一日丙午	十一日霜降 廿六日立冬											少阳相火
孟冬	十月大己亥	初一日乙亥	十二日小雪 廿六日大雪		太商	太羽	太商 太羽	立冬后四日戌初四刻起	右间 少阳相火	六气 太阳寒水	客气阳明燥金主气太阳寒水	自小雪日子正至大寒日戌正	少商	阳明燥金
仲冬	十一月大庚子	初一日乙巳	十一日冬至 廿六日小寒										太商	阳明燥金
季冬	十二月小辛丑	初一日乙亥	十一日大寒 廿五日立春										太羽	太阳寒水

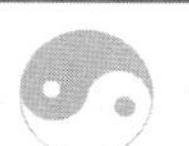

丁　未　年

四季	月建	日干支	二十四节气	五运					六气				运气相合	
				中运	客运	主运	客主加临	交司时刻	客气	主气	客主加临	交司时刻		
孟春	正月大壬寅	初一日甲辰	十一日雨水 廿六日惊蛰	木运不及	少角	少角	少角 少角	丙午年大寒日亥初初刻起	司天 初气 太阴湿土	厥阴风木	客气厥阴风木主气厥阴风木	自丙午申大寒日亥初至本年春分日酉初	少角	厥阴风木
仲春	二月大癸卯	初一日甲戌	十一日春分 廿六日清明										少角	厥阴风木
季春	三月小甲辰	初一日甲辰	十二日谷雨 廿七日立夏		太徵	太徵	太徵 太徵	春分后十三日亥正一刻起	左间 二气 少阳相火	少阴君火	客气少阴君火主气少阴君火	自春分日酉正至小满日未正	太徵	少阴君火
孟夏	四月大乙巳	初一日癸酉	十四日小满 廿九日芒种											少阴君火
仲夏	五月大丙午	初一日癸卯	十五日夏至						右间 三气 少阴君火	少阳相火	客气太阴湿土主气少阳相火	自小满日申初至大暑日午初	太徵	太阴湿土
季夏	六月小丁未	初一日癸酉	初一日上暑 十六日大暑		少宫	少宫	少宫 少宫	芒种后十日子初二刻起					少宫	少阳相火
孟秋	七月小戊申	初一日壬寅	初三日立秋 十九日处暑						在泉 四气 太阳寒水	太阴湿土	客气少阳相火主气太阴湿土	自大暑日午正至秋分日辰正	少宫	少阳相火
仲秋	八月大己酉	初一日辛未	初五日白露 廿一日秋分		太商	太商	太商 太商	处暑后七日子正三刻起					太商	太阴湿土
季秋	九月小庚戌	初一日辛丑	初六日寒露 廿一日霜降						左间 五气 厥阴风木	阳明燥金	客气阳明燥金主气阳明燥金	自秋分日巳初至小雪日卯初		阳明燥金
孟冬	十月大辛亥	初一日庚午	初七日立冬 廿二日小雪		少羽	少羽	少羽 少羽	立冬后四日丑安四刻起					太商	阳明燥金
仲冬	十一月小壬子	初一日庚子	初七日大雪 廿一日冬至						右间 六气 阳明燥金	太阳寒水	客气太阳寒水主气太阳寒水	自小雪日卯正至大寒日丑正	少羽	太阳寒水
季冬	十二月大癸丑	初一日己巳	初七日小寒 廿二日大寒										少羽	太阳寒水

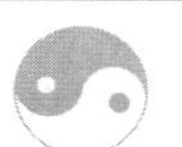

戊申年

四季	月建	日干支	二十四节气
孟春	正月小甲寅	初一日己亥	初七日立春 廿一日雨水
仲春	二月大乙卯	初一日戊辰	初七日惊蛰 廿二日春分
季春	三月小丙辰	初一日戊戌	初八日清明 廿三日谷雨
孟夏	四月大丁巳	初一日丁卯	初九日立夏 廿五日小满
仲夏	五月大戊午	初一日丁酉	初十日芒种 廿六日夏至
季夏	六月小己未	初一日丁卯	十二日小暑 廿八日大暑
孟秋	七月大庚申	初一日丙申	十四日立秋 三十日处暑
闰	七月小	初一日丙寅	十五日白露
仲秋	八月大辛酉	初一日乙未	初二日秋分 十七日寒露
季秋	九月小壬戌	初一日乙丑	初二日霜降 十七日立冬
孟冬	十月大癸亥	初一日甲午	初三日小雪 十八日大雪
仲冬	十一月小甲子	初一日甲子	初三日冬至 十七日小寒
季冬	十二月大乙丑	初一日癸巳	初三日大寒 十八日立春

五运

中运	客运	主运	客主加临	交司时刻
火运太过（天符）	太徵	少角	太徵 少角	丁未年大寒日寅初初刻起
	少宫	太徵	少宫 太徵	春分后十三日寅正一刻起
	太商	少宫	太商 少宫	芒种后十日卯初二刻起
	少羽	太商	少羽 太商	处暑后七日卯正三刻起
	太角	少羽	太角 少羽	立冬后四日辰初四刻起

六气

客气	主气	客主加临	交司时刻
司天	初气		
少阳相火	厥阴风木	客气少阴君火主气厥阴风木	自丁未年大寒日寅初至本年春分日子初
左间	二气		
阳明燥金	少阴君火	客气太阴湿土主气少阴君火	自春分日子正至小满日戌正
右间	三气		
太阴湿土	少阳相火	客气少阳湿火主气少阳相火	自小满日亥初至大暑日酉初
在泉	四气		
厥阴风木	太阴湿土	客气阳明燥金主气太阴湿土	自大暑日酉正至秋分日未正
左间	五气		
少阴君火	阳明燥金	客气太阳寒水主气阳明燥金	自秋分日申初至小雪日午初
右间	六气		
太阳寒水	太阳寒水	客气厥阴风木主气太阳寒水	自小雪日午正至大寒日辰正

运气相合

运	气
太徵	少阴君火
太角	厥阴风木
少宫	太阴湿土 少阴君火
太宫	少阳相火
太商	少阳相火
少宫	阳明燥金
少羽	太阴湿土 太阳寒水
太商	阳明燥金
太角	厥阴风木
少羽	太阳寒水

己 酉 年

四季	月建	日干支	二十四节气	五运 中运	五运 客运	五运 主运	五运 客主加临	五运 交司时刻	六气 客气	六气 主气	六气 客主加临	六气 交司时刻	运气相合	
孟春	正月小丙寅	初一日癸亥	初三日雨水 十八日惊蛰	土运不及	少宫	少角	少宫 少角	戊申年大寒日巳初初刻起	司天 阳明燥金	厥阴风木	初气 客气太阴湿土主气厥阴风木	自戊申年大寒日巳初至本年春分日卯初	少宫	太阴湿土
仲春	二月大丁卯	初一日壬辰	初四日春分 十九日清明										少角	厥阴风木
季春	三月小戊辰	初一日壬戌	初四日谷雨 二十日立夏		太商	太徵	太商 太徵	春分后十三日巳正一刻起	左间 太阳寒水	少阴君火	二气 客气少阳相火主气少阴君火	自春分日卯正至小满日丑正	太商	少阳相火
孟夏	四月大己巳	初一日辛卯	初六日小满 廿二日芒种											少阴君火
仲夏	五月小庚午	初一日辛酉	初七日夏至 廿三日小暑		少羽	少宫	少羽 少宫	芒种后十日午初二刻起	右间 少阳相火	少阳相火	三气 客气阳明燥金主敢少阳相火	客气阳明燥金主敢少阳相火	太徵	阳明燥金
季夏	六月大辛未	初一日庚寅	初十日大暑 廿六日立秋										少羽	少阳相火
孟秋	七月大壬申	初一日庚申	十一日处暑 廿七日白露						在泉 少阴君火	太阴湿土	四气 客气太阳寒水主气太阴湿土	自大暑日子正至秋分日戌正	太宫	太阳寒水
仲秋	八月小癸酉	初一日庚寅	十二日秋分 廿七日寒露		太角	太商	太角 太商	处暑后七日午正三刻起					太角	太阴湿土
季秋	九月大甲戌	初一日己未	十三日霜降 廿八日立冬						左间 太阴湿土	阳明燥金	五气 客气厥阴风木主气阳明燥金	自秋分日亥初至小雪日酉初	太商	厥阴风木
孟冬	十月小乙亥	初一日己丑	十三日小雪 廿八日大雪		少徵	少阴	少徵 少羽	立冬后四日未初四刻起					少徵	阳明燥金
仲冬	十一月大丙子	初一日戊午	十四日冬至 廿九日小寒						右间 厥阴风木	太阳寒水	六气 客气少阴君火主气太阳寒水	自小雪日酉正至大寒日未正		少阴君火
季冬	十二月小丁丑	初一日戊子	十三日大寒 廿八日立春										少羽	太阳寒水

庚　戌　年

四季	月　建	日干支	二十四节　气	五运					六气				运气相合	
				中运	客运	主运	客主加临	交司时刻	客气	主气	客主加临	交司时刻		
孟春	正月大戊寅	初一日丁巳	十四日雨水 廿九日惊蛰	金运太过	太商	少角	太商 少角	己酉年大寒日申初初刻起	司天	初　气			太商	少阳相火
仲春	二月小己卯	初一日丁亥	十四日春分 廿九日清明						太阳寒水	厥阴风木	客气少阳相火主气厥阴风木	自己酉年大寒日申初至本年春分日午初	少角	厥阴风木
季春	三月小庚辰	初一日丙辰	十五日谷雨		少羽	太徵	少羽 太徵	春分后十三日申正一刻起	左间	二　气			少羽	阳明燥金
孟夏	四月大辛巳	初一日乙酉	初二日立夏 十七日小满						厥阴风木	少阴君火	客气阳明燥金主气少阴君火	自春分日午正至小雪日辰正		少阴君火
仲夏	五月小壬午	初一日乙卯	初三日芒种 十九日夏至						右间	三　气			太徵	太阳寒水
季夏	六月大癸未	初一日甲申	初五日小暑 廿一日大暑		太角	太商	太角 少宫	芒种后十日酉初二刻起	阳明燥金	少阳相火	客气太阳寒水主气少阳相火	自小满日巳初至大暑日卯初	太角	少阳相火
孟秋	七月大甲申	初一日甲寅	初七日立秋 廿二日处暑						在泉	四　气				厥阴风木
仲秋	八月小乙酉	初一日甲申	初八日白露 廿三日秋分		少徵	太商	少徵 太商	处暑后七日酉正三刻起	太阴湿土	太阴湿土	客气厥阴风木主气太阴湿土	自大暑日卯正至秋分日丑正	少宫	太阴湿土
季秋	九月大丙戌	初一日癸丑	初十日寒露 廿五日霜降						左间	五　气			少徵	少阴君火
孟冬	十月大丁亥	初一日癸未	初十日立冬 廿五日小雪		太宫	少羽	太宫 少羽	立冬后四日戌初四刻起	少阳相火	阳明燥金	客气少阴君火主气阳明燥金	自秋分日寅初至小雪日子初	太商	阳明燥金
仲冬	十一月小戊子	初一日癸丑	初九日大雪 廿四日冬至						右间	六　气			太宫	太阴湿土
季冬	十二月大己丑	初一日壬午	初十日小寒 廿五日大寒						少阴君火	太阳寒水	客气太阴湿土主气太阳寒水	自小雪日子正至大寒日戌正	少羽	太阳寒水

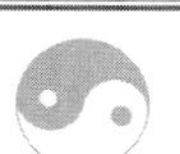

辛 亥 年

四季	月建	日干支	二十四节气
孟春	正月小庚寅	初一日壬子	初九日立春 廿四日雨水
仲春	二月大辛卯	初一日辛巳	初十日惊蛰 廿五日春分
季春	三月小壬辰	初一日辛亥	初十日清明 廿六日谷雨
孟夏	四月小癸巳	初一日庚辰	十二日立夏 廿八日小满
仲夏	五月大甲午	初一日己酉	十四日芒种 三十日夏至
闰	五月小	初一日己卯	十六日小暑
季夏	六月大乙未	初一日戊申	初二日大暑 十八日立秋
孟秋	七月小丙申	初一日戊寅	初四日处暑 十九日白露
仲秋	八月大丁酉	初一日丁未	初六日秋分 廿一日寒露
季秋	九月大戊戌	初一日丁丑	初六日霜降 廿一日立冬
孟冬	十月大己亥	初一日丁未	初六日小雪 廿一日大雪
仲冬	十一月小庚子	初一日丁丑	初五日冬至 二十日小寒
季冬	十二月大辛丑	初一日丙午	初六日大寒 廿一日立春

五运

中运	客运	主运	客主加临	交司时刻
水运不及（类岁会）	少羽	少角	少羽 少角	庚戌年大寒日亥初初刻起
	太角	太徵	太角 太徵	春分后十三日亥正一刻起
	少徵	少宫	少徵 少宫	芒种后十日子初二刻起
	太宫	少商	太宫 太商	处暑后七日子正三刻起
	少商	少羽	少商 少羽	立冬后四日丑初四刻起

六气

客气	主气	客主加临	交司时刻
司天	初气		
厥阴风木	厥阴风木	客气阳明燥金主气厥阴风木	自庚戌年大寒日亥初至本年春分日酉初
左间	二气		
少阴君火	少阴君火	客气太阳寒水主气少阴君火	自春分日酉正，至小满日未正
右间	三气		
太阳寒水	少阳相火	客气厥阴风木主气少阳相火	自小满日申初至大暑日午初
在泉	四气		
少阳相火	太阴湿土	客气少阴君火主气太阴湿土	自大暑日午正至秋分日辰正
左间	五气		
阳明燥金	阳明燥金	客气太阴湿土主气阳明燥金	自秋分日巳初至小雪日卯初
右间	六气		
太阴湿土	太阳寒水	客气少阳相火主气太阳寒水	自小雪日卯正至大寒日丑正

运气相合

运	气
少羽	阳明燥金
少角	厥阴风木
太角	太阳寒水
	少阴君火
太徵	厥阴风木
少徵	太阳相火
少宫	少阴君火
太宫	太阴湿土
太商	太阴湿土
	阳明燥金
少商	少阳相火
少羽	太阳寒水

壬　子　年

四季	月　建	日干支	二十四节气	五运：中运	客运	主运	客主加临	交司时刻	六气：客气	主气	客主加临	交司时刻	运气相合	
孟春	正月小壬寅	初一日丙子	初五日雨水 二十日惊蛰	木运太过	太角	太角	太角 太角	辛亥年大寒日寅初初刻起	司天 少阴君火	厥阴风木	初 客气太阳寒水主气厥阴风木	气 自辛亥年大寒日寅初至本年春分日子初	太角	太阳寒水
仲春	二月大癸卯	初一日乙巳	初六日春分 廿二日清明										太角	厥阴风木
季春	三月小甲辰	初一日乙亥	初七日谷雨 廿二日立夏		少徵	少徵	少徵 少徵	春分后十三日寅正一刻起	左间 太阴湿土	少阴君火	二 客气厥阴风木主气少阴君火	气 自春分日子正至小满日戌正	少徵	厥阴风木
孟夏	四月小乙巳	初一日甲辰	初九日小满 廿四日芒种											少阴君火
仲夏	五月大丙午	初一日癸酉	十一日夏至 廿七日小暑		太宫	太宫	太宫 太宫	芒种后十日卯初二刻起	右间 厥阴风木	少阳相火	三 客气少阴君火主气少阳相火	气 自小满日亥初至大暑日酉初	少徵	少阴君火
季夏	六月小丁未	初一日癸卯	十三日大暑 廿八日立秋										太宫	少阳相火
孟秋	七月大戊申	初一日壬申	十五日处暑 三十日白露						在泉 阳明燥金	太阴湿土	四 客气太阴湿土主气太阴湿土	气 自大暑日酉正至秋分日未正	太宫	太阴湿土
仲秋	八月小己酉	初一日壬寅	十六日秋分		少商	少商	少商 少商	处暑后七日卯正三刻起					少商	太阴湿土
季秋	九月大庚戌	初一日辛未	初二日寒露 十七日霜降						左间 太阳寒水	阳明燥金	五 客气少阳相火主气阳明燥金	气 自秋分日申初至小雪日午初	少商	少阳相火
孟冬	十月大辛亥	初一日辛丑	初二日立冬 十七日小雪		太羽	太羽	太羽 太羽	立冬后四日辰初四刻起						阳明燥金
仲冬	十一月小壬子	初一日辛未	初二日大雪 十七日冬至						右间 少阳相火	太阳寒水	六 客气阳明燥金主气太阳寒水	气 自小雪日午正至大寒日辰正	太羽	阳明燥金
季冬	十二月大癸丑	初一日庚子	初二日小寒 十七日大寒										太羽	太阳寒水

癸 丑 年

四季	月建	日干支	二十四节气	五运·中运	五运·客运	五运·主运	五运·客主加临	五运·交司时刻	六气·客气	六气·主气	六气·客主加临	六气·交司时刻	运气相合	
孟春	正月大甲寅	初一日庚午	初二日立春 十七日雨水	火运不及	少徵	太角	少徵 太角	壬子年大寒日巳初初刻起	司天 太阴湿土	厥阴风木	初气 客气厥阴风木主气厥阴风木	自壬子年大寒日巳初至本年春分日卯初	少徵	厥阴风木
仲春	二月小乙卯	初一日庚子	初二日惊蛰 十七日春分										太角	厥阴风木
季春	三月大丙辰	初一日己巳	初三日清明 十八日谷雨		太宫	少徵	太宫 少徵	春分后十三日巳正一刻起	左间 少阳相火	少阴君火	二气 客气少阳君火主气少阴君火	自春分日卯正至小满日丑正	太宫	少阴君火
孟夏	四月小丁巳	初一日己亥	初三日立夏 十九日小满											少阴君火
仲夏	五月小戊午	初一日戊辰	初六日芒种 廿一日夏至		少商	太宫	少商 太宫	芒种后十日午初二刻起	右间 少阴君火	少阳相火	三气 客气太阴湿土主气少阳相火	自小满日寅初至大暑日子初	少徵	太阴湿土
季夏	六月大己未	初一日丁酉	初八日小暑 廿四日大暑										少商	少阳相火
孟秋	七月小庚申	初一日丁卯	初十日立秋 廿五日处暑						在泉 太阳寒水	太阴湿土	四气 客气少阳相火主气太阴湿土	自大暑日子正至秋分日戌正	太宫	少阳相火
仲秋	八月小辛酉	初一日丙申	十二日白露 廿七日秋分		太羽	少商	太羽 少商	处暑后七日午正三刻起					太羽	太阴湿土
季秋	九月大壬戌	初一日乙丑	十三日寒露 廿八日霜降						左间 厥阴风木	阳明燥金	五气 客气阳明燥金主气阳明燥金	自秋分日亥初至小雪日酉初		阳明燥金
孟冬	十月大癸亥	初一日乙未	十三日立冬 廿八日小雪		少角	太羽	少角 太羽	立冬后四日未初四刻起					少商	阳明燥金
仲冬	十一月小甲子	初一日乙丑	十三日大雪 廿八日冬至						右间 阳明燥金	太阳寒水	六气 客气太阳寒水主气太阳寒水	自小雪日酉正至大寒日未正	少角	太阳寒水
季冬	十二月大乙丑	初一日甲午	十四日小寒 廿八日大寒										太羽	太阳寒水

甲　寅　年

四季	月建	日干支	二十四节气	五运 中运	五运 客运	五运 主运	五运 客主加临	五运 交司时刻	六气 客气	六气 主气	六气 客主加临	六气 交司时刻	运气相合
孟春	正月大丙寅	初一日甲子	十三日立春 廿八日雨水	土运太过	太宫	太角	太宫 太角	癸丑年大寒日申初初刻起	司天 少阳相火	厥阴风木	初气 客气少阴君火主气厥阴风木	自癸丑年大寒日申初至本年春分日午初	太宫　少阴君火
仲春	二月大丁卯	初一日甲午	十三日惊蛰 廿八日春分										厥阴风木
季春	三月小戊辰	初一日甲子	十三日清明 廿八日谷雨										太角　太阴湿土
孟夏	四月大己巳	初一日癸巳	十五日立夏 三十日小满		少商	少徵	少商 少徵	春分后十三日申正一刻起	左间 阳明燥金	少阴君火	二气 客气太阴湿土主气少阴君火	自春分日午正至小满日辰正	少商　少阴君火
闰	四月小	初一日癸亥	十六日芒种										
仲夏	五月小庚午	初一日壬辰	初三日夏至 十八日小暑		太羽	太宫	太羽 太宫	芒种后十日酉初二刻起	右间 太阴湿土	少阳相火	三气 客气少阳相火主气少阳相火	自小满日巳初至大暑日卯初	少徵　少阴相火
季夏	六月大辛未	初一日辛酉	初五日大暑 廿一日立秋						在泉 厥阴风木	太阴湿土	四气 客气阳明燥金主气太阴湿土	自大暑日卯正至秋分日丑正	太羽　少阳相火
孟秋	七月小壬申	初一日辛卯	初六日处暑 廿二日白露										阳明燥金
仲秋	八月小癸酉	初一日庚申	初八日秋分 廿四日寒露		少角	少商	少角 少商	处暑后七日酉正三刻起					太宫
季秋	九月大甲戌	初一日己丑	初十日霜降 廿五日立冬						左间 少阴君火	阳明燥金	五气 客气太阳寒水主气阳明燥金	自秋分日寅初至小雪日子初	太阴湿土 少角　太阳寒水
孟冬	十月大乙亥	初一日己未	初十日小雪 廿四日大雪		太徵	太羽	太徵 太羽	立冬后四日戌初四刻起	右间 太阳寒水	太阳寒水	六气 客气厥阴风木主气太阳寒水	自小雪日子正至大寒日戌正	少商　阳明燥金
仲冬	十一月小丙子	初一日己丑	初九日冬至 廿四日小寒										太徵　厥阴风木
季冬	十二月大丁丑	初一日戊午	初十日大寒 廿四日立春										太羽　太阳寒水

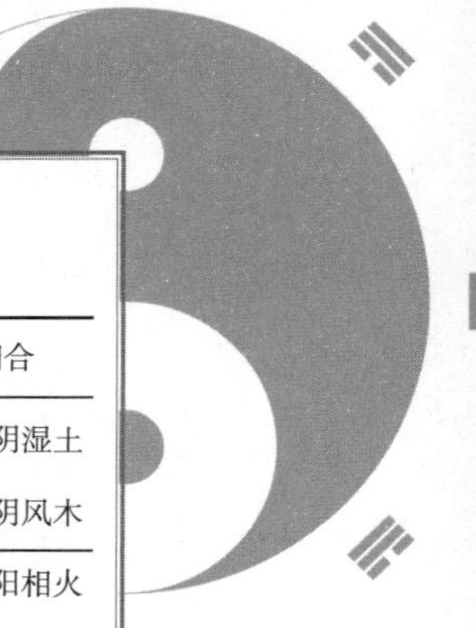

乙　卯　年

四季	月建	日干支	二十四节气	五运·中运	五运·客运	五运·主运	五运·客主加临	五运·交司时刻	六气·客气	六气·主气	六气·客主加临	六气·交司时刻	运气相合
孟春	正月大戊寅	初一日戊子	初九日雨水 廿四日惊蛰	金运不及（天符）	少商	太角	少商 太角	甲寅年大寒日亥初初刻起	司天 阳明燥金	厥阴风木	初气 客气太阴湿土主气厥阴风木	自甲寅年大寒日亥初至本年春分日酉初	少商　太阴湿土 太角　厥阴风木
仲春	二月大己卯	初一日戊午	初九日春分 廿四日清明										
季春	三月小庚辰	初一日戊子	初十日谷雨 廿五日立夏		太羽	少徵	太羽 少徵	春分后十三日亥正一刻起	左间 太阳寒水	少阴君火	二气 客气少阳相火主气少阴君火	自春分日酉正至小满日未正	太羽　少阳相火 少阴君火
孟夏	四月大辛巳	初一日丁巳	十二日小满 廿七日芒种										
仲夏	五月小壬午	初一日丁亥	十三日夏至 廿九日小暑		少角	太宫	少角 太宫	芒种后十日子初二刻起	右间 少阳相火	少阳相火	三气 客气阳明燥金主气少阳相火	自小满日申初至大暑日午初	少徵　阳明燥金 少角　少阳相火
季夏	六月小癸未	初一日丙辰	十五日大暑										
孟秋	七月大甲申	初一日乙酉	初二日立秋 十八日处暑						在泉 少阴君火	太阴湿土	四气 客气太阳寒水主气太阴湿土	自大暑日午正至秋分日辰正	太宫　太阳寒水
仲秋	八月小乙酉	初一日乙卯	初三日白露 十八日秋分		太徵	少商	太徵 少商	处暑后七日子正三刻起					太徵　太阴湿土
季秋	九月小丙戌	初一日甲申	初五日寒露 二十日霜降						左间 太阴湿土	阳明燥金	五气 客气厥阴风木主气阳明燥金	自秋分日巳初至小雪日卯初	少商　厥阴风木 阳明燥金
孟冬	十月大丁亥	初一日癸丑	初六日立冬 廿一日小雪		少宫	太羽	少宫 太羽	立冬后四日丑初四刻起					少宫　少阴君火
仲冬	十一月小戊子	初一日癸未	初六日大雪 二十日冬至						右间 厥阴风木	太阳寒水	六气 客气少阴君火主气太阳寒水	自小雪日卯正至大寒日丑正	太羽　太阳寒水
季冬	十二月大己丑	初一日壬子	初六日小寒 廿一日大寒										

丙 辰 年

四季	月 建	日干支	二十四节气	五运					六气				运气相合	
				中运	客运	主运	客主加临	交司时刻	客气	主气	客主加临	交司时刻		
孟春	正月大庚寅	初一日壬午	初六日立春 二十日雨水	水运太过（天符）	太羽	太角	太羽 太角	乙卯年大寒日寅初初刻起	司天	初		气	太羽	少阳相火
仲春	二月大辛卯	初一日壬子	初五日惊蛰 二十日春分						太阳寒水	厥阴风木	客气少阳相火主气厥阴风木	自乙卯年大寒日寅初至本年春分日子初	太角	厥阴风木
季春	三月小壬辰	初一日壬午	初五日清明 廿一日谷雨		少角	少徵	少角 少徵	春分后十三日寅正一刻起	左间	二		气		阳明燥金
孟夏	四月大癸巳	初一日辛亥	初七日立夏 廿三日小满						厥阴风木	少阴君火	客气阳明燥金主气少阴君火	自春分日子正，至小满日戌正	少角	少阴君火
仲夏	五月小甲午	初一日辛巳	初八日芒种 廿四日夏至						右间	三		气	少徵	太阳寒水
季夏	六月大乙未	初一日庚戌	十一日小暑 廿七日大暑		太徵	太宫	太徵 太宫	芒种后十日卯初二刻起	阳明燥金	少阳相火	客气太阳寒水主气少阳相火	自小满日亥初，至大暑日酉初	太徵	少阳相火
孟秋	七月小丙申	初一日庚辰	十二日立秋 廿八日处暑						在泉	四		气		厥阴风木
仲秋	八月大丁酉	初一日己酉	十四日白露 三十日秋分						太阴湿土	太阴湿土	客气厥阴风木主气太阴湿土	自大暑日酉正，至秋分日未正	太宫	太阴湿土
闰	八月小	初一日己卯	十五日寒露		少宫	少商	少宫 少商	处暑后七日卯正处暑后七日卯正	左间	五		气	少宫	少阴君火
季秋	九月小戊戌	初一日戊申	初一日霜降 十六日立冬						少阳相火	阳明燥金	客气少阴君火主气阳明燥金	自秋分日申初至小雪日子初	少商	
孟冬	十月大己亥	初一日丁丑	初二日小雪 十七日大雪						右间	六		气	太商	阳明燥金
仲冬	十一月小庚子	初一日丁未	初二日冬至 十六日小寒		太商	太羽	太商 太羽	立冬后四日辰初四刻起	少阴君火	太阳寒水	客气太阴湿土主气太阳寒水	自小雪日午正，至大寒日辰正		太阴湿土
季冬	十二月大辛丑	初一日丙子	初二日大寒 十七日立春										太羽	太阳寒水

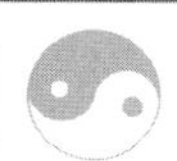

丁　巳　年

四季	月建	日干支	二十四节气	五运					六气				运气相合	
				中运	客运	主运	客主加临	交司时刻	客气	主气	客主加临	交司时刻		
孟春	正月大壬寅	初一日丙午	初二日雨水 十七日惊蛰	木运不及（天符）	少角	少角	少角 少角	丙辰年大寒日巳初初刻起	司天 厥阴风木	初气 厥阴风木	客气阳明燥金主气厥阴风木	自丙辰年大寒日巳初至本年春分日卯初	少角	阳明燥金
仲春	二月小癸卯	初一日丙子	初二日春分 十七日清明										少角	厥阴风木
季春	三月大甲辰	初一日乙巳	初三日谷雨 十八日立夏		太徵	太徵	太徵 太徵	春分后十三日巳正一刻起	左间 少阴君火	二气 少阴君火	客气太阳寒水主气少阴君火	自春分日卯正至小满日丑正	太徵	太阳寒水
孟夏	四月大乙巳	初一日乙亥	初四日小满 二十日芒种											少阴君火
仲夏	五月小丙午	初一日乙巳	初五日夏至 廿一日小暑						右间 太阳寒水	三气 少阳相火	客气厥阴风木主气少阳相火	自小满日寅初至大暑日子初	太徵	厥阴风木
季夏	六月大丁未	初一日甲戌	初八日大暑 廿三日立秋		少宫	少宫	少宫 少宫	芒种后十日午初二刻起					少宫	少阳相火
孟秋	七月小戊申	初一日甲辰	初九日处暑 廿五日白露						在泉 少阳相火	四气 太阴湿土	客气少阴君火主气太阴湿土	自大暑日子正，至秋分日戌正		少阴君火
仲夏	八月大己酉	初一日癸酉	十一日秋分 廿六日寒露		太商	太商	太商 太商	处暑后七日午正三刻起					少宫	太阴湿土
季夏	九月小庚戌	初一日癸卯	十一日霜降 廿六日立冬						左间 阳明燥金	五气 阳明燥金	客气太阴湿土主气阳明燥金	自秋分日亥初至小雪日酉初	太商	太阴湿土
孟冬	十月大辛亥	初一日壬申	十二日小雪 廿七日大雪										太商	阳明燥金
仲冬	十一月小壬子	初一日壬寅	十二日冬至 廿七日小寒		少羽	少羽	少羽 少羽	立冬后四日未初四刻起	右间 太阴湿土	六气 太阳寒水	客气少阳相火主气太阳寒水	自小雪日酉正至大寒日未正	少羽	少阳相火
季冬	十二月小癸丑	初一日辛未	十二日大寒 廿七日立春										少羽	太阳寒水

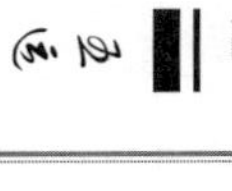

戊　午　年

四季	月建	日干支	二十四节气	五运·中运	五运·客运	五运·主运	五运·客主加临	五运·交司时刻	六气·客气	六气·主气	六气·客主加临	六气·交司时刻	运气相合	
孟春	正月大甲寅	初一日庚子	十三日雨水 廿八日惊蛰	火运太过（太乙天符、岁会）	太徵	少角	太徵 少角	丁巳年大寒日申初初刻起	司天 初气 少阴君火	厥阴风木	客气太阳寒水主气厥阴风木	自丁巳年大寒日申初至本年春分日午初	太徵	太阳寒水
仲春	二月小乙卯	初一日庚午	十三日春分 廿八日清明										少角	厥阴风木
季春	三月大丙辰	初一日己亥	十四日谷雨 三十日立夏		少宫	太徵	少宫 太徵	春分后十三日申正一刻起	左间 二气 太阴湿土	少阴君火	客气厥阴风木主气少阴君火	自春分日午正至小满日辰正	少宫	厥阴风木
孟夏	四月大丁巳	初一日己巳	十五日小满											少阴君火
仲夏	五月小戊午	初一日己亥	初一日芒种 十七日夏至						右间 三气 厥阴风木	少阳相火	客气少阴君火主气少阳相火	自小满日巳初至大暑日卯初	太徵	少阴君火
季夏	六月大己未	初一日戊辰	初三日小暑 十九日大暑		太商	少宫	太商 少宫	芒种后十日酉初二刻起					太商	少阳相火
孟秋	七月大庚申	初一日戊戌	初五日立秋 二十日处暑						在泉 四气 阳明燥金	太阴湿土	客气太阴湿土主气太阴湿土	自大暑日卯正，至秋分日丑正	少宫	太阴湿土
仲秋	八月小辛酉	初一日戊辰	初六日白露 廿一日秋分		少羽	太商	少羽 太商	处暑后七日酉正三刻起					少羽	太阴湿土
季秋	九月大壬戌	初一日丁酉	初七日寒露 廿三日霜降						左间 五气 太阳寒水	阳明燥金	客气少阳相火主气阳明燥金	自秋分日寅初至小雪日子初	太商	少阳相火
孟冬	十月小癸亥	初一日丁卯	初八日立冬 廿三日小雪		太角	少羽	太角 少羽	立冬后四日戌初四刻起						阳明燥金
仲冬	十一月大甲子	初一日丙申	初八日大雪 廿三日冬至						右间 六气 少阳相火	太阳寒水	客气阳明燥金主气太阳寒水	自小雪日子正，至大寒日戌正	太角	阳明燥金
季冬	十二月小乙丑	初一日丙寅	初八日小寒 廿二日大寒										少羽	太阳寒水

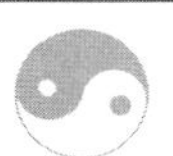

己　未　年

四季	月建	日干支	二十四节气
孟春	正月大丙寅	初一日乙未	初八日立春 廿三日雨水
仲春	二月小丁卯	初一日乙丑	初八日惊蛰 廿三日春分
季春	三月小戊辰	初一日甲午	初九日清明 廿五日谷雨
孟夏	四月大己巳	初一日癸亥	十一日立夏 廿六日小满
仲夏	五月小庚午	初一日癸巳	十二日芒种 廿八日夏至
季夏	六月大辛未	初一日壬戌	十五日小暑 三十日大暑
闰	六月大	初一日壬辰	十六日立秋
孟秋	七月小壬申	初一日壬戌	初二日处暑 十七日白露
仲秋	八月大癸酉	初一日辛卯	初三日秋分 十九日寒露
季秋	九月大甲戌	初一日辛酉	初四日霜降 十九日立冬
孟冬	十月小乙亥	初一日辛卯	初四日小雪 十九日大雪
仲冬	十一月大丙子	初一日庚申	初四日冬至 十九日小寒
季冬	十二月小丁丑	初一日庚寅	初四日大寒 十九日立春

五运				
中运	客运	主运	客主加临	交司时刻
土运不及（太乙天符、岁会）	少宫	少角	少宫 少角	戊午年大寒日亥初初刻起
	太商	太徵	太商 太徵	春分后十三日亥正一刻起
	少羽	少宫	少羽 少宫	芒种后十日子初二刻起
	太角	太商	太角 太商	处暑后七日子正三刻起
	少徵	少羽	少徵 少羽	立冬后四日丑初四刻起

六气			
客气	主气	客主加临	交司时刻
司天	初气		
太阴湿土	厥阴风木	客气厥阴风木主气厥阴风木	自戊午年大寒日亥初至本年春分日酉初
左间	二气		
少阳相火	少阴君火	客气少阴君火主气少阴君火	自春分日酉正至小满日未正
右间	三气		
少阴君火	少阳相火	客气太阴湿土主气少阳相火	自小满日申初至大暑日午初
在泉	四气		
太阳寒水	太阴湿土	客气少阳相火主气太阴湿土	自大暑日午正至秋分日辰正
左间	五气		
厥阴风木	阳明燥金	客气阳明燥金主气阳明燥金	自秋分日巳初至小雪日卯初
右间	六气		
阳明燥金	太阳寒水	客气太阳寒水主气太阳寒水	自小雪日卯正至大寒日丑正

运气相合	
少宫	厥阴风木
少角	厥阴风木
太商	少阴君火
	少阴君火
太徵	太阴湿土
少羽	少阳相火
少宫	少阳相火
太角	太阴湿土
	阳明燥金
太商	阳明燥金
少徵	太阳寒水
少羽	太阳寒水

庚 申 年

四季	月建	日干支	二十四节气	五运 中运	五运 客运	五运 主运	五运 客主加临	五运 交司时刻	六气 客气	六气 主气	六气 客主加临	六气 交司时刻	运气相合
孟春	正月大戊寅	初一日己未	初四日雨水 十九日惊蛰	金运太过（类岁会）	太商	少角	太商 少角	己未年大寒日寅初初刻起	司天 少阳相火	初气 厥阴风木	客气少阴君火主气厥阴风木	自己未年大寒日寅初至本年春分日子初	太商 少阴君火 少角 厥阴风木
仲春	二月小己卯	初一日己丑	初四日春分 十九日清明										
季春	三月小庚辰	初一日戊午	初六日谷雨 廿一日立夏		少羽	太徵	少羽 太徵	春分后十三日寅正一刻起	左间 阳明燥金	二气 少阴君火	客气太阴湿土主气少阴君火	自春分日子正至小满日戌正	太阴湿土 少羽 少阴君火
孟夏	四月大辛巳	初一日丁亥	初八日小满 廿三日芒种										
仲夏	五月小壬午	初一日丁巳	初九日夏至 廿五日小暑		太角	少宫	太角 少宫	芒种后十日卯初二刻起	右间 太阴湿土	三气 少阳相火	客气少阳相火主气少阳相火	自小满日亥初至大暑日酉初	太徵 少阳相火 太角 少阳相火
季夏	六月大癸未	初一日丙戌	十二日大暑 廿七日立秋										
孟秋	七月小甲申	初一日丙辰	十三日处暑 廿八日白露						在泉 厥阴风木	四气 太阴湿土	客气阳明燥金主气太阴湿土	自大暑日酉正至秋分日未正	少宫 阳明燥金 太阴湿土
仲秋	八月大乙酉	初一日乙酉	十五日秋分 三十日寒露		少徵	太商	少徵 太商	处暑后七日卯正三刻起					少徵
季秋	九月大丙戌	初一日乙卯	十五日霜降 三十日立冬						左间 少阴君火	五气 阳明燥金	客气太阳寒水主气阳明燥金	自秋分日申初至小雪日午初	太阳寒水 太商 阳明燥金
孟冬	十月大丁亥	初一日乙酉	十五日小雪		太宫	少羽	太宫 少羽	立冬后四日辰初四刻起					
仲冬	十一月大戊子	初一日甲寅	初一日大雪 十六日冬至 三十日小寒						右间 太阳寒水	六气 太阳寒水	客气厥阴风木主气太阳寒水	自小雪日午正至大寒日辰正	太宫 厥阴风木 少羽 太阳寒水
季冬	十二月大己丑	初一日甲申	十五日大寒 三十日立春										

辛酉年

四季	月建	日干支	二十四节气	五运					六气				运气相合	
				中运	客运	主运	客主加临	交司时刻	客气	主气	客主加临	交司时刻		
孟春	正月小庚寅	初一日甲寅	十五日雨水	水运不及	少羽	少角	少羽 少角	庚申年大寒日巳初初刻起	司天		初气		少羽	太阴湿土
仲春	二月大辛卯	初一日癸未	初一日惊蛰 十六日春分						阳明燥金	厥阴风木	客气太阴湿土主气厥阴风木	自庚申年大寒日巳初至本年春分日卯初	少角	厥阴风木
季春	三月小壬辰	初一日癸丑	初一日清明 十六日谷雨		太角	太徵	太角 太徵	春分后十三春巳正一刻起	左间		二气		太角	少阳相火
孟夏	四月小癸巳	初一日壬午	初二日立夏 十八日小满						太阳寒水	少阴君火	客气少阳相火主气少阴君火	自春分日卯正至小满日丑正		少阴君火
仲夏	五月大甲午	初一日辛亥	初五日芒种 二十日夏至		少徵	少宫	少徵 少宫	芒种后十日午初二刻起	右间		三气		太徵	阳明燥金
季夏	六月小乙未	初一日辛巳	初六日小暑 廿二日大暑						少阳相火	少阳相火	客气阳明燥金主气少阳相火	自小满日寅初至大暑日子初	少徵	少阳相火
孟秋	七月小丙申	初一日庚戌	初八日立秋 廿四日处暑						在泉		四气		少宫	太阳寒水
仲秋	八月大丁酉	初一日己卯	十一日白露 廿六日秋分		太宫	太商	太宫 太商	处暑后七日午正三刻起	少阴君火	太阴湿土	客气太阳寒水主气太阴湿土	自大暑日子正至秋分日戌正	太宫	太阴湿土
季秋	九月大戊戌	初一日己酉	十一日寒露 廿六日霜降						左间		五气			厥阴风木
孟冬	十月小己亥	初一日己卯	十一日立冬 廿六日小雪		少商	少羽	少商 少羽	立冬后四日未初四刻起	太阴湿土	阳明燥金	客气厥阴风木主气阳明燥金	自秋分日亥初至小雪日酉初	太商	阳明燥金
仲冬	十一月大庚子	初一日戊申	十二日大雪 廿七日冬至						右间		六气		少商	少阴君火
季冬	十二月大辛丑	初一日戊寅	十二日小寒 廿六日大寒						厥阴风木	太阳寒水	客气少阴君火主气太阳寒水	自小雪日酉正至大寒日未正	少羽	太阳寒水

壬　戌　年

四季	月　建	日干支	二十四节气
孟春	正月大壬寅	初一日戊申	十一日立春 廿六日雨水
仲春	二月小癸卯	初一日戊寅	十一日惊蛰 廿六日春分
季春	三月大甲辰	初一日丁未	十二日清明 廿七日谷雨
孟夏	四月小乙巳	初一日丁丑	十三日立夏 廿八日小满
闰	四月小	初一日丙午	十五日芒种
仲夏	五月大丙午	初一日乙亥	初二日夏至 十七日小暑
季夏	六月小丁未	初一日乙巳	初三日大暑 十九日立秋
孟秋	七月小戊申	初一日甲戌	初五日处暑 廿一日白露
仲秋	八月大巳酉	初一日癸卯	初七日秋分 廿二日寒露
季秋	九月小庚戌	初一日癸酉	初八日霜降 廿三日立冬
孟冬	十月大辛亥	初一日壬寅	初八日小雪 廿三日大雪
仲冬	十一月大壬子	初一日壬申	初八日冬至 廿三日小寒
季冬	十二月大癸丑	初一日壬寅	初七日大寒 廿二日立春

五运				
中运	客运	主运	客主加临	交司时刻
木运太过	太角	太角	太角 太角	辛酉年大寒日申初初刻起
	少徵	少徵	少徵 少徵	春分后十三日申正一刻起
	太宫	太宫	太宫 太宫	芒种后十日酉初二刻起
	少商	少商	少商 少商	处暑后七日酉正三刻起
	太羽	太羽	太羽 太羽	立冬后四日戌初四刻起

六气			
客气	主气	客主加临	交司时刻
司天	初		气
太阳寒水	厥阴风木	客气少阳相火主气厥阴风木	自辛酉年大寒日申初至本年春分日午初
左间	二		气
厥阴风木	少阴君火	客气阳明燥金主气少阴君火	自春分日午正至小满日辰正
右间	三		气
阳明燥金	少阳相火	客气太阳寒水主气少阳相火	自小满日巳初至大暑后卯初
在泉	四		气
太阴湿土	太阴湿土	客气厥阴风木主气太阴湿土	自大暑日卯正至秋分日丑正
左间	五		气
少阳相火	阳明燥金	客气少阴君火主气阳明燥金	自秋分日寅初至小雪日子初
右间	六		气
少阴君火	太阳寒水	客气太阴湿土主气太阳寒水	自小雪日子正至大寒日戌正

运气相合	
太角	少阳相火
	厥阴风木
太角	阳胆燥金
少徵	少阴君火
少徵	太阳寒水
太宫	少阳相火
太宫	厥阴风木
少商	太阴湿土
	少阴君火
少商	阳明燥金
太羽	太阴湿土
太羽	太阳寒水

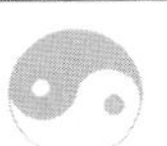

癸 亥 年

四季	月建	日干支	二十四节气	五运·中运	五运·客运	五运·主运	五运·客主加临	五运·交司时刻	六气·客气	六气·主气	六气·客主加临	六气·交司时刻	运气相合	
孟春	正月大甲寅	初一日壬申	初七日雨水 廿二日惊蛰	火运不及（同岁会）	少徵	太角	少徵 太角	壬戌年大寒日亥初初刻起	司天（初气） 厥阴风木	厥阴风木	客气阳明燥金主气厥阴风木	自壬戌年大寒日亥初至本年春分日酉初	少徵	阳明燥金
仲春	二月小乙卯	初一日壬寅	初七日春分 廿二日清明										太角	厥阴风木
季春	三月大丙辰	初一日辛未	初八日谷雨 廿四日立夏		太宫	少徵	太宫 少徵	春分后十三日亥正一刻起	左间（二气） 少阴君火	少阴君火	客气太阳寒水主气少阴君火	自春分日酉正至小满日未正	太宫	太阳寒水
孟夏	四月小丁巳	初一日辛丑	初九日小满 廿五日芒种											少阴君火
仲夏	五月小戊午	初一日庚午	十二日夏至 廿八日小暑		少商	太宫	少商 太宫	芒种后十日子初二刻起	右间（三气） 太阳寒水	少阳相火	客气厥阴风木主气少阳相火	自小满日申初至大暑日午初	少徵	厥阴风木
季夏	六月大己未	初一日己亥	十四日大暑 三十日立秋										少商	少阳相火
孟秋	七月小庚申	初一日己巳	十六日处暑						在泉（四气） 少阳相火	太阴湿土	客气少阴君火主气太阴湿土	自大暑日午正至秋分日辰正	太宫	少阴君火
仲秋	八月小辛酉	初一日戊戌	初二日白露 十七日秋分		太羽	少商	太羽 少商	处暑后七日子正三刻起					太羽	太阴湿土
季秋	九月小癸亥	初一日丁卯	初四日寒露 十九日霜降						左间（五气） 阳明燥金	阳明燥金	客气太阴湿土主气阳明燥金	自秋分日巳初至小雪日卯初	少商	太阴湿土
孟冬	十月小癸亥	初一日丁酉	初四日立冬 十九日小雪		少角	太羽	少角 太羽	立冬后四日丑初四刻起						阳明燥金
仲冬	十一月大甲子	初一日丙寅	初五日大雪 十九日冬至						右间（六气） 太阴湿土	太阳寒水	客气少阳相火主气太阳寒水	自小雪日卯正至大寒日丑正	少角	少阳相火
季冬	十二月大乙丑	初一日丙申	初四日小寒 十九日大寒										太羽	太阳寒水

五运六气环周盘的应用说明

（1）本图从内向外数共18圈，内9圈是五运，为活动的（简称动板）；外9圈为六气，是固定不动的（简称静板）。

（2）五运的内9圈，从内向外：五行的天干定位、五行、天干化五运、五音建运及其太少、五运客运的五步推运及其太少、五运客主分步、五运主运的推运及其太少、五运的交接时日、五运的发病与治法方药，依次排列；六气的外9圈，亦从内向外：六气的地支定位、六气、地支化六气、六气的客气、六气客主的六步、六气的主气、二十四节气的交接时期、十二个月所占的气候、六气的发病与治法方药。

（3）应用时按当年岁次，如甲子、乙丑、丙寅、丁卯、戊辰……将动板转动，使第三圈的天干与静板第三圈的地支合起来，即可看出当年的气候和各季节的气候特徵及其发病等情况。

（4）为了便于五运与六气相合，我们将六气的六格分成了十二格，故其客主分步和发病等各有重复所列。

（5）月、日的五运六气相合及其分析，也与上述基本相同。

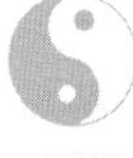

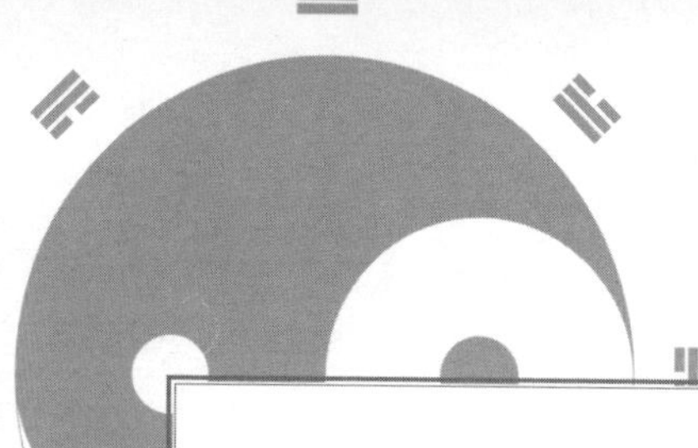

后　记

《金匮要略》云："问曰：有未至而至，有至而不至，有至而不去，有至而太过，何谓也？师曰：冬至之后，甲子夜半少阳起，少阳之时，阳始生，天得温和。以未得甲子，天因温和，此为未至而至也；以得甲子，而天未温和，为至而不至也；以得甲子，而天大寒不解，此为至而不去也；以得甲子，而天温如盛夏五六月时，此为至而太过也。"这段文字，初学者较难理解，但溯其源头，亦有未知者。故笔者在本书即出版之际，又增加了六十年运气加临交司时刻表，内有：年四季、月建、日干支、二十四节气，五运之中运、主运、客运、客主加临（包括五步），交司时刻。六气之司天、在泉，左、右间气，主气、客气、客主加临（包括六步），交司时刻，运（五）气（六）相合。年内并设有大、小、闰月，节气的日期。其中还有五运的太、少，六气之正对化（书中有详细叙述），太、正为有余，少、对为不足，有余则气先至，不足则气后至。使读者一看，则知某年暖的早，某年暖的迟，某年冷的早，某年冷的迟，则了如指掌。若再能寻其绪，在农业方面，则能早知雨旱冷暖之气候而施播种；在人体方面，则能早知气候的寒热温凉而施衣，免于疾病的发生；在医者方面，则能早知某年某气候，可能发生多某病而预防和施治。此仅述其大概如此。至于气候的变化不仅年若此，若以计算年气候的方法，计算日气候的变化也可，但要深入理解，因干支甲子，年能与月相对，日能与时相对耳。更要说明：写此表时，因时间有限，难免有不妥之处，望读者指正。

权依经

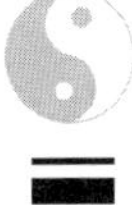